XIANDAI NEIKE ZHENLIAO JISHU
YU LINCHUANG SHIJIAN

现代内科诊疗技术与临床实践

主编 赵红莉 李 萍 陈 绚 等

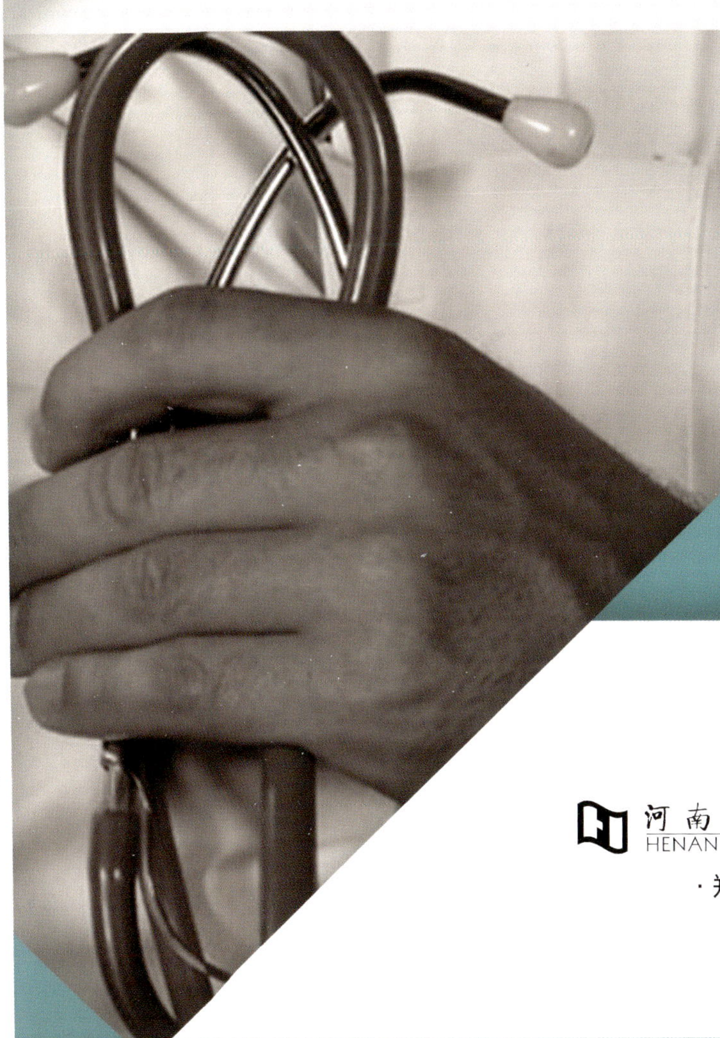

河南大学出版社
HENAN UNIVERSITY PRESS
·郑州·

图书在版编目（CIP）数据

现代内科诊疗技术与临床实践 / 赵红莉等主编 . —郑州 : 河南大学出版社 , 2019.8
ISBN 978-7-5649-3854-3

Ⅰ . ①现… Ⅱ . ①赵… Ⅲ . ①内科 - 疾病 - 诊疗 Ⅳ . ① R5

中国版本图书馆 CIP 数据核字（2019）第 163232 号

责任编辑：阮林要
责任校对：付会娟
封面设计：卓弘文化

出版发行：河南大学出版社
地址：郑州市郑东新区商务外环中华大厦 2401 号
邮编：450046
电话：0371-86059750（高等教育与职业教育出版分社）
0371-86059701（营销部）
网址：www.hupress.com
印　　刷：北京虎彩文化传播有限公司
版　　次：2019 年 8 月第 1 版
印　　次：2019 年 8 月第 1 次印刷
开　　本：880mm × 1230mm　1/16
印　　张：11.5
字　　数：373 千字
定　　价：69.00 元

编　委　会

主　编　赵红莉　李　萍　陈　绚　苏华燕
张　新　殷晓明　林智平　于建红

副主编　刘真真　成　俊　张丽娟　杨　琴　唐　芳
杨高雄　黄国威　肖桂贤　张　萍　杨忠宝

编　委（按姓氏笔画排序）

于建红　潍坊市第二人民医院
成　俊　十堰市太和医院（湖北医药学院附属医院）
朴香花　吉林市中心医院
刘真真　深圳市龙华区人民医院
闫巍中　吉林市中心医院
陈　绚　深圳市人民医院（暨南大学第二临床医学院）
杨　琴　内蒙古医科大学附属医院
李　萍　江苏省中医院
张　萍　云南省军区昆明第二离职干部休养所
吴　强　重庆市开州区人民医院
张　新　武汉市第五医院
苏华燕　湛江中心人民医院
张丽娟　内蒙古医科大学附属医院
肖李艳　重庆市开州区人民医院
杨忠宝　重庆市开州区人民医院
肖桂贤　沈阳医学院附属第二医院
杨高雄　廉江市人民医院
赵红莉　广东省第二人民医院
林智平　江西省中西医结合医院
唐　芳　深圳市第三人民医院
殷晓明　安庆市立医院
菅　威　南阳医专第二附属医院
黄国威　重庆市开州区人民医院
韩丹丹　河北医科大学第一医院

前言

近年来，随着科学技术的飞速发展， 我国经济社会的不断进步，人民生活水平的不断提高，人们的社会环境、生活习惯和行为方式也都发生了改变，对医疗服务的质量也提出了愈来愈高的要求。临床医学模式不仅要重视生物学因素，还要更加重视心理、社会和环境因素及生活方式对疾病的影响。内科疾病治疗的目标已不仅是治愈某一个疾病，还要促进康复，减少残疾，提高生活质量。内科疾病在治疗上要采取多样化综合治疗，从单纯治疗到预防和治疗相结合，从防病、治病扩展到对人群的健康监护及提高人体身心素质。

本书主要介绍了下丘脑－腺垂体疾病、甲状腺疾病、肺部感染性疾病、胃及十二指肠疾病、原发性肾小球疾病、糖尿病等内科常见疾病的发病机制、诊断原则和治疗方法，力求体现实用性，深入浅出，层次分明，重点突出，简明扼要，通俗易懂。作为一个优秀的临床医生，在内科疾病诊断治疗方面应掌握扎实过硬的知识和本领，才能更好地服务于患者。为方便内科临床医生查阅，我们编写了此书，希望能对您有所帮助。本书适合我国各级内科临床医生、医学研究生、实习医生阅读参考。

本书在编写过程中，参考了许多专业书籍和文献。尽管我们付出了很大的努力，但由于水平有限，本书难免有不足、疏漏及错谬之处，希望广大读者提出宝贵意见和建议，以便再版时修订。谢谢！

编者

2019 年 8 月

目 录

第一章

水、电解质代谢和酸碱平衡失调

第一节　总论

体液的容量、分布和其中所含有的主要电解质的浓度、比例以及体液的酸碱度，构成了机体的内在环境。这一内环境的相对稳定是细胞代谢得以正常进行所必需的条件。

体液是由水及溶于水的电解质所组成。体液的含量随性别、年龄和胖瘦不同而不同（表 1–1）。体液又有细胞内液（主要在骨骼肌中）和细胞外液之分，前者约占体重的 40%，后者约占 20%。而细胞外液则又可分为血浆和组织间液，分别约占体重的 5% 和 15%。

表 1–1　各年龄组体液的分布（占体重的百分比）

项目	早产儿	足月儿	周岁儿	儿童（2 ~ 14 岁）	成人
体液总量	80	80	70	65	70
细胞内液	35	35	40	40	40
细胞外液	45	15	30	25	20
组织间液		38.5	25	20	15
血浆		5.5	5	5	5

细胞内液中主要的阳离子是 K^+ 和 Mg^{2+}，主要的阴离子是 HPO_4^{2-} 和蛋白质。细胞外液中主要的阳离子是 Na^+，主要的阴离子是 Cl^-、HCO_3^- 和蛋白质。阳离子和阴离子的浓度是相等的。

水和电解质最主要的调节器官是肾脏，它接受神经和内分泌反应的支配，通过下丘脑 – 垂体后叶 – 抗利尿激素系统和肾素醛固酮系统的分别调节，维持体液的正常渗透压及血管容量。

机体依靠体液的缓冲系统、肾脏的调节作用和肺的呼吸功能调节 H^+浓度，维持酸碱平衡，使动脉血浆的 pH 得以保持为 7.40 ± 0.05。而缓冲系统中最重要的一对是碳酸氢根 – 碳酸，两者维持着动态的平衡；比例为 20 ∶ 1。

水是人体的主要组成部分，正常成人的总含水量约占体重的 60%，婴儿总含水量可达 75%，随着年龄增加老年人总含水量逐渐减少。外科患者缺水和缺钠离子是同时存在的。根据其缺失的比例不同，可分为等渗性脱水、低渗性脱水、高渗性脱水和水中毒。而脱水则有轻度（占体重的 2% ~ 4%）、中度（占体重的 4% ~ 8%）和重度（占体重的 8% 以上）之分。低钾血症是临床最常见的电解质失衡，补钾离子时应遵从：见尿补钾，浓度不高于 0.3%，不超过 80 滴 /min，成人 24h 总量一般不超过 6 ~ 8g 的原则。

在酸碱平衡失调中代谢性酸中毒是最常见的一种。治疗时应重视原发性疾病的处理，必要时可使用碳酸氢钠和乳酸钠等碱性药物。

对于外科患者发生的水、电解质代谢和酸碱平衡失调的治疗应按三个方面计算补液量，即：①正常日需量（生理盐水 500mL、5% 或 10% 的葡萄糖溶液 1 500mL）；②已损失量；③前日额外损失量。不要试图一次补足损失的全量，达到纠正已出现的水、电解质代谢和酸碱平衡失调的目的。应根据患者临床表现，仔细观察，认真分析当时的生化指标，及时调整所补充液体的量、速度和种类，并同时预防和治疗已出现或可能出现的其他并发症。

第二节　水钠代谢失调

脱水及缺钠离子，按等渗性脱水、低渗性脱水、高渗性脱水和水中毒分述如下。

一、等渗性脱水

等渗性脱水亦称为急性脱水或混合性脱水，外科临床多见。即水和钠离子缺乏的程度是相等的。其病理特点是：水、钠离子成比例丧失，血清钠仍在正常范围内，细胞外液电解质大致正常。

1. 病因

常见腹泻、呕吐、早期的大面积烧伤创面渗液，急性肠梗阻、弥漫性腹膜炎等致使细胞外液的容量减少。

2. 临床表现

由于主要是水和钠离子的等渗液体大量快速的丢失，使细胞外液容量迅速减少，影响有效循环血量，最终累及细胞内液，所以临床出现既有缺水症状，如口渴、尿少、皮肤干燥、松弛；又有缺钠离子的症状，如厌食、恶心、乏力等。若体液在短期内丧失量达体重的5%（相当于丧失细胞外液的20%）时，患者即出现血容量明显不足的症状，如脉搏细数、皮肤和肢端湿冷，血压不稳或下降，若不及时纠正，体液继续丧失，超过体重的6%以上，血压就会继续下降，出现周围循环衰竭，甚至休克。如果主要是胃液丢失，因大量的 H^+ 丧失，可伴有代谢性碱中毒症状。

3. 诊断

根据病史、临床表现和化验检查可以确定诊断。化验检查显示：①血液浓缩，如血红蛋白、红细胞计数、血细胞比容皆明显增高；②血清 Na^+ 和血清 Cl^- 一般降低不明显；③测定二氧化碳结合力以区别有无酸或碱中毒。

4. 治疗

等渗性缺水，应以等渗盐水或平衡盐溶液尽快补充血容量，同时处理引起等渗性缺水的病因。除补给已丧失量外，还应补给当日液体需要量。如出现细胞外液丧失量达5%的表现，如脉搏细数和血压下降等症状，可即经静脉给患者补充等渗盐水或平衡盐溶液3 000mL（按体重60kg计算），用于恢复血容量。没有上述症状者可给患者1 500 ~ 2 000mL，补充缺水量，或按血细胞比容计算需补液量，公式如下。

需补等渗盐水量（L）= 血细胞比容上升值 /[血细胞比容正常值 × 体重（kg）] × 0.20

正常人的血细胞比容平均值为0.48，如已查出患者的血细胞比容时，可按上述公式进行计算，但具体补液时当日只补计算量的1/2。

血清内 Na^+、Cl^- 的含量分别为142mmol/L和103mmol/L，而等渗盐水中含 Na^+、Cl^- 则各为154mmol/L，两者相比，等渗盐水中 Cl^- 的含量高于血清中 Cl^- 含量50mmol/L，正常情况下因肾脏的保 HCO_3 排 Cl^- 功能不致引起高氯性酸中毒的危险。但在休克或高度缺水时，经肾血流量降低，排 Cl^- 能力下降，如给患者静脉输入生理盐水量大，则有致高氯性酸中毒的危险。临床应用平衡盐溶液用于避免给患者输入过量的 Cl^-，同时可有助于纠正酸中毒。临床常用1.86%乳酸钠溶液或1.25%碳酸氢钠溶液与复方氯化钠以1：2的比例配置的两种不同成分的平衡盐溶液。在缺水纠正后肾排 K^+ 作用增强和因细胞外液量增加，K^+ 被稀释而使血清 K^+ 降低，可致低钾血症的发生，因此，应在尿量达到40mL/h后给患者补以氯化钾。

二、低渗性脱水

低渗性脱水亦称慢性脱水或继发性脱水，缺钠离子相对的多于缺水，以钠离子的丢失为主。其病理生理学特点是细胞外液的钠离子浓度下降。血清钠低于 135mmol/L。由此引起的休克状态称之为低钠性休克。

1. 病因

（1）胃肠道消化液长期丧失（如反复呕吐、慢性肠梗阻及胃肠道引流等），使大量消化液中 Na^+ 丢失。

（2）大面积烧伤或大面积创面慢性渗液。

（3）不适当地使用利尿药（利尿酸、氯噻酮等）引致经肾排出水、钠离子过多且未及时补充。

2. 临床表现

根据缺 Na^+ 程度，临床将低渗性脱水分为 3 度。

（1）轻度缺钠离子：血清钠在 135mmol/L 以下，或每千克体重缺氯化钠 0.5g。患者感觉疲乏、头晕、手足发麻，但口渴不明显。尿液中 Na^-、Cl^- 减少。

（2）中度缺钠离子：血清钠在 130mmol/L 以下，或每千克体重缺氯化钠 0.5 ~ 0.75g。除上述症状外，出现恶心、呕吐、脉搏细数、血压不稳或下降、脉压差变小、视物模糊、浅静脉萎陷、站立性晕倒。尿量少，尿液中几乎不含 Na^+ 和 Cl^-。

（3）重度缺钠离子：血清钠在 120mmol/L 以下，或每千克体重缺氯化钠 0.75 ~ 1.25g。患者神志不清、肌肉痉挛性抽痛、肌腱反射减弱或消失、木僵、甚至昏迷或休克。

3. 诊断

根据病史和患者临床表现，对于低渗性脱水可做出初步诊断，进而测定血清钠的含量可确定诊断并区分其程度；测定尿液中 Na^+、Cl^- 的含量显示明显减少；化验检查时常因血液浓缩出现红细胞计数、血红蛋白量、血细胞比容增高。血非蛋白氮和尿素增高，但尿比重多在 1.010 以下。根据上述检查，临床可做出确切诊断并提供治疗依据。

4. 治疗

在积极处理致病原因的前提下，针对细胞外液缺钠离子多于缺水和血容量不足的主要矛盾，采用高渗盐水和补充血容量的方法纠正体液的低渗状态。

（1）轻度和中度缺钠患者可按临床缺钠程度估计补给需要量。如体重 60kg 的患者，若血清钠测定为 135mmol/L，每千克体重缺失氯化钠量 0.5g，则缺氯化钠总量约为 30g，先补给一半为 15g，加上日需量 4.5g，总量为 19.5g，可静点 5% 葡萄糖盐水约 2 000mL 补给。另给日需液体量 2 000mL，再依据缺水程度适当增加补液量。余一半于第 2 日补充。

（2）重度缺钠离子已有休克者应快速补给胶体溶液和晶体溶液，补足血容量，以恢复细胞外液量和提高血浆渗透压，使血压尽快升高。氯化钠的用量可按下述公式计算。

需要补充氯化钠量（mmol）= 血清钠下降值（mmol/L）× 体重（kg）×0.6（女性为 0.5）

计算时，17mmolNa^+ = 1g 氯化钠。当时只补充计算量的一半和当日生理需要盐量 4.5g，其中 2/3 的量以 5% 氯化钠溶液补给，余量以生理盐水补给。如伴有酸中毒经补液仍未纠正者，根据情况给予静脉点滴 1.25% 碳酸氢钠溶液 100 ~ 200mL 或平衡盐溶液 200mL，视病情再决定进一步治疗措施。

三、高渗性脱水

高渗性脱水亦称原发性脱水。缺水相对的多于缺钠。血清钠高于 150mmol/L。

1. 病因

病因主要是摄入水分不足，或水分丧失过多。前者如食管癌患者进食困难、危重患者给液量不足或静脉注射大量高渗盐水等，后者如高热大汗（汗中含氯化钠 0.25%）大量失水。

2. 临床表现

临床上依症状轻重将缺水分为 3 度。

（1）轻度脱水：除患者主诉口渴外，可无其他症状。缺水量约为体重的 2% ~ 4%。

（2）中度脱水：患者极度口渴、乏力、声嘶、眼窝明显凹陷、皮肤弹性减低、尿量明显减少。缺水量约为体重的 4% ~ 6%。

（3）重度脱水：除以上症状外，出现狂躁、谵妄、幻觉、昏迷、血压下降，甚至休克。缺水量约为体重的 6% 以上。

3. 诊断

除根据病史和临床表现做出诊断外，尚应参考化验检查：①血清钠升高 15mmol/L 以上。②红细胞计数、血细胞比容、血红蛋白量增高。③尿比重增高、尿量少等做出进一步诊断。

4. 治疗

治疗的重点在于：①去除病因，充分发挥患者自身的调节功能。②不能口服的患者，静脉补给 5% 葡萄糖溶液或低渗盐水（0.45%），补充已丧失的体液。③补充已丧失体液的方法有两种：一是每丧失体重的 1%，补液 400 ~ 500mL；二是根据 Na^+浓度计算丧失量补充液体。即：

补水量（mL）= 血清钠升高值（mmol/L）× 体重（kg）×4

当日补给计算量的一半，剩余一半次日补给，并补给日需水量 2 000mL。但应注意，即使补液后血清 Na^+ 有所增高，但因同时有缺水存在，血液处于浓缩状态，体内钠量仍然有所减少，应于补水的同时适当补钠离子，并注意适时补液和纠正酸中毒。

四、水中毒

水中毒亦称水过多或稀释性低血钠症。进入患者体内的水过多，超出排出量，发生水潴留，血液稀释。仅发生在抗利尿激素分泌过多或肾功能不全的情况下，此时由于细胞外液中 Na^+浓度明显降低，渗透压下降导致水移向渗透压相对较高的细胞内液中，致细胞内和细胞外的渗透压均下降。同时，由于增大的细胞外液量抑制醛固酮的分泌，肾远曲小管重吸收 Na^+ 减少，经尿排出的 Na^+ 增多，血清钠浓度更趋降低。

1. 临床表现

临床分为两类。

（1）急性水中毒：起病急，由于脑细胞肿胀和脑组织水肿造成颅压增高，引起头痛、精神错乱、失语、嗜睡、躁动、惊厥、谵妄、昏迷等各种精神、神经症状，有时发生脑疝。

（2）慢性水中毒：临床症状如无力、恶心、呕吐、嗜睡常被原发疾病症状掩盖，临床表现多不明显。仅可发现患者体重明显增加，苍白，涎液、泪液增多。一般不出现凹陷性水肿。化验检查可发现红细胞计数、血红蛋白量、血细胞比容、血浆蛋白量降低；血浆渗透压降低、红细胞平均血红蛋白浓度降低、红细胞平均容积增加，提示细胞内液和细胞外液都有增加。

2. 治疗

主要应注意防重于治。

（1）对急性肾功能不全患者和慢性肾功能不全患者应严格限制入水量。

（2）在疼痛、失血、创伤、休克和大手术等易致抗利尿激素分泌过多的情况下，应慎重、适量给患者补液。

（3）对水中毒患者，应立即停止补液及水分摄入。程度严重者除禁水外，尚应给予利尿药促使水分排泄。如 20% 甘露醇或 25% 山梨醇 200mL 快速静脉滴注。亦可静脉注射呋塞米（速尿）、依他尼酸（利尿酸）等。也可静脉滴注 5% 氯化钠溶液，以迅速减轻脑水肿和改善体液的低渗状态。

第三节 钾代谢失调

钾离子是细胞内液最主要的阳离子并参与许多生物化学过程。而位于细胞外液的钾离子浓度虽比细胞内低（血清钾正常值为 3.5 ~ 5.5mmol/L），但其对神经和细胞的激惹起着主要的作用。必须强调指出，血清钾的值并不能反映细胞内的钾离子含量，仅可反映检查当时血清钾的浓度，不应作为较长时间的参考依据并以此对患者进行临床处理。一般情况下，细胞内钾离子的浓度比血清钾可高出 30 倍左右。

一、低钾血症

血清钾浓度低于 3.5mmol/L 为低血钾。外科患者低血钾是常见的问题，这与长期进食不足，禁食或全胃肠道外营养时补钾量缺少（肾则每日自尿中排出钾离子约 20mmol/L 或更多），肾外途径失钾离子过多，使用利尿药物，长期使用激素及钾离子向细胞内转移等原因有关。

低血钾的临床表现主要是骨骼肌、平滑肌和心肌无力，甚至麻痹。胃肠功能改变（口苦、呕吐、肠麻痹）、碱中毒性酸性尿（反常性酸性尿）、心律失常。心电图显示低电压，T 波平坦，ST 段降低，Q–T 间期延长和 U 波的出现（图 1–1）。治疗时首先应去除病因并根据血清钾检验判断缺钾离子的程度，本着“见尿（40mL/h）补钾，浓度不高于 0.3%，滴数 < 80 滴 /min，24h 总量不超过 6 ~ 8g”的原则，以静脉点滴输入，严禁静脉推注。能口服的患者以口服为主。

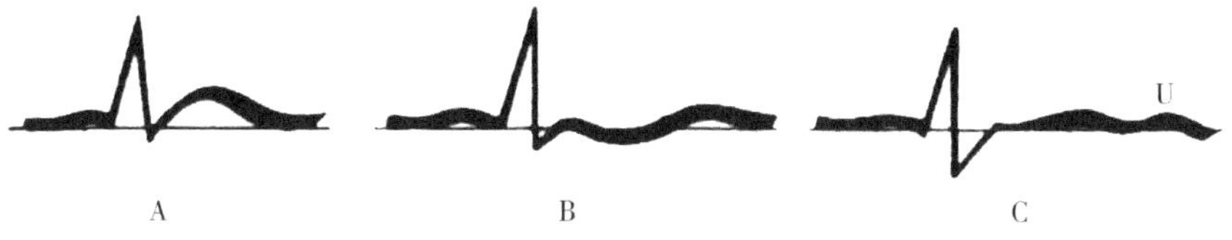

图 1–1 低钾血症的典型心电图改变图

A. 正常心电图；B. 为 ST 段降低，Q–T 间期延长；C. 为 U 波出现

二、高钾血症

血清钾浓度高于 5.5mmol/L 者为高钾血症。外科患者常发生的高钾血症，多系急性肾功能衰竭或慢性肾功能不全，肾脏失去调节排钾作用，加上重度溶血反应、休克、脱水、严重挤压伤、组织缺氧、重度酸中毒、大面积烧伤等，组织释放出大量钾离子，以致血清钾浓度过高。此外大量库血的输入和静脉输入含钾离子液体过快、量大也是原因之一。

高钾血症的临床表现主要在胃肠系统（恶心，呕吐、肠痉挛性腹痛、腹泻和麻痹性肠梗阻等）；心血管（传导阻滞、心搏徐缓、心律失常、心室颤动、舒张期停搏等）；神经系统（软弱、感觉异常、上升性麻痹等）。心电图主要表现为 T 波高耸，ORS 波增宽，ST 段下降，P 波消失（图 1–2）。治疗高钾血症在针对病因进行处理的同时，应立即控制和停止外源性钾离子的输入。一般认为，血清钾浓度达到 10mmol/L 即可致死，8mmol/L 即能抑制传导，发生致死性心律失常。临床如已发生心律失常，应立即静脉注入 10% 葡萄糖酸钙 10 ~ 20mL，必要时重复。静脉快速滴入 5% 碳酸氢钠 100 ~ 200mL 或 11.2% 乳酸钠 60 ~ 80mL，亦可用 25% 葡萄糖溶液 100 ~ 200mL，每 3 ~ 5g 糖加胰岛素 1U 静脉点滴，视病情需要于 3 ~ 4h 重复应用，以此降低血清钾浓度。但在肾功能不全（少尿型）或肾功能衰竭时，应防止补液过多，发生脑水肿或肺水肿。进行性高钾血症患者可采用阳离子交换树脂、腹膜透析或血液透析。

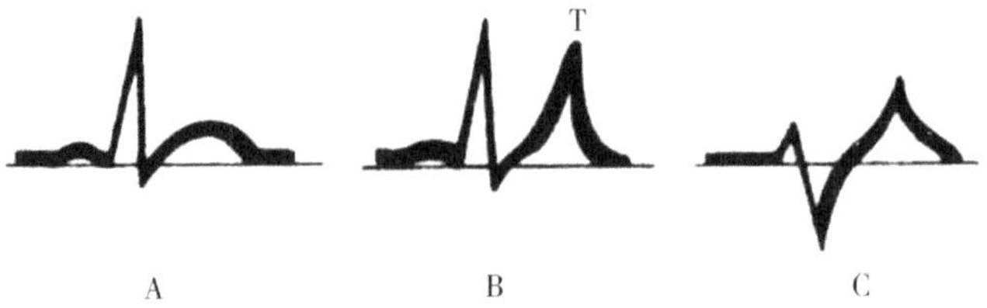

图 1-2　高钾血症的典型心电图改变

A. 正常心电图；B. 表现 T 波高尖，Q-T 间期延长；C. 为 QRS 间期延长

第二章

下丘脑－腺垂体疾病

第一节　腺垂体功能脯退嘘

腺垂体功能减退症（hypopituitarism）是一种或数种腺垂体激素分泌不足或缺失所导致的综合征。垂体分为2个部分：前叶和后叶。后叶为神经垂体，本身不合成激素，但是分泌由下丘脑合成的2种激素——血管升压素和缩宫素。前叶即腺垂体，分泌促甲状腺激素（TSH）、卵泡刺激素（FSH）、黄体生成素（LH）、生长激素（GH）、促肾上腺皮质激素（ACTH）、泌乳素（PRL），作为沟通下丘脑和靶腺的桥梁，受下丘脑调控并影响全身内分泌腺体功能。

典型的腺垂体功能减退症不难诊断，症状和体征在轻症时不明显或没有特征，很容易被忽略，多以疲乏无力或异常的精神状态就医。垂体功能减退也可能是无法解释的异常检验数据和生命体征危险的原因。

一、病因

腺垂体功能减退的病因主要是下丘脑病变和垂体本身病变。由下丘脑损伤所致，则为继发性腺垂体功能减退；如病变发生在垂体，则属原发性腺垂体功能减退。此外，若垂体柄损伤，切断了两者间的联系，也导致该症发生。

（一）肿瘤

垂体肿瘤是造成该症最常见的原因，约占该病的50%。体积较大的腺瘤压迫周围正常垂体组织，垂体前叶分泌激素的细胞遭到破坏，发生功能失调。破坏可殃及部分或全部垂体激素。若肿瘤向上生长，下丘脑因受压迫或损伤可造成继发性功能减退。此时，下丘脑的调节激素不足或缺失，干扰了垂体前叶激素的正常分泌。此外，若压迫到垂体柄，也可造成腺垂体功能减退。虽然尸检和磁共振检查表明垂体腺瘤的患病率高达10% ~ 20%，但是表现出临床症状者极为罕见。

下丘脑及其邻近区域的肿瘤如颅咽管瘤等，可压迫下丘脑，引起腺垂体激素释放激素分泌减少，导致腺垂体功能减退。

（二）腺垂体缺血坏死

缺血性损伤很早即被认为是腺垂体功能减退症的原因之一。最典型的例子即为Sheehan综合征。怀孕期间，由于泌乳素细胞增生和肥大，使得垂体体积增加。当血容量减少时，向垂体供血的血管收缩，继而发生痉挛，导致垂体坏死。坏死的程度取决于出血的多少。30%经历过产后出血的女性会患上不同程度的垂体功能减退。这些患者还可能患有肾上腺功能不足、甲状腺功能减退、闭经、尿崩症和哺乳障碍（缺少乳汁）。

（三）外伤

严重头颅外伤可导致垂体前叶功能不足和尿崩症。有闭合性头部外伤史者应给予重视。脑外伤患者在损伤后3个月乃至12个月内会伴有一定程度的垂体功能减退。几乎所有由此造成的垂体功能不足患者都曾在创伤后出现过意识丧失，且大约半数患者伴随颅骨骨折。

其他原因还包括自身免疫性疾病、浸润性疾病、放射治疗损伤、感染等。此外，生理或心理状态会扰乱调节激素的合成和分泌，从而影响下丘脑－垂体轴。

二、临床表现

临床表现与垂体激素原发性缺乏或靶腺体功能不足密切相关。症状出现与否及严重程度取决于激素缺乏的程度和速度。垂体功能减退通常会合并数种激素缺乏，但很少累及全部垂体激素。而终末腺体激素分泌不足可认为是靶器官继发性功能缺乏。临床表现依激素缺乏的种类，表现为下丘脑－垂体－肾上腺轴、下丘脑－垂体－甲状腺轴、下丘脑－垂体－性腺轴功能减退，并涉及生长发育及乳汁分泌。不仅如此，原发病灶，如垂体肿瘤，会引起头痛、视神经受压、眼球运动障碍等，进一步侵犯下丘脑可出现类似下丘脑综合征反应。

（一）促性腺激素缺乏

由促性腺激素缺乏引起的性功能异常远较其他激素缺乏常见。绝经前女性促性腺激素缺乏可表现为月经紊乱，可从规律的无排卵月经直到绝经。此外，可见潮热、乳房萎缩、性欲减退、阴道干燥和性交困难、阴毛和腋毛脱落、外阴及子宫萎缩，尤以 Sheehan 综合征表现明显。绝经后女性通常表现为头痛或视觉异常，原因在于激素缺乏或肿瘤损伤。男性患者常表现为性欲减退、不同程度的勃起障碍、精液减少、肌肉无力和疲乏倦怠。长期性腺功能减退的男性患者出现头发稀疏、睾丸变软、乳房女性化。青春期前发病的患者依激素缺乏的程度可表现为青春期发育延迟或发育不全。此外，低 FSH、LH 和雌激素水平致骨密度降低，增加了罹患骨质疏松的风险，应引起注意。

（二）ACTH 不足

ACTH 不足的特征在于皮质醇的分泌下降。醛固酮分泌不受影响，因其分泌不受 ACTH 调节，而取决于肾素－血管紧张素系统。ACTH 缺乏的症状和体征严重时很可能是致命的，具体包括肌痛、关节痛、疲劳、头痛、体重下降、食欲减退、恶心、呕吐、腹痛、精神或意识状态改变、皮肤皱缩、腋毛和阴毛稀疏、慢性贫血、稀释性低钠血症、低血糖、低血压乃至休克。该症的症状和原发性肾上腺功能不全几乎相似，但该症无色素沉着且多无低血钠、高血钾发生。

（三）TSH 缺乏

由 TSH 分泌减少所致的继发性甲状腺激素缺乏，表现出与原发性甲状腺功能减退相似的症状，仅病情较轻微。TSH 缺乏的症状和体征包括疲劳、虚弱、体重增加、皮下组织增厚、便秘、怕冷、精神状态改变、记忆力衰退及贫血等，偶可有幻觉、躁狂等精神症状。体格检查可能会发现心动过缓、深肌腱反射延缓及眶周水肿。先天性患者类似克汀病，身材矮小、智力低下，发育不全。

（四）GH 缺乏

单纯性生长激素缺乏，以儿童期最为常见，可引发侏儒症，但体型比例均匀；在成人，则不会造成明显改变，多不易觉察。表现为虚弱、伤口不愈、运动耐力下降和不愿交际。此外，GH 缺乏亦导致肌肉减少和脂肪增加，由于发展缓慢，也不易发觉。由于缺乏 GH 的糖异生作用，拮抗胰岛素的效应下降，患者可能会出现空腹低血糖。

（五）PRL 缺乏

PRL 缺乏非常罕见。肿瘤生长致使 PRL 合成下降，继而影响乳汁分泌。这些肿瘤仅在产后才表现得明显。任何影响下丘脑、垂体柄的病变都会减弱由下丘脑分泌的多巴胺对垂体 PRL 的正常抑制作用，导致 PRL 反跳性增高，出现高泌乳素血症，表现为溢乳、月经紊乱、性功能减退。

值得警惕的是垂体功能减退危象。各种应激如感染、腹泻、寒冷、急性心肌梗死、脑血管意外、手术、外伤等，均可在全垂体功能减退的基础上诱发垂体危象。临床表现多样，可出现高热、循环衰竭、休克、呕吐、头痛、抽搐、昏迷等严重危急症状。

三、辅助检查

（一）实验室检查

为确认诊断和评价病情，实验室检查是必需的。许多检验可以采用，但何种方法最理想，仍存在较大争议。急诊时由于许多特异的内分泌检查无法立即得到结果，垂体功能减退可能无法快速证实。通过病史采集和临床检查获取初步诊断，可能是揭示病因、指导随后诊治的唯一手段。但是，此时尽早评估 TSH 和 ACTH 缺乏程度还是非常必要，因为这两种疾病有可能威胁生命。

1. 下丘脑－垂体－肾上腺轴功能评估

ACTH 缺乏患者通常检测发现 24h 尿游离皮质醇下降，同时血 ACTH 缺乏。多次测定血皮质醇水平有一定的帮助作用。由垂体功能不足造成的继发性患者表现为面色较苍白，对醛固酮反应正常，ACTH 水平低下。原发性肾上腺功能不全表现与之相反。该症中，由于 ACTH 产生过多，同时伴有和 ACTH 共享同一前体的黑色素细胞刺激素产生过多，导致色素沉着过度。

用于评估下丘脑－垂体－肾上腺轴功能的 ACTH 兴奋试验可作为区分垂体功能减退和原发性肾上腺功能不全的良好手段。该动力试验需测定注射 ACTH 前后的血清皮质醇。在肾上腺功能正常时，注射 ACTH 后 30 ～ 60min，皮质醇水平应至少升高 2 倍。注射 ACTH 后，未能升高的低皮质醇水平提示对皮质的反应异常，低下见于原发性肾上腺功能不全。然而，由于垂体功能减退患者的肾上腺发生萎缩，对 ACTH 反应常略微下降，即皮质醇水平可增加。

在评价 ACTH 缺乏程度时，对甲状腺功能的评估很重要。在甲状腺功能减退状态下，皮质醇清除率下降，导致血清皮质醇升高。如此时开始甲状腺素替代治疗，皮质醇水平急剧下降，导致肾上腺皮质功能减退危象。

2. 下丘脑－垂体－甲状腺轴功能测定　应测定 TSH 和 FT_3、FT_4、T_3 和 T_4。正常 FT_4 水平可以排除甲状腺功能减退，相反这些激素均处在低水平。可通过 TRH 兴奋试验明确病变在下丘脑还是垂体。

3. 下丘脑－垂体－性腺轴功能测定

LH、FSH、女性雌二醇、男性睾酮均处于低值，提示可能为继发性性腺功能减退。测定 LH、FSH 是可能的，但一日内其数值波动较大，故不可靠。确诊性腺激素缺乏前应测量多个标本并计算其均值。对于男性，测定血清睾酮水平是有帮助的。如垂体功能正常，睾酮减少应与 FSH、LH 水平升高相关。低下或正常的 FSH、LH 水平伴睾酮低下，提示垂体功能减退。精液分析也需进行。正常的精液可以排除原发性或继发性性腺功能减退。升高的 FSH、LH 水平可以区分原发性性腺功能减退和继发性性腺功能减退。

4. GH 轴功能测定

GH 缺乏可通过直接测定其血清浓度来确诊。考虑到 GH 的分泌呈脉冲样，单次测得的低 GH 水平必须再次重复以求确认。然而单次测得升高或正常的 GH 可排除 GH 缺乏。测定血清 IGF-1 水平也可反映机体 GH 分泌状态，其半衰期长，血清浓度稳定，可能较直接测定 GH 更加确切。

5. PRL 测定

PRL 缺乏也可以通过直接测定其血清水平来证实。相比其他大部分垂体激素，PRL 的分泌呈节段性，故为诊断必须多次采血以减小误差。

（二）影像学检查

腺垂体功能减退多由颅内占位病变所致，因此影像学检查在定位诊断中必不可少。尤其是病史和体格检查提示颅内损伤的患者，可采取头部放射线检查（如 MRI、CT 扫描）。MRI 和 CT 都应该加做静脉增强对比以增加检查的敏感性。MRI 在定位和显示颅内损伤时占优，可作为首选的检查手段；而 CT 扫描更加快捷，用于不适合做 MRI 的患者。两者都可提供病灶定位、周围组织关系等信息，为治疗提供方案。

四、诊断

腺垂体功能减退症的诊断应包括评价内分泌状态的功能诊断和病因诊断。重视病史的采集，可以获得关键线索：产后大出血、产后泌乳减少、产后闭经、阴毛和腋毛脱落，多提示 Sheehan 综合征；头部外伤史、颅内感染、手术等提示腺垂体组织可能遭到破坏。完整的体格检查也是必需的，应包括甲状腺触诊、生殖器视诊，在神经和眼的检查中尤其应关注视力、眼球运动及双颞侧偏盲等。

五、鉴别诊断

垂体功能减退必须与其他疾病鉴别，包括神经性厌食症、慢性肝病、肌强直性营养不良、多内分泌腺体自身免疫病等。

六、治疗

诊断明确后，针对腺垂体功能减退的原因，采取适当的治疗。垂体腺瘤导致的垂体功能减退可以通过肿瘤切除而完全逆转，或采取药物、放射治疗的方式缩小肿瘤。垂体手术的取舍有赖于肿瘤的大小、邻近组织的破坏程度、神经外科医生的能力（确保切除肿瘤而不伤及正常垂体组织）。垂体放射治疗可作为肿瘤未完全切除的辅助治疗。若患者不适合手术，放射治疗可为初始选择。对于去除病因后内分泌仍然无法恢复正常的患者，以及下丘脑或垂体组织曾遭到放射线、手术（垂体全切）或出血而损伤，垂体功能几乎不可能恢复到基础水平的患者，激素替代治疗是缓解症状最简便的方法。在仔细地评估全部垂体激素后，有针对性地选择药物，避免使激素治疗复杂化。必须替代的激素包括糖皮质激素和甲状腺激素，从小剂量开始，逐步增加，直到合适的维持剂量。

甲状腺激素缺乏可通过每日服一次药轻松解决，但需要结合患者的年龄、伴发疾病、代谢水平等综合考量。通常可首次给予左甲状腺素初始剂量 25μg，之后按需要递增到维持剂量。加量宜缓慢，以每两周增加 25μg 为宜。需要注意的是，甲状腺功能减退可掩盖肾上腺皮质功能减退。开始甲状腺激素替代后，患者的皮质醇水平急剧下降，导致肾上腺皮质危象。在甲状腺激素替代前，如果可能存在肾上腺功能减退，应该凭经验给予糖皮质激素预防。

肾上腺功能不全的维持治疗为每日 10 ~ 20mg 氢化可的松。通常，每日清晨服 10mg，傍晚服 5mg。

相近的治疗可采取泼尼松（龙），每日清晨给予 5mg 泼尼松，傍晚给予 2.5mg。为避免医源性高皮质醇血症，应给予患者最小有效剂量。当遇到疾病、手术或外伤等应激时，需要增加剂量。推荐增加至基础量的 2 ~ 3 倍，在应激消退后逐步减量。在抢救急性肾上腺功能不全时，首剂静脉给予 100 ~ 250mg 氢化可的松，随后每 8h 静脉输注 100mg 氢化可的松，此治疗可维持患者度过感染、损伤等急性应激。该症与原发性肾上腺功能不全不同，往往不需要补充盐皮质激素。平时患者应随时佩戴标识病情的腕环，以保证能在紧急时刻得到及时救助。

绝经前妇女补充雌激素非常重要。恰当的雌激素替代可维持患者的第二性征，阻止骨质疏松，预防血管舒缩，明显改善患者感觉。多种雌激素制剂可供选择，但需配合孕激素周期性使用，以实现撤药出血，人工模拟月经周期，避免子宫内膜过度增生。亦可采取含雌激素、孕激素的口服避孕药。药片可模拟激素周期性释放，并刺激子宫内膜的正常生长和脱落。男性患者可每 2 ~ 3 周口服睾酮的庚酸盐片剂 200 ~ 300mg，或每 3 周肌注己酸睾酮 300mg，有益于维持性欲、肌肉力量等。值得注意的是，男性应用雄激素替代可能会诱发或加重前列腺癌。

重组人 GH 对儿童有重大意义。在成人，人 GH 替代治疗的推荐初始剂量为 300μg/d 或者更低，并根据 IGF-1 水平和对不良反应的耐受程度逐步增加剂量。但它不适宜于肿瘤患者。

PRL 缺乏很少表现出来，仅在产后哺乳妇女中明显。然而，当前没有对 PRL 缺乏有效的替代治疗。通常经过合理的激素替代后，患者愈后良好。

对于垂体危象的处理：首先静注50%葡萄糖液40～60mL，继而补充10%葡萄糖氯化钠液，每500～1 000mL中加入氢化可的松50～100mg，以解除肾上腺功能减退危象。针对造成危象的诱因给予抗感染、抗休克治疗。体温过低者可给予小剂量甲状腺激素，并加强保温。有水中毒者需加强利尿，可给予泼尼松（龙）或氢化可的松。

第二节　垂体瘤

垂体瘤是一组从垂体前叶或后叶或颅咽管上皮残余细胞，发生在垂体的肿瘤的总称。垂体瘤约占颅内肿瘤的10%，这不包括没有症状和功能的，在解剖时发现的微腺瘤。其中主要是前叶的腺瘤，后叶的少见。

临床上垂体前叶腺瘤分类，以往按病理及染色分类，分为无颗粒、无功能的嫌色细胞瘤和有颗粒有功能的嗜酸细胞瘤、嗜碱细胞瘤。目前按细胞分泌功能进行分类分为有功能的肿瘤和无功能的肿瘤。

一、临床表现

垂体瘤起病缓慢，早期可无症状。

（一）激素分泌异常的综合征

1. 激素过多　出现相应过多的激素的综合征。

2. 激素过少　当无功能肿瘤增大，压迫正常垂体组织导致腺垂体功能减少的综合征。性功能减退往往是首发症状。

（二）肿瘤压迫垂体周围组织的综合征

（1）头痛是常见症状。不定点，持续性胀痛，也可伴阵发性加剧。

（2）双颞侧偏者，视野缺损、视力减退均可出现。

（三）其他

肿瘤过大向上生长，如颅咽管瘤可侵入下丘脑，引起下丘脑综合征，侵入海绵窦压迫第三、四、六对脑神经，使眼球运动障碍或突眼等海绵窦综合征。当面神经受累时可出现三叉神经痛或面部麻木。

二、辅助检查

（1）垂体激素测定FSH、LH、TSH、PRL、ACTH。

（2）靶腺激素测定E_2、P、T、T_3、T_4、Coflisone。

（3）MRI对垂体软组织的分辨率优于CT。

三、诊断标准

垂体瘤的诊断应包括定位、定性和功能判定三部分。通过影像学检查确定垂体瘤的存在，根据临床表现和辅助检查判定是什么性质的垂体瘤，根据实验室检查和影像学的发现认定垂体功能状态及对周围组织的影响。

四、治疗

（一）药物治疗

1. 溴隐亭

可抑制催乳激素（PRL）的分泌，治疗PRL瘤。从小剂量1.25mg开始，每晚1次，或餐中服用，以后可递增至5～7.5mg每日1次或分次服，以减少胃肠道症状。治疗4～6周后溢乳减少，2～3个月后 PRL 恢复正常，月经恢复。垂体瘤可以由大变小，乃至消失。但应长期小剂量维持，以防复发。治疗后可怀孕，怀孕后应停药，待产后视病情再定是否继续用药。但若停药后肿瘤增大者，也可续用小剂量溴隐亭治疗，对胎儿影响不大。溴隐亭也可抑制生长激素腺瘤分泌，但所需剂量较大，每日要 7.5 ~ 60mg 以上。

2. 赛庚定

可抑制血清素刺激促肾上腺皮质素释放激素（CRH）的释放，对库欣病及 Nelson 综合征有效。一般 1 日需 24 ~ 32mg，有嗜睡、多食等不良反应。

3. 奥曲肽

它是长效的生长抑素，可用来治疗生长激素瘤，100μg，每日 3 次，治疗 6 个月后才可能有效。

（二）手术治疗

由于近年显微外科的展开和手术路径的改进，除泌乳素瘤外，其他的应首先考虑及早切除肿瘤。但无论何种手术，都不容易彻底切除肿瘤，术后往往需要辅以药物等治疗。术后有半数患者伴垂体功能不全，需激素补充治疗。

（三）放射治疗

有内照射和外照射。一般运用于瘤体小，无鞍上、鞍外压迫又不愿手术者。

（1）内照射：在手术时用 $Cr^{32}PO_4$ 胶体混悬液、^{198}金胶液注入鞍内，或 ^{198}金种子固体植入，^{98}钇植入法疗效较好。

（2）外照射：多用深度 X 线、40 钴、高能质子束、α 粒子束治疗。现有用 201 个 ^{60}钴的放射原，将 γ 射线聚集于病灶局部，起到破坏病灶的目的，但又不损伤邻近组织，即 γ 刀。γ 刀适用于颅内深部，生长缓慢，体积较小的肿瘤。

第三节　高泌乳素血症与泌乳素瘤

泌乳素（prolactin，PRL）瘤（PRL 瘤，prolactinoma）和高 PRL 血症（hyperprolactinemia）是常见的下丘脑 - 垂体疾病。PRL 瘤是垂体瘤的一种，居垂体有分泌功能腺瘤的首位，占垂体腺瘤的 50% ~ 55%，临床上主要表现为 PRL 升高、泌乳、闭经、不育以及肿瘤压迫症状，女性居多，男性少见。高 PRL 血症是由各种原因引起的血清 PRL 超过正常高限，临床出现泌乳、闭经、不育等症状，以女性多见。PRL 瘤是高 PRL 血症最常见的病因，高 PRL 血症是 PRL 瘤的重要表现。

一、病因及发病机制

泌乳素瘤系垂体泌乳素细胞腺瘤导致 PRL 分泌过多，并引起一系列临床表现，其发病的确切原因尚不明了，一般认为或由垂体本身所致，或为下丘脑 PIF 分泌紊乱所致，可能两种因素在泌乳素瘤的发生中都具有一定的作用。

高 PRL 血症可由多种病因导致，例如，下丘脑疾病如下丘脑肿瘤、结节病浸润、脑炎等致下丘脑分泌泌乳素抑制因子（PIF）不足；垂体疾病如垂体肿瘤、垂体柄损害，而原发性甲状腺功能减退症、多囊卵巢综合征、原发性肾上腺皮质功能减退症等均可造成 PRL 增多。雌激素、氯丙嗪、利舍平（利血平）等药物可能造成药物性高 PRL 血症。此外，尚有异位 PRL 分泌综合征的报道，如未分化支气管癌、肾癌等。

二、临床表现

PRL 瘤大多为良性肿瘤，常为微腺瘤，症状轻，进展缓慢。PRL 瘤引起的高 PRL 血症的临床表现因年龄、性别、高PRL血症持续时间及肿瘤大小的差异而有所不同。女性PRL瘤常表现为泌乳－闭经综合征。

(一)溢乳

由于瘤体自主分泌大量PRL刺激乳腺分泌乳汁。分触发和自发泌乳，前者指患者无自觉溢乳，挤压乳腺后可流出乳汁；后者指患者不需挤压乳房即可见乳汁流出，可发生于单侧或双侧乳房。有些育龄妇女即使血清PRL水平正常也可出现溢乳，故溢乳不是高PRL血症的特有症状。但溢乳和闭经一起出现时，常可检测出高PRL血症。

(二)闭经

女性患者以继发性闭经常见，常因和溢乳一起出现而被称为泌乳－闭经综合征。性腺功能减退几乎是慢性高PRL血症患者必有症状，也是患者就诊的主要原因。许多患者由于首诊症状为继发性闭经就诊于妇产科后才被诊断为PRL瘤。雌激素在高PRL血症下受影响，负反馈受损，孕酮合成不足可能是闭经的主要原因；由于PRL升高，可影响下丘脑LHRH的分泌，使LH值降低，LH/FSH比例失衡，亦可促使月经紊乱或闭经的发生；同时PRL瘤本身可作用于垂体，使垂体对下丘脑分泌的促性腺激素释放激素不敏感，使LH、FSH分泌不足；另外PRL亦可能直接作用于卵巢，使卵巢对GnRH不敏感。

(三)不孕

泌乳瘤和高PRL血症患者因性腺功能紊乱，大多数不孕，也有个别受孕的可能。

(四)PRL瘤的局部压迫症状

局部压迫症状多见于大的PRL瘤。最常见的症状是头痛和视觉异常。头痛的原因多为大腺瘤引起的颅内压增高，可伴恶心、呕吐。视觉异常症状包括视力减退、视物模糊、视野缺损、眼外肌瘫痪等。

(五)男性PRL瘤患者

可出现性功能低下、阳痿，个别患者有乳房发育和泌乳。

三、实验室检查

(一)PRL测定

分析结果要考虑有无生理性、药物性因素的影响。血PRL基础浓度一般＜20μg/L。如血PRL在20μg/L以下可排除高PRL血症。＞20μg/L时结合临床及垂体影像学检查即可肯定为PRL瘤。如果达到300～500μg/L，在排除生理妊娠及药物性因素后，即使影像学检查无异常，也可诊断为PRL瘤。

(二)其他激素测定

单纯PRL瘤者ACTH、GH及TSH均正常范围，若系混合瘤可有相应激素升高。本病尤以伴GH升高者多见。大的PRL瘤可压迫周围腺垂体组织引起一种或几种腺垂体激素分泌减少。PRL瘤长期高PRL血症导致LH、FSH下降，睾酮或雌激素水平降低。

(三)TRH兴奋试验

在基础状态下，静注人工合成的TRH 200～400μg(用生理盐水2mL稀释)，于注射前30、0min及注射后15、30、60、120min及180min分别抽血测血清PRL。正常人及非PRL瘤的高PRL血症患者峰值多出现在注射后30min，峰值/基值＞2。PRL瘤者峰值延迟，峰值/基值＜1.5。

(四)氯丙嗪(或甲氧氯普胺)兴奋试验

基础状态下肌注或口服氯丙嗪30mg或甲氧氯普胺(胃复安)10mg，分别于给药前30min及0min，给药后60、90、120min及180min抽取血标本测PRL。正常人及非PRL瘤性高PRL血症患者的峰值在1～2h，峰值/基值＞3。PRL瘤里低反应，无明显峰值出现或峰值延迟，但峰值/基值＜1.5。

(五)影像学检查

X线片、CT、MRI检查可发现垂体占位性病变。MRI及高分辨率CT(冠状位多薄层矢状重建扫描)可发现直径小至3mm的微小腺瘤，MRI在诊断下丘脑－垂体疾病尤其是垂体肿瘤时优于CT，主要是因为 MRI 可以更好地观察垂体瘤内部结构及其与周围组织的关系。垂体瘤患者一般表现为垂体形态改变，左右不对称，腺体密度不均，可见较模糊的高密度灶，大的腺瘤可有向垂体外扩展影像。

四、诊断依据

依据临床表现和实验室检查结果即可做出诊断。

高 PRL 血症的鉴别：高 PRL 血症多见于下丘脑－垂体疾病，以 PRL 瘤最为多见。除 PRL 瘤（或含有 PRL 瘤的混合瘤）外，其他下丘脑－垂体肿瘤：浸润性或炎症性疾病、结节病、肉芽肿以及外伤、放射性损伤等均是由于下丘脑多巴胺生成障碍或阻断垂体门脉血流致使多巴胺等 PRL 释放抑制因子（PIF）不能到达腺垂体所致。慢性肾功能衰竭患者由于肾小球滤过清除 PRL 障碍而导致高 PRL 血症。肝硬化患者由于雌激素和 PRL 在肝脏的灭活障碍致血 PRL 升高。众多药物能引起高 PRL 血症，包括多巴胺受体拮抗药、含雌激素的口服避孕药、某些抗高血压药、阿片制剂及 Hz 受体阻滞药（如西咪替丁）等。当血清 PRL 呈轻至中度升高（未达到 200μg/L）者还须与特发性高 PRL 血症、垂体非 PRL 瘤、下丘脑肿瘤或鞍区垂体外肿瘤、原发性甲减等鉴别。

五、治疗

（一）PRL 瘤的治疗

1. 内科治疗

药物治疗为本病的首选治疗方法，而溴隐亭是治疗本病的首选用药。溴隐亭可与正常或腺瘤 PRL 细胞上多巴胺 D2 受体结合，产生与多巴胺一样的生理作用，抑制 PRL 的合成和分泌，对降低 PRL 水平、减少或停止泌乳、恢复月经、排卵以及妊娠具有一定的效果。溴隐亭可使 80% ~ 90% 的 PRL 微腺瘤患者恢复正常的 PRL 水平，60% ~ 70% 的大腺瘤患者用溴隐亭治疗后不仅 PRL 水平恢复正常，并且肿瘤缩小程度在 50% 以上。开始口服 1.25mg，每日 2 次，于饭中或餐后服用，以后逐渐加量至 2.5 ~ 5.0mg，每日 3 次，一般用药 2 ~ 14 周大多数患者泌乳可缓解，3 ~ 10 周内月经恢复，4 周 PRL 可降至正常。服药过程中定期复查 PRL 水平、基础体温、阴道涂片、血及尿性激素水平等。另外，目前已有多种新型多巴胺 D2 受体激动药问世，对 D2 受体选择性较强的有培高利特（pergolide）、诺果宁（quinagolide）和卡麦角林（eabergoline）等。

2. 外科治疗

手术适应证：①肿瘤逐渐扩大，且有压迫症状，有视力下降或视野缺损者；②溴隐亭治疗效果不佳或不能耐受其不良反应者；③希望尽快恢复月经和生育者。经蝶窦术式可摘除早期发现的微腺瘤。经口腔或鼻－蝶窦途径进入蝶鞍区进行选择性腺瘤组织切除，保留正常垂体组织。由于对良性腺瘤进行外科手术和术后放射治疗有可能使肿瘤恶变或转移，故药物治疗仍为首选。即使是直径 > 40mm 的巨大腺瘤，也有 60% 的病例用溴隐亭治疗后取得良好疗效。

3. 放射治疗

适应证：①肿瘤较大，手术已不能完全彻底切除者；②患者不愿接受手术治疗者。

放射治疗一般仅作为术后辅助治疗手段，可防止肿瘤进一步增大。常用的放射总剂量为 45Gy，每天 1.8Gy 照射垂体。γ 刀治疗垂体瘤，其对肿瘤的立体定位准确，疗程短，因而对颅脑及下丘脑的损伤较少，但疗效是否优于常规放疗须进一步确定。目前对三种治疗方法所形成的共识是首选药物治疗，如恢复生育能力为主要治疗目的，首选卡麦角林，在药物治疗效果差或有药物抵抗时考虑经蝶窦手术治疗；对于大腺瘤尤其是有脑神经压迫症状时也可首先考虑手术治疗，术后辅以药物治疗或垂体放疗；放疗仅作为手术后的辅助治疗手段。无论采取何种治疗方案，必须定期监测 PRL。

（二）高 PRL 血症的治疗

首先要明确高 PRL 血症的病因，针对病因治疗十分重要。

1. PRL 瘤所致高 PRL 血症治疗　同 PRL 瘤。

2. 其他高 PRL 血症的治疗

（1）病因治疗：如果药物引起者应停止有关药物；其他肿瘤导致者，应予以相应处理；甲状腺功能减退所致者以治疗原发病为主。

（2）针对高 PRL 血症的药物治疗：同 PRL 瘤。

第三章

甲状腺疾病

第一节　甲状腺功能亢进症

甲状腺功能亢进症（hyperthyroidism），是指由于血液循环中甲状腺激素过多所造成的一种综合征。甲状腺亢进症包括多种临床情况，或换言之，造成甲状腺功能亢进症的疾病很多（表 3-1）。其中以 Graves 病最常见（约占 85% 以上），余下的主要为毒性多结节性甲状腺肿、毒性甲状腺腺瘤和亚急性甲状腺炎，其他病因少见。

表 3-1　引起甲状腺功能亢进症

Graves 病（毒性弥漫性甲状腺肿）
毒性多结节性甲状腺肿
毒性甲状腺腺瘤
亚急性甲状腺炎
碘甲状腺功能亢进症
桥本甲状腺炎伴甲状腺毒症
人为（外源性）甲状腺毒症
新生儿甲状腺毒症（其母患 Graves 病）
分泌 TSH 的垂体瘤
非肿瘤发生的垂体甲状腺功能亢进症
绒毛膜癌发生的垂体甲状腺功能亢进症
卵巢甲状腺肿
高功能甲状腺癌（常为转移的）

适用于上述综合征的另一个名称为甲状腺毒症（thyrotoxi-cosis），它是从机体组织在过多甲状腺激素的作用下处于一种“中毒”状况而言的。一般认为甲状腺功能亢进症一词与甲状腺毒症一词无区别，可以互相通用。但也有一些学者认为两者不完全一样，甲状腺功能亢进症仅指由于甲状腺本身功能亢进，分泌甲状腺激素过多所造成的甲状腺毒症，而甲状腺毒症是总称，除包括甲状腺功能亢进症外，还包括其他原因造成的甲状腺毒症，如人为甲状腺毒症、卵巢甲状腺肿或绒毛膜癌所造成的甲状腺毒症等。本书中我们将两词视为一样，交替使用。

一、Graves 病

Graves 病又称毒性弥漫性甲状腺肿，是最常见的一种甲状腺功能亢进症。1835 年 Robert Graves 首先描述了该综合征，包括高代谢，弥漫性甲状腺肿大和突眼三大特点。1840 年 Von Basedow 也报告了该病，故在欧洲大陆曾称该病为 Basedow 病。除上述 3 个主要表现外，部分患者还可有胫前黏液性水肿。

Graves 病多见于女性，男女之比为 1 ：（5 ~ 6）。女性发病占优势的原因不明。各年龄组均可发病，但发病高峰为 20 ~ 40 岁。

（一）病因和发病机制

确切病因不明，但已肯定 Graves 病为一种自身免疫性疾病。Graves 的主要表现是甲状腺的功能亢进，合成和分泌过多的甲状腺激素。这是由于甲状腺被血液循环存在的刺激物（非 TSH）兴奋的结果，目前认为这种刺激物为 γ 球蛋白。许多证据表现，甲状腺细胞内的抗原性 T 淋巴细胞致敏，刺激 B 淋巴细胞分泌 TSH 受体抗体（TRAB）。TRAb 是多克隆的，它们能与 TSH 受体结合，对甲状腺起兴奋或抑制作用。TRAb 中有一种名为甲状腺刺激免疫球蛋白（TSI）的抗体，它与甲状腺细胞膜上的 TSH 受体结合，激活膜上的腺苷酸环化酶，导致 cAMP 增多，cAMP 作为第二信使，有兴奋甲状腺细胞的功能，使甲状腺激素合成、分泌增加。在 Graves 病患者中，TSI 或 TRAb 阳性率达 85% ~ 90%。

为 Graves 病的发病机制存在多种假说。其中之一是认为 Graves 病患者体内的抗原特异性抑制 T 淋巴细胞存在缺陷，造成辅助 T 淋巴细胞与抑制 T 淋巴细胞之间功能不平衡，辅助 T 淋巴细胞不受抑制，自由刺激 B 淋巴细胞生成 TRAb 等免疫球蛋白，其中 TSI 可兴奋甲状腺功能。

此外，约 70% 的 Graves 病患者具有甲状腺球蛋白抗体（TGAb）和甲状腺微粒体抗体（TMAb），这两种抗体是甲状腺自身免疫现象的重要标志。

Graves 病患者甲状腺肿大程度与功能水平不完全一致，少数 Graves 病患者仅有甲亢表现而无甲状腺肿大。Graves 病患者甲状腺肿大的原因是体内存在甲状腺生长免疫球蛋白（TGI），它具有明显的促甲状腺生长作用，TGI 活性与甲状腺肿大程度呈正相关。对于 TGI 的作用机制存在争论，有人认为 TGI 也是通过与 TSH 受体结合后刺激腺苷酸环化酶系统，使 cAMP 增多；另一种意见认为 TGI 与 TSH 受体结合激活葡萄糖 -6- 磷酸脱氢酶，进而促进 DNA 合成。

Graves 病突眼的病因和发病机制尚未阐明。几乎全部突眼患者，尤其是有胫前黏液性水肿的突眼患者，血中均有高滴定度的 TRAb。多数 Graves 突眼患者具有针对人眼肌抗原的抗体，而无突眼的 Graves 病患者中无此抗体。还有证据表明，甲状腺球蛋白 - 抗甲状腺球蛋白循环免疫复合物可沉积于眼肌内，引起免疫复合物炎性反应，造成浸润性突眼。说明 Graves 眼病也系自身免疫反应所致。胫前黏液性水肿的确切发病机制还不清楚。

Graves 病具有明显的遗传易感性。Graves 病患者的亲属中 15% 的人也发生 Graves 病，50% 的人可检出甲状腺自身抗体。某些类型的组织相容性抗原（HLA）与 Graves 病的发病显著相关，如 HLA-B_8（高加索人）、HLA B_{35}（日本人）和 HLA-Bw_{46}（中国人）。以上资料提示 Graves 病病因有遗传基因因素。

对情感因素在 Graves 病发病中的作用存在争论。一般认为即使精神创伤可以某种方式激发 Graves 病发生，也需免疫系统的参与。

（二）临床表现

Graves 病的临床表现繁多，几乎可累及全身各个器官系统（表 3-2）。典型的临床表现由以下三联征组成：具有弥漫性甲状腺肿的甲状腺功能亢进、眼病和皮肤病变（胫前黏液性水肿）。大多数患者仅具备三联征中的一项或两项。其中胫前黏液性水肿最少见，尤其极少发生于无内分泌性突眼的患者。由于甲状腺功能亢进的表现最为常见和突出，因此眼病和胫前黏液性水肿常被视为并发症。

1. 甲状腺功能亢进的临床表现

甲状腺功能亢进是由于血液循环中甲状腺激素过多所致，无论是 Graves 病或其他病因的甲状腺功能亢进症并无明显区别。临床上一般以高代谢及心血管和神经系统受累表现较为突出。最常见的症状有神经质、易激动、多语多动、震颤、体重下降（多伴有食欲亢进）、心悸气短、怕热多汗和疲乏无力。最常见的体征有心动过速、脉压增大（收缩压增高而舒张压减低）、心尖部第一心音亢进、皮肤温暖潮湿、细震颤（舌与手）、近端肌肉萎缩无力。年轻患者临床表现多典型，而老年和小儿病例一般表现不典型。

淡漠型（又称隐蔽型或无力型）甲状腺功能亢进症多见于老年人，起病隐袭，以心血管和肌病表现突出，常有明显消瘦、肌肉萎缩无力、心律失常（以房颤为多见）、心力衰竭和心绞痛，患者一般神志淡漠、反应迟钝、嗜睡乏力，易发生甲状腺危象。

表 3-2 Graves 病对全身的影响

类别	临床表现
全身	精神紧张，失眠，乏力，颤抖，怕热，体重减轻
皮肤	温暖和潮湿，多汗，脱发，色素沉着，脱甲，杵状指，黏液性水肿，荨麻疹，瘙痒，白癜风
眼	突眼，结膜炎，球结膜水肿，眼肌麻痹，视神经受累
心血管	心悸，气短，心动过速，房颤，传导阻滞，心绞痛，高排出充血性心衰，脉压增大，杂音
胃肠道	舌震颤，多食易饥，腹泻或大便次数增多，口渴，肝大，肝功异常
代谢	高血钙，低血镁，高碱性磷酸酶，高尿钙
神经肌肉	手颤，近端肌无力，肌病，肌肉萎缩，尿肌酸增加，周期性麻痹
骨	骨质疏松
神经	发热，谵妄，木僵状态，昏迷，晕厥，舞蹈病
生殖与性腺	月经紊乱，男子乳腺发育，生育力减低
血液	贫血，淋巴细胞增多，淋巴结病，胸腺增大，脾大
精神	兴奋，好动，焦虑不安，注意力不集中，抑郁，精神病
维生素代谢	血清维生素 A、前清蛋白和视黄醇结合蛋白减少，对维生素 B_1 和维生素 B_6 需要量增加，血清 1，25-（OH）$_2$D 减少

10% ~ 20% 的患者发生甲亢性心脏病。表现为心律不齐、心脏扩大和 / 或心力衰竭，这些临床表现不能用其他原因（如冠心病、高心病、风心病等）解释，且随着甲状腺功能亢进症的控制而完全恢复。甲亢性心脏病多见于中老年男性患者。

未经治疗或未被很好控制的患者由于感染、各种应激等诱因，病情可以突然加重、恶化，发生甲状腺危象。表现为高热（> 39℃）、心动过速（> 140 次 /min）、心律失常，初时大汗，继而汗闭、恶心、呕吐、腹泻、烦躁、焦虑、谵妄、嗜睡，终至昏迷。可有心衰、休克和黄疸，若不积极治疗，死亡率较高。

2. 甲状腺肿

大多数患者的甲状腺呈弥漫性肿大，为正常甲状腺的 1.5 ~ 10 倍，肿大程度与病情轻重无关。约 1/3 的老年患者无甲状腺肿大。甲状腺质软或较硬，取决于甲状腺功能亢进的严重程度、病程长短及摄入碘的多少。甲状腺部位可闻及血管杂音和扪及震颤。少数 Graves 病患者是在原有甲状腺结节的基础上发病，故其甲状腺可扪及大小数目不等的结节。

3. 眼病

眼病见于半数以上的 Graves 病患者。Graves 眼病可发生于甲亢症状出现的同时、之前或之后（甚至发生于甲状腺功能亢进症经治疗已被控制之后）。其严重程度与 Graves 病病情无关，少数患者仅有 Graves 眼病，而无甲状腺功能亢进。Graves 眼病分级如表 3-3 所示。

表 3-3 Graves 眼病的分级

分级	定义
0	无症状和体征
1	仅有体征，无症状
2	软组织受累
3	眼球突出
4	眼外肌受累
5	角膜受累
6	视神经受累

第 1 级为非浸润性突眼，又称良性突眼或单纯性突眼，大多数 Graves 限病属此种。患者无症状，

仅有眼裂增宽、凝视上睑挛缩、向下看时上睑的下垂落后于眼球、看近物时两眼内侧聚合不良及向上看时前额皮肤不能皱起等眼征。突眼不明显，突眼度不超过 18mm。甲亢控制后，眼征逐渐恢复。第 2 ~ 6 级为浸润性突眼，又称恶性突眼，约占 5% ~ 10%，多为男性患者，症状明显，由于球后软组织水肿、浸润，患者可有眼内异物感、畏光、流泪、结膜充血和水肿及眼睑肥厚。突眼明显，突眼度 19mm 以上，两眼突眼程度常不等，也可仅单眼突。眼外肌受累继发细菌感染，严重时可有角膜混浊、坏死、穿孔和失明。视神经受累可造成视神经萎缩、视力下降和失明。浸润性突眼呈进行性发展，性质严重，通过治疗可有不同程度缓解，但一般不能恢复正常。浸润性突眼的发病机制与自身免疫有关。

4. 皮肤病变

不足 5% 的 Graves 病患者可发生局限性黏液性水肿，因多见于胫前，故一般称为胫前黏液性水肿。一般与浸润性突眼同时或先后发生。皮损呈对称性，患处皮肤增厚，呈暗紫红色，出现大小不等的片状或结节状突起，后期破损融合，皮肤呈树皮样，可有继发感染和色素沉着。病变可延伸至足背和膝部，偶见于手背和面部。Graves 病的皮肤病变系液体和黏多糖沉积所致，发病机制可能与异常的 T 淋巴细胞或 B 淋巴细胞的刺激有关，或是与局部皮肤组织与血清中抗甲状腺抗体交叉反应有关。皮肤病变的发生和进展与 Graves 病的严重程度和进展无关。

（三）实验室检查

1. 甲状腺功能实验

血清 T_4、rT_4（或 T_3RU）T_3、rT_3 均增高。血清 T_4 水平正常而 T_3 水平升高，多见于 Graves 病早期和复发初期，少数为 T_3 型甲状腺功能亢进症。FT_4 和 FT_3 不受 TBG 等结合蛋白的影响，更为敏感，将会逐渐取代总 T_4、总 T_3 及 T_3RU 测定。Graves 病患者没有必要常规测定血清甲状腺球蛋白、TBAb 及 TMAb。除妊娠或哺乳者外，大多数可疑为 Graves 病的患者应测定甲状腺对放射性同位素碘的摄取率，以便与无痛性甲状腺炎鉴别。若患者有甲状腺结节、淋巴结病或甲状腺迅速增大、疼痛等情况时，应行放射性同位素甲状腺扫描，以除外伴发的甲状腺肿瘤。当甲状腺无明显肿大和血清 T_4 值为正常或正常高限而难以确诊时，可做 TRH 兴奋试验。除了垂体功能减退，TSH 对 TRH 反应迟钝，几乎无例外地提示甲状腺功能亢进症。高灵敏度的 TSH 检测可以测定极低水平的 TSH，从而确定早期的“生化性”甲状腺毒症。测定 24h 尿碘排泄量，有助于识别甲亢患者的甲状腺摄碘率减低是由于外源碘摄入过多所致。有时为了协助诊断，可以有选择地进行血清 TBG 水平测定。

TRAb 或 TSI 的测定有时十分重要，其临床应用价值包括：①区别 Graves 病与其他原因造成的甲状腺功能亢进症；②甲状腺功能正常的 Graves 病的诊断；③预测 Graves 病孕妇分娩的新生儿患新生儿甲亢的可能性；④预测 Graves 病患者复发的可能性；⑤有助于估价产后 Graves 病是否将继续存在。

2. 其他实验室检查

Graves 病患者均应测定血红蛋白、红细胞压积、白细胞计数、肝肾功能、血尿钙磷镁、血碱性磷酸酶及血脂。久病的 Graves 病患者常有贫血。少数患者可有中性白细胞减少和淋巴细胞增多。个别患者可有血小板减少。血清胆固醇浓度多减低。20% 的患者血钙轻度升高。血磷一般正常，血镁减低，碱性磷酸酶升高。尿羟脯氨酸增多。肝功能可异常，甲状腺毒症被控制后，上述改变均可缓解。

（四）诊断和鉴别诊断

Graves 病的诊断主要依据临床表现与有选择的实验室检查。大多数患者临床表现典型，诊断不难。但少数患者（如早期轻型患者、儿童及老年患者）临床表现不典型，极易漏诊或误诊，须提高警惕，有的放矢地选择实验室检查，以期确诊。

主要需要进行鉴别的非甲亢疾病有：单纯性甲状腺肿（甲状腺肿大）、神经官能症（神经、精神证候群）、结核或癌症（消瘦、低热）、风心病或冠心病（心血管证候群）、慢性结肠炎（腹泻）、进行性肌萎缩或多发性肌炎（肌病表现）及嗜铬细胞瘤（交感神经亢进表现）等。

老年患者表现多不典型。60 岁以上的患者中，40% 无甲状腺肿大，40% 无心悸，心率 < 100 次 /min。房颤可能是老年患者最早或最主要的表现。许多老年患者血清 T_3 仅轻度增高，甚至为正常高限，采用高灵

敏度的方法检测血清TSH水平时这些患者的诊断十分有用。老年患者可以表现为淡漠、抑郁、恶心、呕吐、腹痛或心功能不全。老年人中Graves病并非罕见，及时正确地做出诊断十分重要。凡具有不可解释的消瘦、房颤、充血性心衰、心绞痛发作或抑郁等临床表现的老年人，均应进行甲状腺功能检测。

甲状腺功能正常的 Graves 病的诊断有时比较困难。仅表现突眼而无甲亢的 Graves 病患者血中甲状腺激素水平正常，但多数患者的 T_3 抑制试验异常、TRH 兴奋试验时 TSH 反应迟钝及用高灵敏度方法可以发现 TSH 减低，TSI、TGAb 或 TMAb 阳性也有助于该病诊断。CT、超声波检查和 MRI 有助于该病与眶内肿瘤、动静脉异常或黏液囊肿的鉴别。扫描时，Graves 显示特征性的眼外肌肿胀，有时临床表现为单侧突眼，但 CT 扫描可证实双眼肌肉受累。

Graves 病还须与其他原因造成的甲状腺毒症相鉴别，依据病史、查体和有关的实验室检查，鉴别并不困难。弥漫性甲状腺肿大、眼病、胫前黏液水肿或肢端肥厚均有力支持 Graves 病的诊断。患者同时具有其他自身免疫疾病，有Graves病或其他自身免疫性疾病的阳性家族史或具有某些类型的HLA抗原(如HLA-DR3）也多见于 Graves 病。TRAb 或 TSI 阳性支持该病的实验室诊断。为了与某些原因的甲状腺功能亢进症相区别，有时需有选择地进行某些检测，如甲状腺 CT、MRI、放射性同位素扫描或荧光碘扫描，甲状腺摄 ^{131}I 率，尿碘或血清人绒毛膜促性腺激素（HCG）的测定。

（五）西医治疗

虽已知 Graves 病的病因是自身免疫，但目前尚无特异性的病因治疗，治疗主要针对甲状腺功能亢进本身。除适当休息、加强营养、避免精神刺激和劳累、酌情选用镇静剂等一般性治疗外，主要的治疗方法有抗甲状腺药物治疗、手术治疗和放射性碘治疗。采用手术或放射性碘治疗也先应给予抗甲状腺药物治疗，待甲状腺功能正常后才能开始。这三种疗法各有优、缺点，临床医师应正确掌握适应证，根据每个患者的具体病情，选择适宜的治疗方案。

1. 抗甲状腺药物治疗

（1）硫脲类：是最主要的抗甲状腺药物，包括甲基硫氧嘧啶（methylthiouracil，MTU）、丙基硫氧嘧啶（propylthiouracil，PTU）、他巴唑（methimazole，MMI）和甲亢平（carbimazole）。硫脲类药物都具有一共同的化学基团，它们的化学结构如图 3-1 所示。

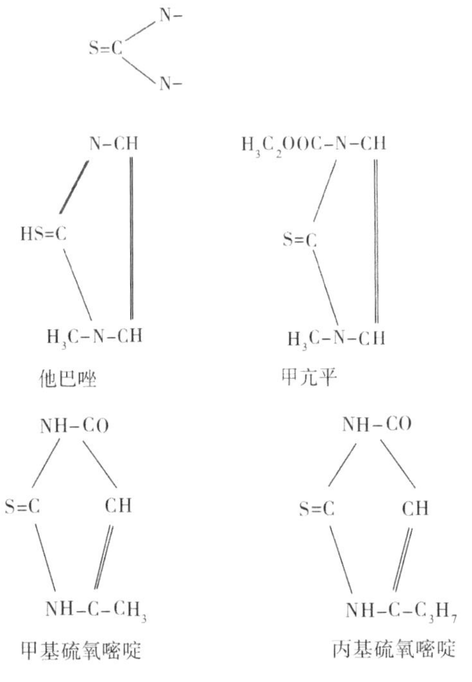

图 3-1　硫脲类抗甲状腺药物的化学结构

丙基硫氧嘧啶和他巴唑被视为一线药物，目前广泛应用于临床。甲亢平与他巴唑结构基本相同，仅多一侧链，进入体内后脱去侧链，变成他巴唑而发挥作用。

硫脲类药物的主要药理作用是阻止碘离子的氧化、酪氨酸的碘化和碘化酪氨酸的缩合，从而抑制甲状腺激素的合成，其确切的作用机制尚不明确，可能包括：①药物本身作为还原剂，使甲状腺内的碘离子不能氧化为碘原子或 IO^-，从而碘不能与酪氨酸进行有机结合；②在碘的氧化过程中，先形成一含碘的中间物——碘化氧硫基（-S-I），它连接在蛋白质的半胱氨酸上，硫脲类药物可能与蛋白质的 -SH 基结合成硫化物。此外，丙基硫氧嘧啶可抑制 T_4 在外周组织转化为 T_3，而他巴唑无此作用；他巴唑可抑制 TRAb 的产生，而丙基硫氧嘧啶是否有此作用尚无定论。

硫脲类药物口服后由胃肠道迅速吸收，并被高功能的甲状腺所浓集。丙基硫氧嘧啶和他巴唑的血浆半衰期分别为 1h 和 5h，故每日给药 1 ~ 3 次，足以抑制甲状腺激素的合成。被摄取的硫脲类药物约 80% 在体内降解破坏，其余的于 24h 内从尿中排出。硫脲类药物能透过胎血屏障，也可由乳汁分泌。

硫脲类药物既可作为甲亢患者的决定性治疗，也可作为甲亢患者手术疗法或放射性碘疗法的术前准备或辅助性治疗。作为甲亢的决定性治疗，硫脲类药物原则上可以用于几乎所有的甲亢患者。其主要指征为：①青少年及儿童甲亢；②病情不重，病程不长及甲状腺肿大较轻者；③甲亢合并妊娠者；④甲状腺次全切除后复发且不宜用 ^{131}I 治疗者；⑤甲亢伴心脏病、出血性疾病，不适于 ^{131}I 治疗者；⑥甲亢伴严重突眼者。以下情况不适合给予硫脲类药物治疗：①对该类药物有严重变态反应或毒性反应；②病情严重难以获持久缓解；③药物治疗后复发 2 次以上者；④哺乳期的甲亢患者；⑤难以长期坚持服药和随访者。硫脲类药物治疗的优点为：①是唯一不损害甲状腺及其周围组织的疗法，对绝大多数患者有效；②比较安全，严重的毒副作用少见；③简便易行，可广泛开展。缺点为：①疗程较长，至少需一年以上；②停药后复发率较高。

治疗经历控制阶段、减量阶段和维持阶段，最终停药。开始用药剂量应依据病情的严重程度而定。一般开始剂量丙基硫氧嘧啶为 300 ~ 450mg/d、他巴唑为 30 ~ 45mg/d，均分为 3 ~ 4 次口服。病情较轻者也可减至丙基硫氧嘧啶 100 ~ 120mg/d、他巴唑 10 ~ 20mg/d；病情严重者也可加至丙基硫氧嘧啶 600 ~ 1 200mg/d、他巴唑 60 ~ 120mg/d，甚至更多。严重突眼或合并妊娠者剂量宜小。由于 Graves 病患者甲状腺内贮备有丰富的甲状腺激素，治疗期间可继续释放；这些患者的 T_4 半衰期约为 5 天；又由于即使最大剂量的硫脲类药物也不能完全抑制甲状腺激素的合成，因此用药后临床症状好转需 2 ~ 4 周，症状基本得到控制，血清 T_3 和 T_4 水平恢复至正常需 4 ~ 8 周以上。甲亢症状得到控制后，尚需巩固疗效 2 周左右，才能进入减量阶段。若治疗 4 周后临床症状无改善、血清甲状腺激素水平无明显下降，则应增加药物剂量。减量阶段一般历时 4 ~ 8 周，在此期间内逐渐减少药物剂量，直至维持量。减药的幅度和速度应视患者具体情况而定，要保持病情稳定。维持量也应因人而异，一般丙基硫氧嘧啶 50 ~ 100mg/d，或他巴唑 5 ~ 10mg/d，维持阶段至少需 1 年。整个疗程为 1.5 ~ 2 年，甚至更长。不超过 6 个月的短程疗法疗效较差。在治疗过程中，患者须坚持持续用药、定期复诊和监测甲状腺功能。

停药后的复发率过去约为 50%，近年有上升趋势，国外报告可高达 80%。这种变化的原因还不清楚，可能与通过饮食摄入的碘量增加有关。复发可发生在停药后的数月至数年。复发后可再次应用药物治疗，如再复发，则应改用手术或放射性碘治疗。如认真选择病例（甲亢病情较轻，甲状腺肿大和突眼不明显），复发率可能会减低。符合以下情况的患者，可望获得长期缓解：①控制病情所需药物剂量不大；②甲状腺可恢复正常大小、杂音消失；③突眼明显减轻；④血清 TSI 或 TRAb 转阴或明显下降；⑤ T_3 抑制试验或 TRH 兴奋试验恢复正常。有人报告 Graves 病的复发与患者血清 TGAb 和 TMAb 水平有关。经硫脲类药物治疗 2 年后，如 TGAb 和 TMAb 水平均高，复发率仅 11%；如仅 TMAb 水平高，复发率为 27%；如 TGAb 和 TMAb 水平均低，复发率达 39%。

获长期缓解的 Graves 病患者中，甲状腺功能减退的发生率约为 20%。这种桥本甲状腺炎所造成的甲状腺功能减退症发生可早可晚，甚至可发生在 Graves 病长期缓解 20 ~ 30 年后。Graves 病与桥本甲状腺炎两者在自身免疫性发病机制方面密切相关。经数周治疗后，部分患者可能会出现突眼加重和 / 或甲状腺肿大加重。通过临床表现和实验室检查，很容易鉴别是由于甲亢病情控制不好或由于用药量过大所致。如为前者，应加大硫脲类药物剂量；如为后者，系由甲状腺合成、分泌甲状腺激素减少，垂体负反馈减弱，造成 TSH 分泌增多所致。此时应在减少硫脲类药物剂量的同时，加用甲状腺片，一般 20 ～ 60mg/d，少数患者需 60 ～ 80mg/d，如治疗前即有严重突眼，也可在开始硫脲类药物治疗的同时加用甲状腺片。

硫脲类药物最严重的毒副作用是粒细胞缺乏症，如不能及时发现和治疗，可危及生命。这种毒性反应少见，丙基硫氧嘧啶的发生率为 0.5%、他巴唑约为 0.1%。粒细胞缺乏症可发生在治疗过程中的任何时间，但多见于开始用药后的 4 ～ 8 周。年龄较大（ > 40 岁）和应用药物剂量较大（丙基硫氧嘧啶 > 400mg/d 或他巴唑 > 40mg/d）的患者相对发生较多。临床常表现为发热、咽痛或其他感染。Graves 病患者常有白细胞减少和粒细胞偏低，故治疗开始前即应检测白细胞计数和分类。在治疗过程中也应定期监测，但由于粒细胞减少可突然发生，定期监测常难以及时发现，故应强调对患者进行有关知识的教育，告知患者一旦出现发热、咽痛等可疑迹象时，立即停药并报告医生。粒细胞减少症一旦确立，应立即停药，给予支持疗法、大量肾上腺皮质激素和抗生素，并应在严格消毒的环境中隔离。经及时治疗，几乎所有的患者均可恢复。恢复后不应再用硫脲类药物，而应改用其他治疗方法。硫脲类药物之间存在明显的交叉毒性反应，一种药物出现毒性反应，换另一种药物也往往发生同样的毒副作用。所以，一旦发生较严重的毒性反应，即应永远停止使用所有的硫脲类药物。硫脲类药物造成的粒细胞缺乏症虽然少见，但粒细胞减少却不少见，其中少数患者可发展为粒细胞缺乏症。如粒细胞减少并不严重，可在密切观察下继续用药，并酌情加用鲨肝醇、利血生等升白细胞药物。如白细胞计数 $< 3.0 \times 10^9/L$（$3\ 000/mm^3$）或粒细胞 $< 1.5 \times 10^9/L$（$1\ 500/mm^3$），则应停药，并给予肾上腺皮质激素。白细胞和粒细胞上升后，再从小剂量开始试用，也可试将原来用的他巴唑或丙基硫氧嘧啶改换成丙基硫氧嘧啶或他巴唑。皮疹是硫脲类药物常见的毒副作用，发生率约 2% ～ 8%。一般症状轻，不必停药，加用抗组织胺类药物即可；少数患者可发生剥脱性皮炎等严重的全身性皮肤损害，应考虑停药。其他少见的毒性反应有发热、骨关节痛、肌痛、头痛、血小板减少、血清病、食欲不振（他巴唑）、胆汁郁滞性黄疸（他巴唑）、肝炎和急性肝坏死（丙基硫氧嘧啶）、胰岛素自身免疫综合征（他巴唑）等。出现上述较严重反应者应停药，并改用其他疗法。

（2）碘和碘化物：碘是非常有效的抗甲状腺药，作用迅速而强大，用药后 24h 即可出现疗效，2 周后疗效达到高峰。碘对甲状腺的作用有：①抑制已合成的甲状腺激素的释放，这是碘对甲状腺最主要的作用，也是其迅速控制甲亢的主要药理作用，其机制可能为碘抑制谷胱甘肽还原酶的活性，从而使还原型谷胱甘肽生成减少，而甲状腺球蛋白分子中的二硫键必须先在还原型谷胱甘肽的影响下还原成巯基，甲状腺球蛋白才能被水解和释放甲状腺激素；②通过 Wolff–Chaikoff 效应抑制甲状腺激素的合成，但这种作用只是短暂性的，应用数周后可发生“脱逸”现象，使甲亢症状重现且加重，给抗甲状腺药物治疗造成困难，“脱逸”现象发生的原因是由于甲状腺摄碘率的自动调节作用，当甲状腺上皮细胞内碘含量增多时，碘泵关闭，碘主动转运停止，甲状腺内含碘量因之减少，于是碘对甲状腺激素合成的抑制作用被解除；③使功能亢进的甲状腺血液供应减少，甲状腺腺体缩小变硬。

碘不能作为甲亢的决定性治疗而长期使用，也不宜单独使用。目前临床使用碘剂仅限于需快速取得临床疗效的情况，如甲状腺危象和甲状腺功能亢进症的手术前准备，且应短期（不超过 3 周）使用和与硫脲类药物联合使用（理论上应先开始硫脲类药物治疗后再给予碘剂）。常用的碘剂有供口服的 Lugol 液（复方碘溶液，$125mgI^-/mL$）和饱和碘化钾溶液（1.0gKI/mL），供静脉滴注用的碘化钠。近年推荐使用胺碘苯丙酸（ipodate），这是一种含碘造影剂，短期使用（不超过一个月）可以迅速有效地控制甲状腺毒症，且安全、副作用少。胺碘苯丙酸可在甲状腺外抑制 T_4 向 T_3 的转化，其释放出的碘化物可以减少甲状腺激素的释放。

使用碘剂前应仔细询问有无碘过敏史。碘的副作用少见，仅少数人用碘后发生不良反应，包括上呼吸道刺激症状、皮疹、药热、结膜炎、鼻炎、涎腺炎、结节性动脉周围炎、血栓性血小板减少性紫癜、类白血病样嗜酸性粒细胞增多症等。严重反应者应停药，停药后反应可消退。

成人每日碘的最小生理需要量为 10μg/d，正常血清无机碘浓度约为 24nmol/L（0.3μg/dL）。抑制甲状腺激素释放每日所需碘的最小剂量为 5 ～ 10mg/d，血清碘浓度为 1576nmol/L（20μg/dL）。治疗时所用的碘剂量大得多，故碘治疗可抑制甲状腺对放射性碘的摄取，从而影响应用放射性碘的治疗或诊断。至少应停用碘剂治疗后 4 ~ 6 周，才可应用放射性碘进行治疗或诊断。

（3）锂：用锂剂治疗精神疾患时，可使甲状腺功能正常的患者发生甲状腺功能减退和甲状腺肿。锂可以抑制甲状腺球蛋白水解，从而抑制甲状腺激素的释放。锂还可以抑制 T_4 在外周转化为 T_3。因此，锂可以用于治疗甲状腺功能亢进。但与其他抗甲状腺药物相比，锂剂并无优点，且易出现副作用如共济失调和嗜睡，故临床上不作为首选的抗甲状腺的药物使用。当患者对硫脲类药物和碘剂过敏时，可给予锂剂，一般用碳酸锂 0.9 ~ 1.7g/d（血清锂浓度达 0.5 ~ 1.0mEq/l）可有效控制甲亢。有人报告锂与硫脲类药物合用比单用硫脲类药物更能有效地降低血清甲状腺激素水平。锂的某些毒性反应与甲亢表现类似，故用药期间应密切监测血清锂水平。

（4）β 受体阻滞剂：是非常有效的甲亢治疗药物，但在绝大多数病例中仅起辅助作用。临床主要用心得安，10 ~ 40mg，3 ~ 4 次 /d。甲亢的许多症状和体征如心动过速、震颤等，与交感神经系统过度兴奋的表现相似。甲亢患者血儿茶酚胺水平正常，但儿茶酚胺受体增加。β 受体阻滞剂如心得安等能在 β 肾上腺素受体处竞争性地对抗儿茶酚胺的作用，故可迅速减轻心动过速、震颤等症状，心得安还具有轻微的抑制 T_4 向 T_3 转变的作用。心得安等 β 受体阻滞剂可使甲亢患者的心率减慢，震颤多汗减轻，一般情况改善，但不能使甲状腺功能正常，也不能使突眼、甲状腺肿和杂音减轻，遇到应激情况，仍可发生甲状腺危象。凡有哮喘史、慢性肺疾患、窦性心动过缓、Ⅱ度以上房室传导阻滞、充血性心衰和正接受心肌抑制药物者禁用。

抗甲状腺药物主要用于治疗 Graves 甲状腺功能亢进症，按其作用可归纳 5 类：①在细胞水平干扰甲状腺激素合成的药物：包括丙基硫氧嘧啶、他巴唑和甲亢平。高氯酸盐和硫氰酸盐可竞争性抑制碘的摄取，但由于毒性反应严重，已不用于甲亢治疗；②干扰已形成的甲状腺激素释放的药物，无机碘主要通过此种机制发挥治疗作用。锂剂也有类似作用；③干扰在外周组织中 T_4 转化为 T_3 的药物：丙基硫氧嘧啶具有较弱的此种作用，实际意义可能不大。胺碘苯丙酸等含碘造影剂可以此种方式发挥作用；④干扰甲状腺激素对外周组织作用的药物：β 受体阻滞剂；⑤具有免疫作用的药物：包括他巴唑和丙基硫氧嘧啶。对此存在争论，而减少甲状腺激素的合成才是它们最主要的作用。真正的免疫抑制剂不适于常规甲亢治疗。

2. 放射性碘治疗

1941 年放射性碘首次作为治疗手段被用于临床，所用的放射性核素是 ^{131}I。1943 年放射性碘被单独使用治疗甲亢患者，1946 年始 ^{131}I 用于临床治疗甲亢。1969 年首次报告用 ^{125}I 治疗甲亢。目前广泛用于临床的放射性碘是 ^{131}I，应用 ^{125}I 治疗甲亢仅处于实验性阶段，尚未肯定 ^{125}I 比 ^{131}I 更为优越。

放射性碘进入血液循环后，与无机碘一样被甲状腺大量摄取，其中大部分被迅速有机化和以甲状腺球蛋白的形式贮存于胶质中。^{131}I 主要放出射程仅 0.5 ~ 2mm 的 β 射线，使甲状腺组织受到破坏，而邻近组织器官受影响很小，在 Graves 病患者的甲状腺中，^{131}I 分布相当均匀，且滤泡的直径短于 β 射程，故滤泡上皮细胞可均匀一致地受到照射和破坏。甲状腺破坏的程度和速度取决于浓集于甲状腺内的 ^{131}I 的放射量大小。^{131}I 还放出穿透力强的高能量的 γ 射线，它仅占对甲状腺照射量的不足 10%。

放射性碘治疗甲亢的主要适应证为：① 30 岁以上的病情中度的弥漫性甲状腺肿大者；②对抗甲状腺药物过敏、长期治疗无效或停药后复发者；③甲状腺次全切除术后复发者；④有严重并发症而不适宜手术治疗者。禁忌证为：①妊娠或哺乳妇女；② 20 岁以下者；③有严重或活动性肝、肾疾患或活动性肺结核者；④甲状腺过大有压迫者；⑤重度浸润性突眼者；⑥血白细胞低于 $3.0\times10^9/L$ 或中性低于 $1.5\times10^9/L$ 者。^{131}I 的剂量要适当，一般每克甲状腺组织给予 50 ~ 100μCi，根据甲状腺估计重量和甲状腺最高吸 ^{131}I 率，按下列公式计算 ^{131}I 剂量：

$$^{131}I\text{剂量}(\mu Ci)=\frac{50\sim100\ \mu Ci\times\text{甲状腺估计重量}}{\text{甲状腺最高吸}\ ^{131}I\ \text{率}(\%)}$$

上述剂量一般一次口服。若甲状腺肿大明显、症状严重而剂量较大时，可分次口服，即先服总剂量的 1/2 ~ 2/3 量，间隔 5 ~ 7 天后再服其余量。

^{131}I 治疗前应停用一切含碘药物及含碘较多的食物 2 ~ 4 周。甲亢病情较重者应在 ^{131}I 治疗前先用抗

甲状腺药物（有时加用心得安）治疗 2 ~ 3 个月，待病情控制后再给予 ^{131}I 治疗。服 ^{131}I 前 3 ~ 4 天停用丙基硫氧嘧啶，前 4 ~ 7 天停用他巴唑（心得安可断续服用）。对育龄女患者应在 ^{131}I 治疗前认真询问月经史，并测血清 β-HCG（人绒毛膜促性腺激素）水平，以除外妊娠。

^{131}I 治疗甲亢疗效出现较慢，对因病情较重服 ^{131}I 前曾接受抗甲状腺药物治疗者，可在服 131I 治疗 5 天后再给予抗甲状腺药物治疗，以暂时控制病情。抗甲状腺药物应根据病情缓解情况和甲状腺激素水平监测逐渐减量至停药，疗程一般为 0.5 ~ 3 个月。服 ^{131}I 后一般需要经 2 ~ 3 周以上才开始逐渐出现疗效，症状逐渐减轻，甲状腺明显缩小，突眼也可有不同程度好转。一般约 3 个月疗效充分达到，病情趋于稳定。但部分患者病情好转缓慢，3 个月后病情仍在继续缓解，甚至延至服 ^{131}I 后 6 个月才达到最充分的疗效。

因此，一次服 ^{131}I 后至少应观察半年，确实疗效不理想，才能开始第二次 ^{131}I 治疗。一次服 ^{131}I 后约 15% 的病例需接受 2 次治疗，5% 的病例需要接受 3 次治疗，80% 的病例甲状腺功能减退者，应及时补充适量的甲状腺片或 L-T_4。少数学者主张多次给予小剂量 ^{131}I 的治疗方法，以减少放射性碘治疗后甲状腺功能减退的发生率，但未被多数医师接受。

一般用于治疗 Graves 病的 ^{131}I 剂量为 5 ~ 15mCi，而用于治疗甲状腺癌的剂量可高达 100mCi。凡所需剂量 > 30mCi 者，应住院治疗；大多数患者所需剂量较小，可在门诊治疗。接受放射性碘治疗后一周内不应与家庭成员密切接触，患者应独睡一床，不能与家人共用餐具和水杯（唾液内含有放射性碘）。如家中有孕妇或儿童，尤应注意隔离。接受 ^{131}I 治疗后 6 个月内女患者不宜妊娠。

放射性碘治疗甲亢疗效可靠、经济价廉、简便易行、比较安全，近期副作用和并发症主要包括：① ^{131}I 治疗后数日可发生甲亢病情加重，此种情况并非少见。主要由于甲状腺滤泡破坏后，其内贮存的甲状腺激素释放入血所致；②甲状腺危象少见，常发生于 ^{131}I 治疗后的 1 ~ 20 天内，患者多大于 40 岁，甲亢多较严重，常有心脏并发症。^{131}I 治疗前给予抗甲状腺药物进行准备性治疗，可减少危象的发生；③放射性甲状腺炎十分少见。表现为甲状腺局部皮肤发红、疼痛及对触诊敏感，疼痛可向耳及下颌放射。可给予止痛剂，严重时应给予激素治疗；④涎腺炎少见，常累及腮腺，多发生于接受较大剂量 ^{131}I 治疗的患者如甲状腺癌。一般无须治疗，可自行消退；⑤少数患者服 ^{131}I 一周内可发生轻微反应，表现为乏力、纳呆、恶心、皮肤瘙痒、甲状腺局部胀痛等，数日内可自行缓解。远期并发症包括：①甲状腺功能减退是放射性碘治疗的最主要并发症。国外报告发生率很高，第一年即达 15% ~ 20%，治疗后 20 年高达 70% ~ 80%，国内报告第一年仅为 5% 左右，以后每年增加 1% ~ 20%，不过，甲状腺功能减退也可能是由 Graves 病自然发展而来；②过去曾有 ^{131}I 致癌及胎儿发育畸形一说，经广泛研究，目前认为 ^{131}I 治疗不会增加白血病、癌瘤及发育畸形的发病率；③突眼加重仅见于约 5% 的患者，且也不能除外系突眼的自然发展所致；④有发生低血钙、甲状旁腺功能减退或甲状旁腺功能亢进的病例报告，非常少见。发病机制尚不十分明确。

3. 手术治疗

手术是最早用于治疗 Graves 病的方法，至今已有 100 多年的历史，直到 20 世纪 40 年代初期外科手术一直是 Graves 病的唯一疗法。后来由于放射性碘和抗甲状腺药物治疗方法的出现，手术治疗在临床上的应用已大大减少。目前，手术仅是 Graves 病的一个重要的、但不是主要的治疗方法。甲状腺次全切除术能迅速有效地控制甲亢，但由于可以引起不少并发症，其中有些是比较严重和不可逆的，因此应慎重选择病例。适应证有：①甲状腺肿大严重，尤其有压迫症状者；②妊娠期间使用小剂量抗甲状腺药物不能有效控制病情者（手术应在妊娠中期进行）；③甲状腺有结节者；④拒绝或不适宜 131I 治疗或抗甲状腺药物治疗者；⑤异位甲状腺如胸骨后甲状腺肿者；⑥甲状腺肿有可疑恶变迹象者，如腺体内出现结节或迅速增大、颈部淋巴结肿大、声音嘶哑及腺体疼痛等。禁忌证有：①老年人及有较重的心、肝、肾等疾患，一般情况较差者；②有浸润性突眼者；③妊娠早期（前 3 个月）和晚期（后 3 个月）；④病情较轻和甲状腺无明显肿大者。

手术前应常规地进行药物准备，使患者甲状腺功能恢复正常，以防止手术诱发甲状腺危象的发生。一般采用硫脲类药物治疗 8 ~ 12 周，待甲亢症状得到控制、甲状腺功能恢复正常后，于手术前 2 周开始加服碘剂，用复方碘溶液或饱和碘化钾溶液，每日3次，每次3 ~ 5滴。加用碘剂可使甲状腺血运减少、腺体缩小，手术中出血减少。但不能在甲状腺功能尚未恢复正常时即加服碘剂，也不能在服用碘剂后停用硫脲类药物。手术后不应再给予上述药物。术前单用碘剂准备疗效不可靠，手术易诱发甲状腺危象，故目前已不被采用。少数学者主张单用 β 受体阻滞剂作为术前准备，给予口服心得安每日4次，每次40mg，可在数日内迅速控制症状。但多数学者认为此法不如硫脲类药物准备安全可靠，甲状腺功能不能恢复正常，而且甲状腺次全切除术并非急症手术，无强调快速准备的必要。因此，只有在患者对硫脲类药有不良反应时，才不得已采用，而且最好应与碘剂联合应用做术前准备。手术后还应断续给予心得安，以防甲状腺危象发生，一周后酌情减量，直至停药。

手术理想的结果是既能切除足够多的甲状腺组织以治愈甲亢，又能保留充分的甲状腺组织以预防甲状腺功能减退的发生，但实际上不可能在全部病例中均达到上述目的。手术的疗效与切除（或保留）的甲状腺组织的多少有关。一般而言，甲状腺组织切除得越多（保留得越少），甲亢复发率越低，但甲状腺功能减退的发生率越高，反之亦然。20世纪70年代时甲亢的复发率和甲状腺功能减退发生率平均为10%左右。近年来国外报告术后甲状腺功能减退的发生率逐年增加，甚至高达50%左右，同时甲亢的术后复发率极低，甚至近于零。这是由于外科医生的主导思想变化，手术切除甲状腺组织过多所致。他们认为术后发生的甲状腺功能减退易诊断、易治疗，不应视为术后并发症，一旦发生甲状腺功能减退，患者便不会发生甲亢复发，应认为手术成功。甲状腺功能减退多发生于术后一年内，尤其是术后3个月内。以后甲状腺功能减退症逐年缓慢增加，但较放射性碘治疗后为低。甲亢复发多发生在术后1 ~ 5年内，手术后复发的患者不宜再行手术治疗，以采用 ^{131}I 治疗为好。

经认真术前准备的患者一般不发生甲状腺危象，手术死亡率极低，但可发生以下并发症：①术后发生的手术局部出血是一重要并发症，可迅速发生，需及时再次手术止血；② 30%的患者术后发音改变，一部分患者是由于气管插管所致，另一些患者系由于喉返神经麻痹所致，大多为暂时性的，永久性的喉返神经损伤少见；③术后低钙血症和手足搐搦的发生率约2%。主要由于手术时甲状旁腺或其血供受到损伤，导致暂时性或永久性的甲状旁腺功能减退；另一原因是甲亢时的负钙平衡，骨处于钙饥饿状态，甲状腺手术后，钙迅速大量向骨内转移，导致低血钙。低钙血症多在术后7天内发生，一般表现为手足搐搦，严重者可发生喉头痉挛。应给予钙剂和维生素D治疗，永久性甲状旁腺功能减退需终身用药，其余病例数日至数周后逐渐缓解。

（六）中医治疗

1. 辨证治疗

在中医学中，甲亢属于瘿症的范畴。《素问·气厥论》中曾提到“大肠移热于胃，善食而瘦人，谓之食亦”，“胃移热于胆，亦日食亦”，亦即虽能食而水谷不能化生精微以营养肌肤，因而表现为善食而消瘦。所以“食亦”似乎描述了甲亢的一些特点。后代医家所说的“中消症”、“突眼”也都符合甲亢的部分特点。

病因病机：中医学认为本症与内伤七情和素体因素有关。临床上多数患者有强烈的精神刺激史，有情志不舒的主诉。素体因素即遗传因素，甲亢具有明显的家族性。由于内伤七情，情志不畅，致使肝气郁结，郁而化火，因而有肝火旺的表现。根据相生相克学说，肝火旺既能上犯于心，导致心阴不足，阴不制阳，心火旺盛；又能横逆犯胃侮脾，可见胃热和脾气虚弱的征象。肝火旺可耗伤肾阴，加之素体不足或后天肾气亏损，必致肾阴虚，最终可导致肝肾阴虚，气阴两虚。因为脾为生痰之源，脾虚湿盛，气虚津液不化，则湿聚而成痰。痰湿随肝气上犯，结于颈部而成瘿，凝于目则睛突。所以在甲亢的病变机制中，主要脏腑在于肝，直接影响心、脾、肾；主要病理表现是火旺、阴虚阳亢、气虚和痰结。它们之间常常又互为因果。

脏腑辨证：甲亢属于内伤性疾病，临床多以脏腑辨证。在中医学中多把甲亢责之于肝，因为无论甲亢的临床症状和体征，都和肝的生理功能和病理变化相一致。因此清代沈金鳌指出“瘿之为病其症皆隶五脏，其源皆由肝火”。

甲亢患者神经系统表现过敏，情绪不稳定，烦躁易怒，多虑，失眠。消化系统症状表现为多食、易饥、胃纳亢进而消瘦，大便频数。在中医学中这些症状主要为疏泄失常所致。“肝主疏泄”。其疏泄功能表现为两个方面：其一是情志疏泄，即“肝为将军之官”，“谋虑出焉”，“肝在志为怒”，情志疏泄异常，则情绪不稳定，神经的兴奋和抑制不均衡；其二是疏泄三焦气机，调节脾胃之升降。肝木火旺，移热于胃，使胃热消谷，故见多食易饥；肝木过旺，反侮脾土，使脾之运化失常，故见大便频数而溏薄。这些都是三焦疏泄太过的表现。甲亢患者表现为月经紊乱，多为月经稀少，甚至闭经，性功能异常或具有男性乳房发育症。其原因在于肝郁气滞引起冲任不调，肝“主藏血”，肝阴不足，血海不能按时充盈，所以有月经异常。

甲亢的体征表现为眼球突出、甲状腺肿大或有局限性黏液水肿，肌肉消瘦无力，腱反射异常，或有周期性麻痹，肢体震颤，指（趾）甲松脆、枯薄，或指甲和甲床分离。其病因也都在于肝。因为“肝开窍于目”、“肝主筋，其华在爪”。肝血不足，筋脉失养，故见肌无力，腱反射异常，爪甲不荣。《黄帝内经》在“病机十九条”中指出：“诸风掉眩皆属于肝”，“掉”即震颤，“眩”即眩晕。所以震颤和眩晕都属于肝病的表现。

在经络上，它们之间也有密切联系。肝之经络循阴器，走少腹，布两胁，循喉咙，上入颃颡，连于目系。所以生殖系统（包括乳腺）、甲状腺、眼等器官，都为肝经所络统。因此，在中医学中，甲亢责之于肝，无论在理论和临床方面都是恰如其分的。

甲亢的主要病理改变是肝郁火旺，阴虚阳亢，气虚和痰结。痰结是局部病变，是前三种病变的产物。因此，甲亢的临床见症，主要分为三种证候群。

（1）肝郁火旺证：即情志不舒，肝气郁结，郁而化火。这是一种实热证。其主要表现有肝火旺：如胁胀疼，善太息，乳胀，痛经，怕热，多汗，皮温暖，面及颈胸部皮肤潮红，性情急躁，眼球突出，结膜充血，舌红苔黄，脉弦数；心火旺：如心悸、失眠、多汗、大便干、舌尖红；胃热：如口渴引饮，消谷善饥。此症常见于年轻强壮的患者或疾病的早期。

（2）阴虚阳亢证：阴虚即物质不足。由于高代谢状态，物质大量消耗，所以表现为消瘦乏力，腰

膝酸软，耳鸣目涩，月经稀少或闭经，口干喜饮，舌红少苔，脉细数等症状。阴虚有肝阴虚、肾阴虚、心阴虚，往往三者并存而仅有程度不同。根据阴阳消长关系，阴虚使阴不维阳，因而出现虚阳上亢、虚火上炎，表现为虚热证象。如颜面潮红，五心烦热，骨蒸劳热，心烦不寐，脉细数，舌红少苔，或有肝风内动，出现舌和四肢震颤。阴虚阳亢多见于病史较长的患者。此型临床最多见。

（3）气虚：即功能不足。表现为乏力、食欲不振、自汗、浮肿、便溏、心悸、气促，舌苔薄白，脉缓无力或结代等。若主要表现为乏力、浮肿、食欲不振、胃脘饱胀、大便溏薄、舌淡苔白腻、舌体胖有齿痕、脉缓无力，为脾气虚。若以心慌、自汗、浮肿、脉结代为突出表现者，为心气虚。若以胸闷、气促、易伤风感冒为突出表现者，为肺气虚。由于阴损及阳，阳损及阴，疾病发展的结果必然是阴阳俱损，气血两虚。所以气虚证多见于久病体弱的患者或老年人甲亢患者。往往为非典型性甲亢。

由于患者年龄、性别、体质、病程长短和病情轻重不同，甲亢具有多种多样的临床表现。在辨证中，必须根据患者体质强弱和主要临床表现确定主证。像素体火旺的患者，往往表现为实热证或阴虚阳亢的证候；而素体衰弱的患者，常表现气虚证。此外还要注意证型的变化。实热证久之，可转变为阴虚阳亢，甚至气阴两虚；阴虚阳亢的患者，应用养阴药物后阴虚火旺证可以被控制，但可能会出现食欲不振、腹胀、甲状腺变形肿大，或有浮肿等脾虚症状。在辨证和治疗中要掌握证变法变的原则。

分型与治疗：根据甲亢的病机和辨证，可将甲亢分为 3 型：肝郁火旺型，属实热证；阴虚阳亢型和气虚型，均属虚证。

（1）肝郁火旺型（实热证为主，阴虚证次之）

治则：疏肝解郁，清热养阴。

方药：柴胡、郁金、青陈皮、栀子、龙胆、当归、生地、白芍、龟甲、甘草。

随证加减：心火旺者，加黄连、大黄、生龙牡。胃热者，加石膏、花粉、知母。

（2）阴虚阳亢型

治则：滋阴潜阳，平肝息风。

方药：生地、元参、首乌、山萸肉、赤白芍、香附、生龙骨、牡蛎、夏枯草。

随证加减：心阴虚突出者，加远志、柏子仁、五味子；阴虚风动者，加钩藤、牛膝、鳖甲、珍珠母。

（3）气虚型

治则：益气健脾为主，佐以养阴。

方药：黄芪、党参、茯苓、白术、杭芍、当归、生地、夏枯草、山萸肉、甘草。

2. 针灸治疗

针灸治疗甲亢的历史久远。隋·巢元方的《诸病源候论》中就记载着“有气瘿，可具针之”。近年来针灸治疗甲亢也常有报道。一般常取天突、曲池或阿是穴，配以章门、膻中、丰隆、足三里等穴位。

国外有人以针刺治疗甲亢 50 例，大多是经常规治疗无显著效果者，病程在 1 ~ 5 年，取得较好效果，其方法如下。

定位方法：先在皮肤表面定出甲状腺肿的界限，仔细找出其大概中心点 A。通过 A 作相交于 A 的互相垂直的两条直线，一为垂线，一为横线。在两条基线上取 4 点，2 个点在通过 A 垂直线两端，即上下两点，分别称 0° 点和 180° 点；两点在通过 A 的横线两端，即左右两点，分别称 90° 点，针尖对准 A，但不得超过 A，必须与该部皮肤相平行，以免损伤皮下血管。当针尖已接近 A 时，以大约 45° 的幅度捻转，频率为每秒 2 次，捻针 1 ~ 1.5min 起针。第二次治疗用 270° 点，第三次用 180° 点，第四次用 0° 点。经过一个疗程的上述 4 次治疗，停止 2 天，然后进行第二疗程，共 4 ~ 6 疗程。除主穴外每次选一组配穴。根据情况配穴选用如下：①神经紧张，配内关，强刺激；②失眠，配安眠穴，中等刺激；③心悸配神门，中刺激，三阴交，强刺激；④出汗配合谷，阴郄，强刺激。经过一年随访，50 例中甲状腺肿和原有症状消失者占 80%，无效者占 14%，症状缓解者占 6%。

（七）并发症的治疗

1. Graves 眼病

目前对 Graves 眼病尚无十分满意的治疗方法，治疗只能起到缓解病情、减轻症状、改善功能及美容的作用。如果存在甲亢，应尽快治疗，使甲状腺功能维持正常。在甲亢治疗过程中，应避免发生甲状腺功能减退。尚无证据说明究竟哪一种甲亢治疗方法（抗甲状腺药物、放射性碘、外科手术）对眼病最为安全有益。

轻度眼病一般无须特殊治疗，多数患者随着甲亢的控制，眼部的轻微症状也会得到改善。对较重的眼病应根据患者的具体病情积极进行综合性治疗。应让患者理解治疗将是较长时间的，可在一定程度上改善功能和美容，使患者能保持情绪稳定，积极配合治疗。最近有资料表明，吸烟与 Graves 眼病有十分明显的相关性。应告诫患者戒烟。近年有人主张对有严重眼病的甲亢患者可通过手术或放射性碘治疗切除或破坏全部甲状腺，然后给予甲状腺激素替代治疗，以阻止眼病的进展。但对此存在争论。

（1）一般性治疗：包括睡眠时抬高床头或加高枕头和（或）睡前服用利尿剂，以减轻眼部肿胀，尤其是晨起的眼窝周围水肿、眼胀、复视等；用人造眼泪（1% 甲基纤维素滴眼剂）点眼，以避免干燥；外出戴深色眼镜，以减少风尘、阳光的刺激；对眼闭合不良者，睡眠时涂眼膏并带眼罩，以保护眼睛 i 局部冷敷以减轻水肿和充血。

（2）糖皮质类固醇：是应用最为广泛的治疗方法，适用于严重的 2 级以上的浸润性突眼。由于其具有抗感染和免疫抑制作用，故可改善软组织肿胀等炎性反应的症状和体征。剂量的大小取决于病情的严重程度，一般口服强的松 40 ~ 120mg/d。对有眼外肌、视神经严重受累者，须用大剂量糖皮质类固醇，以恢复功能和挽救视力。病情控制后，应试行逐渐减量，整个疗程一般需 3 ~ 6 个月，少数患者需 1 年以上。大剂量的糖皮质类固醇治疗不可避免地要出现副作用，对此应密切观察，必要时应住院治疗。出现副作用后，应采取必要的治疗措施，有时还需减少糖皮质类固醇剂量，甚至改用其他治疗方法。采用此法治疗，停药后有复发趋势。除口服外，糖皮质类固醇也可用于局部注射，如球后注射醋酸甲基强的松龙或氟羟强的松龙。

（3）放射治疗：近40年的临床应用证实，眶后放射治疗是一种有效的治疗方法，常与糖皮质类固醇联合使用。高电压的放射治疗可杀死局部软组织和眼肌中的淋巴细胞，从而减轻炎症反应和水肿。放射治疗的指征为：①进行性发展的严重浸润性突眼；②糖皮质类固醇治疗失败者；③视神经受累；④作为眼眶减压术的辅助治疗。使用4-MEV线性加速器，总照射量1 800 ~ 2 000rad，分10次在2周内完成照射。一般症状改善始于放射治疗后第6周左右，最大疗效在放射治疗3个月后达到。眶后放射治疗可使约2/3的病例获得明显改善，眼病病程越短者疗效越佳。有些患者在放射治疗的第4 ~ 7天出现软组织受累表现加重，这是暂时的，且提示对放射治疗有较好的反应。放射治疗时应注意保护角膜与晶体避免受到照射。放射治疗不能改善眼睑症状和球后脂肪突出，对无眼肌增生肥大的突眼和病程较长的眼肌麻痹无效。

（4）眼眶减压术：眼眶减压术是通过切除一个以上的眼眶壁，加大眼眶内容物的空间，来缓解眶内压力。由于手术只是重建围绕眼球的骨性结构，并未涉及病因或病变，故一般认为仅适用于严重突眼威胁视力而糖皮质激素等疗法失败者。不过近年国外应用有增多趋势，甚至有人提出作为严重眼病的一线治疗。眼眶减压术的方法有多种，各有利弊，目前应用较普遍的是经上颌窦切除眼眶底部及两侧壁，手术效果较好，突眼度可减少5 ~ 8mm。上颌窦炎为反指征。

（5）中医中药治疗：常用化痰软坚、活血化瘀的方剂治疗。有报道甲亢术后突眼加重，采用蒲公英治疗取得满意效果。蒲公英味苦、甘，性寒，入厥阴肝经，能清肝明日，消肿散结。方法是蒲公英60g，煎水2碗，服一碗，眼部熏洗一碗，每日一剂，用药45天症状可消失。

（6）其他治疗：对严重浸润性突眼的其他治疗方法包括：①其他免疫抑制剂如环磷酰胺、硫唑嘌呤等，由于副作用不能常规应用，仅限于少数患者试用；②用换血浆法以去除作为病因的免疫球蛋白和免疫复合物，少数患者已获成功，但尚需进一步研究；③通过甲状腺全切以去除全部抗原，此方法的试用未显示益处，已不被推荐。

2. 甲状腺危象

甲状腺危象是甲状腺功能亢进症的一种少见而极严重的并发症，死亡率高，尤其当诊治被延误时。甲亢危象的诊断主要依据临床表现，甲状腺功能检查无助于诊断，因为发生危象时患者血中的甲状腺激素水平多无明显升高。治疗不应等待甲状腺功能检测结果，一旦临床诊断成立，治疗应立即开始。患者应被安置在危重监护病房，采取综合抢救治疗措施，包括迅速控制恶化的甲状腺毒症、支持疗法和对症治疗，寻找并纠正诱因。

（1）针对甲状腺毒症的治疗：①大剂量的抗甲状腺药物：理论上讲丙基硫氧嘧啶优于他巴唑，因为前者不仅阻碍甲状腺激素的合成，而且还干扰T_4在外周向T_3的转化。剂量为丙基硫氧嘧啶每次150 ~ 300mg，或他巴唑每次15 ~ 30mg，每4 ~ 6h口服一次。病情危重不能口服者，可将药研碎经鼻饲管注入。危象缓解后减量。②碘剂：可迅速有效地抑制甲状腺激素的释放，但它又是合成甲状腺激素的原料，故从理论上讲，应在服用抗甲状腺药后一小时再给予碘剂。但病情紧急时，可与甲状腺药物同时应用。口服Lugol（复方碘溶液），每次30 ~ 45滴，每6h一次；或静脉滴注碘化钠，每日1 ~ 3g（1g碘化钠溶于500mL液体中）。近年推荐用胺碘苯丙酸，该药疗效显著，它可阻碍甲状腺激素释放、抑制T_4在外周向T_3转化及减少血浆中FT_4的百分比。每天口服1 ~ 3g。危象缓解后，3 ~ 7天内停用碘剂。③心得安、利血平或胍乙啶：可降低周围组织对甲状腺激素/儿茶酚胺的反应。多数人仍主张首选心得安，口服每次20 ~ 80mg，每6h一次，或加入20 ~ 40mL葡萄糖液中缓慢静注，每次0.5 ~ 2mg，每小时一次。心得安可改善甲状腺毒症引起的心衰，但原有充血性心衰者或有哮喘者不宜用心得安。近年利血平和胍乙啶有取代心得安的趋势，利血平肌注或口服每次1 ~ 2mg，每6h一次；胍乙啶1 ~ 2mg/（kg·d），分次口服。用心得安过程中要监测心率，用利血平或胍乙啶过程中应密切注意血压变化。④换血浆疗法或透析疗法：仅个别病例经采用综合治疗措施抢救2天以上无效时，方可考虑用此类方法，以清除血浆中过多的甲状腺激素，缓解危象。换血浆疗法为每次放血300 ~ 500mL，迅速离心，去除血浆，将血细胞悬浮于乳酸盐复方氯化钠溶液中重新输入，可每隔6h重复一次，直至危象缓解。透析疗法为血液透析或腹膜透析法，方法同对尿毒症患者的透析。

（2）支持疗法和对症治疗：①退热与镇静：以物理降温为主，辅以退热药。禁用阿司匹林类解热药，因阿司匹林能与 TBG 结合，转换出 T_3 和 T_4，使游离甲状腺激素增多。必要时可给予氢化可的松等肾上腺皮质激素或人工冬眠。对兴奋、躁动、谵妄、抽搐者，应给予镇静剂。首选苯巴比妥钠肌注，它可加速 T_3 和 T_4 的代谢，使血中甲状腺激素水平降低。也可使用安定肌注或水合氯醛保留灌肠。②肾上腺皮质激素：甲亢时，皮质激素分解加速，应激时机体对皮质激素的需要量又大大增加，故危象时患者多处于肾上腺皮质功能相对不足的状态，加之皮质激素能抑制 T_4 在外周向 T_3 转化，且具有非特异性的退热、抗毒、抗休克等作用，故一般认为甲状腺危象时，应给予肾上腺皮质激素，剂量为氢化可的松 24h 内静滴 200 ~ 400mg，或地塞米松 24h 内静滴 10 ~ 30mg。病情好转后逐步减量至停用。但国外也有人主张，除非有证据说明患者缺乏肾上腺皮质激素（如同时合并 Addison 病），否则无必要在治疗危象时常规使用皮质激素。③其他治疗：补充水、电解质、葡萄糖、维生素（尤其是 B 族维生素）、ATP 和辅酶 A，抗感染，给氧，纠正心衰及保肝治疗等。

（3）积极治疗和控制诱因及伴发病：如治疗及时，甲状腺危象多数是可逆的，一般于 36 ~ 72h 开始好转，一周左右明显缓解。

3. 胫前黏液性水肿

胫前黏液性水肿尚缺乏有效治疗方法。全身治疗为给予肾上腺皮质激素（如口服强的松）及其他免疫抑制剂（如环磷酰胺、硫唑嘌呤等），局部治疗可试用氢化可的松或透明质酸酶局部注射，倍他米松或肤轻松软膏夜间局部敷，用加塑胶包扎。一般需长期治疗，疗效不定，且易反复。

（八）Graves 病与妊娠

Graves 病与妊娠并存可见于以下 3 种情况：其一，妊娠前无 Graves 病，妊娠期间发生 Graves 病；其二，妊娠前已存在轻度 Graves 病，但在妊娠期间才首次被诊断出来；其三，妊娠前 Graves 病已被诊断，于治疗过程中妊娠。Graves 病与妊娠并存时，应注意两者间的相互影响，治疗对胎儿的影响及胎儿和新生儿的甲亢。

1. Graves 病对妊娠的影响

（1）包括 Graves 甲亢在内的甲亢女患者，可有月经紊乱、闭经和月经周期为无排卵性，故受孕机会较少。但不太严重的甲亢，尤其是接受治疗病情已控制的甲亢患者，仍可受孕。在妊娠妇女中，甲亢患者占 0.2% ~ 4%，其中绝大多数为 Graves 病。

（2）未得到控制的甲亢，可使早产、流产、妊毒症、畸胎及死胎的发生率增高。

（3）Graves 病母亲的胎儿和新生儿可发生 Graves 甲亢。

2. 妊娠对 Graves 病的影响

（1）正常妊娠时，由于各种生理变化，孕妇可有代谢亢进和高动力学循环的症状，如心悸、怕热、多汗等。甲状腺轻度肿大也较常见，除与妊娠时垂体前叶生理性肥大和胎盘分泌 TSH 样物质有关外，还与妊娠期间肾脏清除碘增加，从而使血浆无机碘减少有关。正常妊娠时可有 BMR 升高及 FT_3、FT_4 增高，后者是由于妊娠时的高雌激素水平造成 TBG 增高所致。总之，正常妊娠时的一些生理变化特点酷似甲亢，故对妊娠妇女做出甲亢的诊断应十分慎重。当孕妇出现超过妊娠生理变化的临床表现，如休息时脉率持续大于 90 次 /min、体重下降、甲状腺明显肿大并有杂音、突眼或胫前黏液性水肿等，应疑及甲亢和进行甲状腺功能检测。游离甲状腺激素水平升高是诊断甲亢的主要指标，尤其是 FT_4（或 FT_4I）增高更有价值，因为妊娠期间 FT_4 多有轻度下降的趋势（但不会降至甲状腺激素功能减退的范围）。TSH 水平异常减低、TSH 对 TRH 兴奋反应迟钝，以及甲状腺自身抗体尤其是（TRAb）阳性，是对 Graves 病诊断的有力支持。

（2）一般认为妊娠只加重甲亢患者的心血管负担，而不加重甲状腺毒症本身的病情。在甲亢控制不佳时，妊毒症或分娩可诱发甲状腺危象。妊娠为一免疫相对静止期，妊娠期间免疫反应趋于缓和，各种自身免疫疾病趋于缓解。Graves 病也不例外，妊娠期间 TRAb 水平有下降趋势，病情多减轻和趋于自然缓解，因此所需抗甲状腺药物剂量逐渐减少，甚至停用，此种情况约见于40%左右的患者。

3. 妊娠期Graves病的治疗

妊娠期Graves病的治疗原则是控制甲亢，而非中止妊娠，无特殊指征一般不需人工流产。治疗应兼顾母亲和胎儿，在治疗方案的选择及药物剂量大小等方面，既要使母亲的甲亢基本控制，又要确保胎儿的正常发育。

（1）禁用放射性碘治疗。放射性碘可通过胎盘进入胎儿，而胎儿妊娠12周始其甲状腺已有摄碘功能，而且接受放射性碘的能力较成年人大，放射性碘可破坏胎儿甲状腺，造成克汀病。

（2）可采用外科治疗，但非首选。若仅用较小剂量抗甲状腺药物即可控制甲亢，则以继续药物治疗为佳。当所需抗甲状腺药物剂量过大，或出现药物毒性反应时，才考虑外科手术治疗。手术时间以选择在妊娠中期（妊娠4～6月）最为适宜，但必要时在妊娠期的任何时间均可行甲状腺手术。术前须进行药物准备。一般采用抗甲状腺药物和碘剂（短期），使病情控制、甲状腺功能正常后方可手术。若对抗甲状腺药物有毒性反应，术前可应用心得安和碘剂做准备，后者仅能给予数日。术后应密切观察有无甲状腺功能减退发生，一旦发生TSH升高，即应给予甲状腺片替代治疗。

（3）抗甲状腺药物治疗为首选和最主要的治疗手段。最大的问题是：①抗甲状腺药物可通过胎盘，抑制胎儿甲状腺功能，造成胎儿甲状腺肿和难产，以及克汀病。为此，应采用最小的有效剂量，即能使孕妇甲亢得到基本控制（应考虑妊娠生理改变特点）的最小剂量，一般应为非妊娠患者药物剂量的1/2～2/3。妊娠前甲亢功能已控制到正常范围者，妊娠后可用小剂量维持；妊娠时甲亢未控制或妊娠期患甲亢者，先用较大剂量（丙基硫氧嘧啶不超过300mg/d，他巴唑不超过30mg/d，分3次口服，每8h一次）4～6周，控制后迅速减量，直至最小维持剂量。部分患者在妊娠最后1～2个月可停药。丙基硫氧嘧啶不超过100mg/d，他巴唑不超过10mg/d，极少造成胎儿甲状腺肿。抗甲状腺药物治疗过程中，应每4～6周检测一次甲状腺功能，注意避免发生甲状腺功能减退。对联合应用甲状腺激素制剂防止胎儿甲状腺肿，目前尚存在争论。一些人认为甲状腺激素难以通过胎盘，给予外源性甲状腺激素仅能使母亲受益，而对胎儿无保护作用；另一些人主张联合应用甲状腺激素制剂，认为尽管通过胎盘的甲状腺激素很少，但已足以预防胎儿甲状腺肿和克汀病。②在抗甲状腺药物中，丙基硫氧嘧啶通过胎盘最少，且无致畸之嫌，故为首选；一般认为他巴唑可致先天性皮肤发育不全，但也有资料显示他巴唑并无致畸作用。③过去曾有人主张妊娠时应慎用心得安等β受体阻滞荆，认为心得安可导致小胎盘、胎儿生长延迟和不耐受缺氧、新生儿心动过缓和低血糖、增加子宫活动和延迟官颈扩张。但这种意见未被多数人接受。一般认为对妊娠期的甲亢治疗，使用心得安等β受体阻滞剂是安全和必要的。尤其妊娠后3个月为胎脑发育关键时期，应尽可能减少甲状腺药物剂量，若小剂量不能很好控制病情时，应加用β受体阻滞剂。在症状显著的病例可用心得安20～40mg，2～4次/d，或氨酰心安50～100mg/d，甲亢控制后减量，如有可能最终停用。④碘剂可通过胎盘，抑制胎儿甲状腺功能，造成胎儿甲状腺肿，故应避免使用。但抢救危象或术前准备时仍需应用，但要短期应用、快速准备。

4. Graves病患者的分娩与哺乳

（1）分娩方式与一般产科处理原则相同。对孕期用抗甲状腺药物治疗者，要注意胎头姿势，有无额先露和头盆不称。注意防治甲状腺危象。

（2）过去多认为凡用抗甲状腺药物治疗者，产后不能哺乳。因为该类药物可通过乳汁分泌，造成婴儿甲状腺功能减退。但现在不少人提出应对这种传统认识重新评价。许多资料表明，抗甲状腺药物进入乳汁的量极少（如丙基硫氧嘧啶24h排入乳汁的量仅是用药量的0.077%），若抗甲状腺药物用量不大（如丙基硫氧嘧啶不超过150mg/d或他巴唑不超过15mg/d），则不会影响婴儿的甲状腺功能，故可以哺乳。

5. 新生儿Graves病

1910年首次报告，发病率不高，占Graves病孕妇新生儿的1%～1.4%。男女两性发病率相似。

（1）发病机制为Graves病孕妇循环中高水平的TRAb通过胎盘作用于胎儿甲状腺所致。具有浸润性突眼和胫前黏液性水肿者，其TRAb水平较高，故新生儿患Graves病的危险性增加，也有个别新生儿

Graves病病例的母亲，过去曾患过Graves病，但现在是甲状腺功能减退，并需用甲状腺激素制剂替代治疗。

（2）对无论是现在还是既往患Graves病的母亲，均应警惕其新生儿患Graves病的可能。若分娩前胎儿生长发育落后于胎龄及无原因可解释的胎心率持续大于160次/min，则应疑及该病的诊断。病儿出生时一般均有甲亢表现，但若母亲的抗甲状腺药物治疗一直延续至分娩时，患儿出生后数小时至数日内可无明显异常。为此，应密切观察新生儿，及时发现迟发的新生儿Graves病。诊断主要依据：病儿出生体重低、易激惹、皮肤潮红、心动过速、心律失常、心衰、易饥多食、腹泻、多汗、体重不增或反而减低，多有甲状腺肿大和轻度眼病。甲状腺功能和TRAb测定可证实和确立诊断，但治疗不应等待实验室检查结果。

（3）治疗主要为抗甲状腺药物加碘剂，剂量为每日丙基硫氧嘧啶5mg/kg体重，或他巴唑0.5mg/kg体重，分3次口服；甲状腺疾病中西医诊疗学Lugol氏液1滴，每日3次。如经上述两药治疗心率仍快，可再加用心得安2 ~ 4mg/d，分3次口服。新生儿Graves病十分严重，要求迅速控制病情。如甲状腺肿大明显，出现气管阻塞，应立即气管切开。

（4）绝大多数的新生儿Graves病是暂时性的，一般出生后3 ~ 12周，随着来自母亲的TRAb被婴儿循环清除掉，该病缓解。

（九）甲状腺功能正常的Graves病

甲状腺功能正常的Graves病系指临床上无甲亢表现，血清TRAb阳性及可能具有自身免疫性甲状腺疾病的其他体征（如Graves眼病）的患者。一些甲状腺功能正常的Graves病患者可无明显的眼征。患者的血清甲状腺激素水平正常，但TRH兴奋试验时TSH反应减低，抑制试验时甲状腺摄碘率不能被抑制。甲状腺功能正常的Graves病应注意与处于甲亢缓解期的Graves病相区别，除认真询问病史外，TRH兴奋试验的T_3抑制试验有助于区分，前者的这些检查结果异常，而后者正常。具有突眼甲状腺功能正常的Graves病，还需与眶内肿瘤等其他原因所致突眼相区别，必要时应做头颅CT或MRI（磁共振显像）。甲状腺功能正常的Graves病患者可一直保持甲状腺功能正常，也可发展为甲亢，或甚至于甲状腺功能减退。

（十）T_3型甲亢和T_4型甲亢

1. T_3型甲亢

大多数甲亢患者T_3的增加比T_4明显。其原因可能是甲状腺功能分泌T_3增加为主，或是T_4在外周过多地转变为T_3，以前者的可能性最大。作为一个极端的例子，甲状腺仅分泌T_3增加，由此而造成的甲亢即为T_3型甲亢。T_3型甲亢可以是一般甲亢的前驱表现，最终发展为T_3、T_4皆升高，但也可始终以T_3型甲亢的形式持续存在。T_3型甲亢除可见于Graves病外，还可发生于毒性多结节性甲状腺肿及毒性甲状腺瘤。T_3型甲亢的确切发病率不明，但多发生于缺碘地区以及年龄较大的甲亢患者。T_3型甲亢的诊断包括甲亢临床表现，血清T_4、FT_4或FT_4I正常或减少，T_3、FT_3增高及血清TSH水平被抑制。甲状腺肿大及甲状腺摄^{131}I率正常或增高，可除外服用T_3所造成的甲亢。与一般甲亢相比，T_3型甲亢经抗甲状腺药物治疗后，更有可能获得长期缓解。

2. T_4型甲亢

T_4型甲亢指血清T_4和FT_4I水平增高，但血清T_3水平正常或减低的甲亢。T_4型甲亢多见于两种情况：一是碘甲亢。约1/3的碘甲亢患者血清T_3水平正常，可能是由于高碘导致的甲状腺激素合成或分泌增多，是高T_4/T_3比值的；二是伴有严重并发症的甲亢，包括Graves病。此种情况时T_4在外周转变为T_3减少或缺如，血清T_3主要或全部来自甲状腺的分泌，故尽管血清T_4增高，但T_3水平正常或减低。血清γT_3水平增高，且常非常显著。随着并发症的恢复，血清γT_3水平下降，而T_3水平上升至甲亢范围。T_4型甲亢应与甲功正常的人患了其他严重疾病后所发生的低T_3综合征相区别。后者虽然也可出现血清T_3水平降低和T_4升高，但血清TSH水平却不似甲亢那样减低。

二、毒性多结节性甲状腺肿

毒性多结节性甲状腺肿是一种在多节性甲状腺肿基础上发生的甲亢，发生甲亢前多结节性甲状腺肿常已存在多年。它是一种疾病，或是一个或多个致病因素导致的一种临床表现，尚不能肯定。应注意避免使用毒性结节性甲状腺肿一词，因为它包括毒性多结节性甲状腺肿和毒性甲状腺腺瘤两者。

（一）临床表现

本病是从非毒性多结节性甲状腺肿发展而来，但它在非毒性多结节性甲状腺肿中的确切发病率不明。它常发生于已有多结节性甲状腺肿多年的50岁以上的患者，女性数倍于男性。其临床表现与Graves病稍不同。本病大多起病较缓慢，病情较轻，常呈淡漠型甲亢。少数患者因服用碘剂而突然发生甲亢。可能由于患者年龄较大，心血管症状常见而突出，包括心动过速、房颤，可有心力衰竭，对地戈辛治疗反应欠佳。部分患者可有消瘦、多汗、颤抖。神经精神症状少见，但可有明显的情绪不稳定。乏力和肌肉消瘦较常见。甲状腺肿大多严重，常向胸骨后延伸，往往造成压迫症状，甲状腺可触及多个结节。患者无突眼，无胫前黏液性水肿。若患者有浸润性突眼，应考虑Graves病的发生。

（二）实验室检查

与Graves病相比，毒性多结节性甲状腺肿所造成的甲状腺激素分泌过多程度常较轻微，血清甲状腺激素水平仅轻度增高，尤其血清T_4可为正常高限。甲状腺摄^{131}I率增加不明显，甚至正常。T_3抑制试验或TRH兴奋试验的异常，有助于与非毒性多结节性甲状腺肿区别。血清TRAb阴性，但可有低滴度的TGAb和TMAb。甲状腺^{131}I扫描可见放射性碘呈不均匀的弥漫性分布，或集中于数个散在的结节上，结节外甲状腺组织吸碘功能受抑制。

（三）治疗

毒性多结节性甲状腺肿的治疗比较困难，虽然抗甲状腺药物、甲状腺次全切除术和放射性碘治疗均可酌情选用，但对大多数患者应选择放射性治疗。本病不能自动缓解，如用抗甲状腺药物治疗，需长期服用而不能停药。手术治疗复发率高，且因患者年老体弱而受限，但如甲状腺过大有局部压迫症状，则需手术治疗。术前准备采用抗甲状腺药物，慎用碘剂，以免可能加重甲亢。由于甲状腺体积较大，对^{131}I摄取率无明显增加，故所需放射性碘剂量比治疗Graves病时所采用的剂量大，一次放射性碘治疗很难使所有结节全部破坏，所以常需多次重复放射性碘治疗。放射性碘治疗前应予以抗甲状腺药物治疗，使患者达到正常代谢状态。放射性碘治疗前3 ~ 5天停用抗甲状腺药物，放射性碘治疗后7天恢复抗甲状腺药物治疗，经6 ~ 8周后逐渐减量至停药。如甲亢复发，再给予第2个疗程。

三、毒性甲状腺腺瘤

该病少见。通常为单一高功能腺瘤，偶尔为2个或更多具有相似特点的腺瘤。毒性甲状腺腺瘤不同于毒性多结节性甲状腺肿中的腺瘤样高功能区域，毒性腺瘤以外的甲状腺组织早期是正常的。毒性甲状腺腺瘤系滤泡性腺瘤，病因不明。该腺瘤功能自主，不受TSH调控，血中也不存在异常的甲状腺刺激物。自然过程缓慢，腺瘤逐渐增大，功能逐渐增高，历时多年方出现甲亢。早期仅为小结节，功能稍高，结节外的甲状腺组织功能基本正常。甲状腺^{131}I扫描显示结节吸碘较其他部位稍增加。T_3抑制试验时，周围组织吸碘功能受抑制，而结节吸碘不受抑制。以后结节渐增大，功能渐增高，结节外甲状腺组织的功能所受抑制渐明显。最后，结节外甲状腺组织萎缩，功能完全被抑制。此时甲状腺^{131}I扫描显示，仅腺瘤具有吸碘功能，呈“热结节”。一些毒性甲状腺腺瘤除分泌甲状腺激素外，甲状腺疾病还分泌碘化蛋白，致使血清蛋白结合碘与T_4不成比例。一些毒性甲状腺腺瘤引起T_3型甲亢。

（一）临床表现

发病年龄较毒性多结节性甲状腺肿为早，多为30 ~ 50岁。起病缓慢，患者常有存在多年、逐渐增大的颈部肿块史，若肿瘤直径小于2.5 ~ 3cm，很少引起甲亢。肿瘤偶尔可发生内部出血、坏死和钙化，导致甲亢缓解，肿瘤外的组织功能恢复。甲状腺腺瘤造成的甲亢较Graves病轻，无浸润性突眼和严重肌病，但心血管表现常突出。甲状腺检查可触及一圆形或卵圆形的结节，表面光滑，质地坚实，边界清楚，随吞咽移动。结节以外的甲状腺部分摸不到，甲状腺部位无血管杂音。

（二）实验室检查

该病所处的阶段不同，其实验室检查结果也不同。在早期，血中甲状腺激素水平多正常，但血清TSH可受到轻度抑制。以后，血清TSH受到较大程度的抑制，甲状腺扫描可见 ^{131}I 浓集于可触及的结节处。

随着结节增大，明显的甲亢发生，血清 T_4、T_3 浓度增高，有时反 T_3 增高，当结节较小时，甲状腺吸 ^{131}I 率可正常，但不能被外源性 T_3 所正常地抑制。而结节外的甲状腺组织能被外源性 T_3 抑制。

（三）治疗

虽然高功能的甲状腺腺瘤最终多造成甲亢，但病程进度可相当缓慢，故对无症状患者的治疗应根据个人情况而定。对已发生甲亢者，应给予治疗。治疗方法有手术和放射性碘治疗两种。一般认为首选者为手术治疗，尤其是对症状较明显的大肿瘤或年龄小于20岁的患者。术前准备不必给予碘剂，因为甲状腺并无Graves病那样的弥漫性血供增加。若甲亢明显，术前应给予抗甲状腺药物，使代谢状态恢复正常。

腺瘤较小（< 5cm）或40岁以上的患者，可选择放射性碘治疗，^{131}I 剂量比治疗Graves病的剂量为大。由于TSH分泌受抑制，腺瘤周围的甲状腺组织很少摄取放射性碘。一般服 ^{131}I 后3个月，甲亢症状消失，肿瘤缩小。放射性碘治疗后应注意随访，有人报告8年后甲状腺功能减退的发生率达36%，另有54%的患者结节仍可触及。

四、亚急性甲状腺炎

本病又称肉芽肿性甲状腺炎或巨细胞性甲状腺炎。病因与甲状腺的病毒感染有关，该病常见于上呼吸道感染后。虽然在亚急性甲状腺炎活动期存在甲状腺自身免疫的证据，但该病经数周或数月后自动缓解，仅极少数病例进展为永久性甲状腺功能减退。该病不常见，但轻型病例有可能被误诊或漏诊。女性较男性多见，以40 ~ 60岁发病率较高。

亚急性甲状腺炎的主要病理改变是滤泡上皮细胞破坏，滤泡破裂和胶质外溢。随着胶质内甲状腺球蛋白逸入间质，进入血液循环，血清 T_4 和 T_3 浓度增高，患者常常出现甲亢临床表现。由于血清甲状腺激素水平升高、TSH分泌受抑制，加上滤泡上皮细胞的破坏，患者的甲状腺功能实际上是减退的，^{131}I 摄取率减低，新合成的甲状腺激素减少。当以前被合成的贮存在滤泡胶质中的甲状腺激素释放耗竭后，血清 T_4 和 T_3 浓度减低，有时造成甲状腺功能减退，同时血清TSH水平升高。急性活动期过后，^{131}I 摄取率恢复正常，甚至可有一段时间高于正常范围。最后，甲状腺激素的合成和分泌、血清 T_4 和 T_3 浓度均恢复正常，血清TSH浓度也降至正常范围。

五、无痛性甲状腺炎和产后甲状腺炎

无痛性甲状腺炎又称静息性甲状腺炎（Silent Thyroiditis），病因与自身免疫有关，被认为是桥本甲状腺炎的一种变异型。其病理改变与淋巴细胞性甲状腺炎相似（有淋巴细胞浸润，但不严重），而与亚急性甲状腺炎不同（无巨细胞和肉芽肿改变）。无痛性或静息性甲状腺炎这一名称不能将本病与无痛变异型亚急性甲状腺炎明确区分，故有人建议使用“具有暂时性甲状腺毒症的慢性甲状腺炎”一词命名本病，近十年本病发病率增高，有人报告高达20%的甲亢新病例是由无痛性甲状腺炎所致。无痛性甲状腺炎患者中女性与男性比为2 ∶ 1，低于桥本甲状腺炎。自然病程类似于亚急性甲状腺炎。第一阶段为甲状腺毒症阶段，其特点是突然发病，甲亢临床表现较轻。甲状腺部位无疼痛和压痛，仅少数患者有甲状腺肿大，且程度较轻，也无甲状腺结节。没有发热、乏力等全身症状。血清 T_4 和 T_3 浓度增高，甲状腺 ^{131}I 摄取率减低，血沉和白细胞正常。采用敏感方法检测TMAb，几乎全部患者均阳性；但用一般检测方法，仅能在约半数的患者中发现抗甲状腺抗体。此阶段持续0.5 ~ 4个月，平均2个月，甲状腺毒症自然缓解。然后，约1/2的患者进入甲状腺功能正常阶段，另外1/2的患者经历甲状腺功能减退阶段，2 ~ 9个月，最终大多数患者甲状腺功能恢复正常，仅5%的患者成为永久性甲状腺功能减退。本病有复发倾向，甲状腺功能恢复正常后数月至数年，甲状腺毒症可复发，有些患者可多次复发。无痛性甲状腺炎与 Graves 病的区别是前者吸 ^{131}I 率减低、无突眼和胫前黏液性水肿。与人为甲亢的区别是本症血清甲状腺球蛋白增多；与亚急性甲状腺炎的区别是本病无甲状腺痛、无全身症状、活检显示甲状腺的组织病理学改变不同。

无痛性甲状腺炎是一种自限性疾病，不应手术治疗。在甲状腺毒症阶段，可给予心得安及镇静、止痛药以缓解症状，酌情给予强的松可缩短甲状腺毒症持续的时间。甲状腺功能减退阶段若病情较重，或发展成永久性甲状腺功能减退，应给予甲状腺片治疗。

产后甲状腺炎综合征的病因，自然病程、临床表现及病理学改变均与无痛性甲状腺炎相同。暂时性甲状腺毒症常于产后 8 个月内发生，多经过一历时数月的甲状腺功能减退阶段，最后甲状腺功能恢复正常。少数患者甲状腺毒症阶段不明显，而仅以甲状腺功能减退为主要临床表现。日本的一个报告显示，在 500 名产后妇女中，本综合征发生率均为 5%，其中约 50% 的患者仅表现为暂时性甲状腺毒症，25% 的患者仅有暂时性甲状腺功能减退表现，其余患者先后经历这两个阶段。产后甲状腺炎综合征易复发，复发常发生于下次分娩后，也可发生在两次妊娠之间。产后甲状腺炎综合征患者的 TMAb 为阳性，但滴度一般较低。有 Graves 病患者产后发生该综合征的报道。该病之所以发生于产后，可能系妊娠期间受抑制的免疫活性在产后发生反跳之故。临床上应注意对有甲状腺功能异常临床表现的产后妇女进行甲状腺功能检查，以免被误认为精神因素所致或其他疾患。对患过产后甲状腺炎或与妊娠无关的一过性甲状腺毒症的生育年龄妇女，更应警惕产后甲状腺炎的发生。

六、碘性甲状腺功能亢进

碘性甲状腺功能亢进简称碘甲亢，又名碘性巴塞多氏病（Jodbasedow）。碘是能造成甲亢的唯一一种非激素物质。

地方性碘缺乏性甲状腺肿患者补充碘后，甲状腺激素产生过多，可导致碘甲亢。过去推测是由于碘缺乏致甲状腺激素合成不足，TSH 代偿性分泌过多，补充碘后在 TSH 兴奋下，甲状腺激素合成、分泌过多。但按此假说，甲亢应为暂时性的而非持久性的，故不能圆满解释。实际上缺碘性甲状腺肿患者中仅有一小部分易发生碘甲亢，常见于两种情况，一种是结节性甲状腺肿内存在有自主功能区域，多为老年人，不存在类似于 Graves 病时所发现的异常甲状腺刺激物；另一种是具有弥漫性甲状腺肿的年轻人，患者的 TSI 阳性。以上这两种情况均为甲状腺功能不依赖 TSH 兴奋。

非缺碘地区也可发生碘甲亢。在碘摄入不太充足，但又无明显缺乏的地区，若患者有未被识别的自主性甲状腺结节，碘摄入的轻度增加即可引起甲亢。在碘摄入非常充裕的地区，大量碘的摄入也可造成甲亢。当给结节性甲状腺肿患者药理剂量的碘时（如乙胺碘呋酮等含碘药物或 X 线造影剂），应警惕引起碘甲亢的可能性。由于结节性甲状腺肿多见于老年人，故碘甲亢的发生有可能引起严重后果。

一般来说，碘甲亢仅发生在甲状腺功能不受 TSH 正常调控者。但甲状腺功能正常及垂体 - 甲状腺轴调节正常的人也可发生碘甲亢，机制不明。

患者血清总 T_4 和 FT_4 水平升高，T_3 水平可升高或正常。患者摄入大量碘的证据是甲状腺 ^{131}I 摄取率降低，尿碘排泄大大增加。碘甲亢的临床表现类似于 Graves 病，但无突眼，甲状腺无血管杂音。由于甲状腺内大量贮存碘，停碘后 3 个月甲亢才有可能缓解。此期间内可用心得安控制症状。抗甲状腺药物也可应用，但由于甲状腺内已贮存大量碘，故患者对抗甲状腺药物治疗相对抵抗。^{131}I 治疗不能用于碘甲亢。必要时可手术切除功能亢进的结节。

七、TSH 高分泌所致甲亢

TSH 分泌过多所造成的甲亢很少见，TSH 分泌过多可以由于存在垂体 TSH 分泌腺瘤，也可以由于继发性的 TSH 不适当高分泌。后者见于：①仅垂体对甲状腺激素抵抗；② TRH 分泌过多；③ TSH 分泌的反馈控制阈值升高（可能是①和②导致的结果）。TSH 分泌过多所造成的甲亢，病情可轻可重，一般都有弥漫性甲状腺肿大。患者无自家免疫性甲状腺疾病的特点。在所有造成甲状腺毒症的疾病中，仅本病的血清 TSH 浓度不受同时增高的甲状腺激素的抑制。如为垂体 TSH 分泌瘤，患者可有蝶鞍扩大和视野缺损等垂体占位性病变的表现，血清 TSH 游离。亚单位浓度升高，TRH 兴奋试验时血清 TSH 浓度不增加。如为非肿瘤性垂体 TSH 高分泌，血清 α 亚单位浓度不高，TRH 兴奋试验时 TSH 反应一般正常。如给予非常大剂量的甲状腺激素，部分患者 TSH 分泌可受抑制，不过这会加重甲状腺毒症。切除甲状腺当然可以控制甲亢，但血清 TSH 水平可能会进一步升高，令人担心的为是否最终会造成分泌 TSH 的垂体肿瘤发生。溴隐亭对抑制 TSH 分泌有一定疗效，可使患者的甲亢缓解。生长抑素类似物可抑制 TSH 分泌，已用于临床。对垂体 TSH 分泌瘤的治疗，主要为手术切除肿瘤。已有使用 3，5，3’－三碘甲腺乙酸治疗本病的报道。

八、滋养层肿瘤所致甲亢

滋养层肿瘤如葡萄胎、绒毛膜癌及睾丸胚胎瘤可伴发甲亢。这些肿瘤合成、分泌大量具有一定 TSH 活性样的物质，兴奋甲状腺功能，造成甲亢。这种物质可能是绒毛膜促性腺激素，也可能是与绒毛膜促性腺激素密切相关的蛋白。患者大多只有甲亢的实验室证据，而无明显的临床表现；少数患者既有甲亢的实验室证据，也有明显的临床表现。患者的血清 FT_4 和（或）FT_3 浓度增加，而 TSH 浓度受抑制。临床与实验室指标不一致的原因尚不清楚，有人认为是由于外周组织对甲状腺激素的敏感性降低，有人假设可能上述肿瘤同时还分泌某种能对抗甲状腺激素的物质，还有人推测可能是由于甲状腺激素过多所持续的时间相对较短。治疗主要是针对滋养层疾病，随着滋养层疾病的有效治疗，伴发的甲亢消失。对患有甲亢的年轻妇女，应注意是否由于葡萄胎妊娠所致的可能性。

九、卵巢甲状腺肿所致甲亢

约 30% 的卵巢畸胎瘤和皮样囊肿含有甲状腺组织，通常无临床意义。当这些肿瘤以含甲状腺组织为主，或全部为甲状腺组织组成时，则称为卵巢甲状腺肿。少数卵巢甲状腺肿可引起甲状腺毒症。卵巢甲状腺肿患者常有腹水和（或）胸水（不表示肿瘤为恶性），若甲亢患者有腹水和（或）胸水，以及一个可触及的卵巢肿块（卵巢甲状腺肿大多为一侧性），则应考虑该病诊断的可能性。大多数患卵巢甲状腺肿和甲亢的患者同时有颈部甲状腺肿，后者为多结节性或弥漫性肿大。甲亢系由卵巢甲状腺肿与颈部甲状腺肿（毒性多结节性甲状腺肿或 Graves 病）共同造成。仅当卵巢甲状腺形成一自主性功能的腺瘤时，才可单独造成甲状腺毒症。骨盆的放射性碘扫描或卵巢的放射性碘摄取率测定，可确立诊断。治疗主要为手术切除卵巢肿瘤。

十、转移性甲状腺癌

绝大多数甲状腺癌的功能低于正常甲状腺组织，故原发性甲状腺癌引起甲亢十分罕见。但是甲状腺癌的转移病灶可以引起甲状腺毒症，临床上可见少数具有转移的甲状腺癌患者出现甲亢症状，无甲状腺肿大和突眼。血清 T_4 和 T_3 浓度增高，有时单纯 T_3 浓度增高，血清甲状腺球蛋白水平升高。能引起甲状腺毒症的转移性甲状腺癌一般多为滤泡状癌。甲状腺癌必须广泛转移，癌组织多到足以分泌较多的甲状腺激素，才能造成甲状腺毒症，因为癌肿组织合成、分泌甲状腺激素的功能并非特别亢进。患者一般都有甲状腺癌的病史，转移病灶常见于肺和骨。确诊依赖于放射性同位素碘的全身扫描，扫描显示肺和骨上有高摄 ^{131}I 能力的病灶。治疗包括暂时给予抗甲状腺药物和 β 受体阻滞剂，以及放射性碘治疗。大剂量 ^{131}I 治疗对破坏甲状腺癌转移病灶和控制甲状腺毒症疗效较好，但常造成治疗后肺纤维化。

十一、人为的甲状腺毒症

人为的甲状腺毒症是由于长期摄入过多的甲状腺激素所造成的甲状腺毒症。在国外，人为的甲状腺毒症并不少见。患者多为女性，常有潜在的精神、心理疾患，情绪不稳定，过度忧虑和害怕肥胖。患者知道自己在服用甲状腺素制剂，但坚决否认。患者有典型的有时甚至是严重的甲状腺毒症临床表现，甲状腺萎缩变小，无浸润性突眼，但可有凝视、向下看时上睑的下垂落后于眼球等单纯性突眼的体征。甲状腺 ^{131}I 摄取率明显减低，但给予 TSH 后可增高。血清 T_3 水平升高，T_4 水平一般升高，但若所服甲状腺素制剂为 T_3 时，血清 T_4 水平降低。血清甲状腺球蛋白浓度减低（而不是增高），提示甲状腺毒症系外源甲状腺激素所致，患者不存在甲状腺疾病的证据。治疗方法为停用甲状腺素制剂并给予精神、心理治疗。

第二节　甲状腺功能减退症

甲状腺功能减退症简称甲减，系由甲状腺激素合成、分泌或生物效应不足所致的全身性的内分泌病。

本病按传统分为原发性甲减与继发性甲减。原发性甲减系指病变在甲状腺本身，继发性甲减指病变不在甲状腺，而在垂体或下丘脑，也称中枢性甲减。

根据病变部位不同可分为：①原发性甲减：如甲状腺先天异常，甲状腺自身免疫性疾病、缺碘、甲状腺手术或放射治疗等造成的甲状腺功能减退；②垂体性甲减：垂体肿瘤、垂体手术或放疗后、席汉氏综合征、原因不明性等垂体疾病造成的甲状腺功能减退；③下丘脑性甲减：肿瘤、慢性炎症或肉芽肿、放疗后等造成的甲状腺功能减退；④周围性甲减：又称受体性甲减，系周围组织对甲状腺激素作用不敏感所致。

根据起病年龄可分为 3 型：①呆小症（克汀病），功能减退始于胎儿或新生儿。又分地方性克汀病及散在性克汀病。②幼年型甲减，功能减退始于性发育前儿童。③成年型甲减，功能减退始于成人。各型后期病情严重时均可表现为黏液性水肿。

根据病因可分为：①先天性甲减，指甲状腺先天发育异常或先天性甲状腺激素生成障碍，以及机体对甲状腺激素的先天性抗拒等原因引起的甲减；②后天性甲减，由于各种后天原因造成的甲状腺功能不足；③特发性甲减，可能是自身免疫性疾病的一种。

根据日本、加拿大等国家的资料，先天性甲减经新生儿血清筛选，其发病率为 1/(3 000 ~ 5 000)。

根据美国、芬兰、新西兰等国非缺碘地区的显性甲减的统计为 0.6% ~ 0.8%，其中因医源性造成甲状腺破坏（^{131}I 治疗或手术切除）的占 1/3。在这些国家中妇女每年自发性甲减发病率高达 2‰。有人在 945 例内科患者中经 TSH 测定，发现亚临床型甲减为 3.1%，轻型或显性甲减占 1.37%，本病最常见于妇女，男、女的发病比例为 1 ∶ 10，虽然本病可发生于任何年龄，而成人甲减绝大多数患者在 30 ~ 60 岁，原发性甲减占绝大多数，继发性甲减罕见。

甲减在中医学中无专门病名，基于甲减临床主要表现为元气亏乏，气血不足，脏腑受损的症状，故多主张应归属于中医学“虚劳”的范畴，但也有的学者认为甲减由甲亢行甲状腺次全切除或进行碘治疗后所导致者，当属于“虚损”之列。究中医经典之病名，则有的学者认为甲减与《素问・奇病论》之“肾风”，及《灵枢・水胀篇》之“肤胀”相似，盖肾风者“有病庞然如有水状”，“肤胀者，寒气客皮肤之间，䍜然不坚，腹大，身尽肿，皮厚”，皆颇似黏液性水肿之状。

本节除缺碘所致地方性甲状腺肿、地方性克汀病的甲减外，将甲状腺功能减退症有关内容介绍如下。

一、病因病理

（一）中医学认识

中医学认为，本病之病因多由先天禀赋不足，胎中失养，体质不强，肾阳亏虚；或久病不愈，或失血过多，脾肾失养，阳气不足；或放疗以后，伤于气血，脾肾亏虚等，诸多因素致使全身功能不足而发为本病，其病位重在脾、肾。肾为先天之本，水火之脏，内寄真阴真阳，主藏精，有温润五脏之功能，为人身精髓之源泉；主水液，与膀胱相表里，膀胱气化亦赖肾气之强盛。肾气虚衰，膀胱气化失职，发为肿满；脾为后天之本，化气生血之源泉，脾胃之气损伤，不能化气生血，气血亏虚，病邪内侵。脾虚不能运化水湿，水湿内停，泛滥于肌肤，发为浮肿。肾有赖后天脾胃的濡养，脾有赖肾的温煦，脾虚与肾虚互为影响。盖“脾胃之腐化，尤赖肾中之一点真阳蒸变”（张聿青），今肾阳亏乏，脾阳亦衰，从而呈现少气懒言、面色不华、畏寒肢冷、腰脊酸痛、毛发脱落、月经不调或闭经、纳呆腹胀、面肢肿胀等一系列临床表现。

1. 肾虚

肾为先天之本，甲减有始于胎儿期者，可见与肾虚关系密切。且其临床主证为元气匮乏，气血不足之神疲乏力、畏寒怯冷等，乃是一派虚寒之象，除此以外，尚可见记忆力减退、毛发脱落、性欲低下等症，也是肾阳虚的表现。据实验报告，凡阳虚证患者，血清中甲状腺素含量偏低，也反证了甲减患者必具阳虚之表现。但甲减所表现的虚寒征象乃是源于甲状腺激素的分泌不足，故本病实系肾之阴精不足，由“阴损及阳”，是“无阴则阳无以生”的病理表现，肾阴虚乃是甲减内在之病理因素。

2. 脾虚

脾为后天之本。脾虚摄食量少，饮食不调，后天给养来源亏乏，更有损于机体功能发挥。且因肾虚，脾阴亦衰，脾虚与肾虚形成恶性循环。脾又主肌肉四肢，司统血之职，据观察，甲减患者肌无力者占 61%，并伴有感觉障碍，手足麻木、肌肉痛、僵硬或痉挛，此为“脾主肌肉”之功能减退，且有 32% ~ 82% 患者合并不同程度之贫血。同时，甲减妇女常有月经紊乱，严重时引起持续大量失血，均系脾不统血之征象。

3. 心虚

甲减患者以心动过缓、脉沉迟缓为主要见症。此乃心阳不振之临床表现，乃因“肾命不能蒸运，心阳鼓动无能”所致，故病初虽不涉及心脏，但基于肾阳衰微，心阳不振，心肾阳虚而进一步加重临床阳虚之见症。

4. 痰浊

甲减患者临床以阳虚为主要表现，但在病情严重时可出现黏液性水肿是为痰浊之病理，此痰浊仍源于脾肾阳虚不能运化水湿聚而成痰。甲减患者部分可显现甲状腺肿大，“乃五脏瘀血、浊气、痰浊而成”。实验室检查甲减患者普遍存在血清胆固醇升高的现象，从中医而论，乃是“浊脂”，也属痰浊之范畴，故本病与痰浊关系密切。

甲减的主要病机是肾阳虚，肾阳是功能活动的动力，也是人体生命的源泉。人体生命活动与激素的调节是分不开的，由于甲状腺素的合成障碍，进而导致垂体前叶、性腺、胸腺、心、肝、脾等脏器组织的一系列病变，临床上产生相应的症状和体征，与肾阳虚证候相似。肾阳虚患者会出现全身功能低下并伴见寒象，这是由于肾中元阳衰微，阳气不运，气化失司，开阖不利，以致水湿、痰浊、瘀血等阴邪留滞，出现面色晦暗、精神委顿，甚则神志昏蒙、眩晕、尿少、全身浮肿、舌质晦暗等浊阴上逆证。甲减患者的心脏可具有病理性改变，主要是心肌间质黏液水肿，使心肌增大和扩张，临床以心动过缓、脉沉迟缓、心界扩大、心音低钝为主要症状。从中医学而论，此乃“肾命不能蒸运，心阳鼓动无权”，甚则脾肾阳虚，气滞血瘀，痰浊内停，蒙蔽心窍，而致神昏窍闭之危象。

综上所述，肾阳虚为导致甲减病的直接因素，随着病情的发展，还会出现脾肾阳虚与心肾阳虚及痰浊内停。肾阴阳两虚往往出现于甲减病的后期，正气大衰，阴阳两伤是病理变化的最后转归，在其病机演化过程中，最终导致肾气败绝，阴阳离绝之死候。治疗宜循“阴中求阳，阳中求阴”的治则，急挽重危之阴精与阳气。

（二）西医学认识

（1）自身免疫性甲状腺炎：桥本病等自身免疫性甲状腺疾病。存在甲状腺组织的淋巴细胞浸润，血液循环中可测出抗甲状腺自身抗体，有细胞免疫的异常改变。免疫反应造成甲状腺组织的广泛破坏，以及甲状腺抑制性抗体占优势时，甲状腺失去了正常的分泌功能，表现为甲状腺功能减退。

（2）甲状腺手术或放射性破坏：甲状腺的储备功能较强，破坏 95% 以上时才出现功能低下。

Graves 病的甲状腺次全切除后可继发甲状腺功能减退。甲减的发生除与甲状腺组织切除过多有关外，还与甲状腺组织淋巴细胞浸润程度以及血液中甲状腺自身抗体滴度有显著关系。

Graves 病放射性碘治疗后亦可继发甲减，甲减发生率与 ^{131}I 剂量、甲状腺淋巴细胞浸润及血液循环中甲状腺自身抗体的水平均有显著相关性。颈部恶性肿瘤的外照射，有时亦可导致甲减。

（3）生甲状腺肿物质。生甲状腺肿物质可抑制甲状腺激素的合成造成甲减。生甲状腺肿物质较多，一般可分为药用化学品（如硫脲嘧啶、碘剂、过氯酸盐、硫氰酸盐等）、食用植物（如洋白菜、大豆制品、木薯等），以及微量元素（如氟、锂等），其中最常见的为 Graves 病使用抗甲状腺药物治疗过程中，由于药物剂量使用过大或时间过长，以致药物性甲减。

（4）亚急性甲状腺炎或其他甲状腺疾病：少数亚急性甲状腺炎亦可出现甲状腺功能减退。慢性纤维性甲状腺炎可引起甲减，但本病罕见；甲状腺恶性肿瘤、甲状腺转移癌、甲状腺结节等均可造成甲状腺组织的广泛破坏，而发生甲减。

（5）外周组织对甲状腺激素无反应：患者血浆甲状腺激素显著升高，但无结合蛋白异常，临床上无甲亢的临床表现，反而呈甲状腺功能正常或甲减，是由于靶器官对甲状腺激素无反应所致，其机制可能是甲状腺激素转运入细胞的过程缺陷，或是与细胞内的核受体的结合障碍。

（6）中枢性甲减：指下丘脑性和垂体性甲减。当垂体肿瘤、炎症、坏死、出血等所造成的全垂体或部分垂体功能低下时，常引起垂体前叶 TSH 分泌减少，使甲状腺功能活动障碍，形成甲减。

（7）甲状腺发育异常：这是先天性甲减的主要原因，甲状腺发育异常包括甲状腺不发育、发育不良和甲状腺原基不下降，甲状腺原基不下降和下降不良形成的异位甲状腺，均存在甲状腺发育不良。其发病机制尚未明确，可能与出生前母体供给甲状腺激素有关；亦有人认为母体存在甲状腺自身抗体和甲状腺组织细胞毒因子有关。

（8）患者甲状腺发育正常，但由于甲状腺激素合成的某一步骤发生障碍，造成甲状腺激素合成、分泌缺乏或不足，而形成甲减。本病属遗传性疾病，多见于近亲结婚的后代，常呈家族集中性。约占先天性甲减的 25% ~ 30%。

（9）甲状腺激素的转运缺陷：甲状腺激素在血液中绝大部分与蛋白质结合，起贮存和转运作用。当与甲状腺结合的蛋白质增多时，发挥生理作用的游离甲状腺激素减少，患者多数甲状腺功能虽属正常，但也可呈甲状腺功能减退，如先天性 TBG 过多症，患者 TBG 结合能力显著增高，常伴甲减。

（三）病理变化

1. 甲状腺

原发性甲减患者，甲状腺多萎缩，滤泡萎缩，上皮细胞扁平，胶质很少；间质可有淋巴细胞和浆细胞浸润及广泛的纤维化。抗甲状腺药物所致者，甲状腺多增大，滤泡上皮增生，胶质减少。继发性甲状腺功能减退者，甲状腺缩小，滤泡萎缩，上皮细胞扁平，腔内充满胶质。

2. 垂体

原发性甲减患者的垂体前叶增大，甚至呈结节样增生，这是由于甲状腺激素分泌减少以后，反馈至垂体前叶，过多的分泌 TSH 所致。有时可发生腺瘤，蝶鞍亦稍增大。垂体性甲减患者垂体萎缩，有肿瘤或肉芽肿等病变。

3. 黏液水肿

含有透明质酸、粘蛋白、黏多糖的液体在组织内浸润。皮下浸润致使皮肤肿胀，表皮萎缩、角化；肌纤维浸润引起骨骼肌及心肌退行性变，以致坏死；全身的组织细胞核酸与蛋白质合成、代谢及酶系统活力均减弱，各种浆膜腔有含蛋白很多的渗出液，脑细胞可有萎缩呈退行性变。这些改变随甲状腺激素缺乏的时间越长，病变就越显著。

二、临床表现

（一）成人甲状腺功能减退症

1. 症状

患者常觉易疲劳、畏寒、体重增加、便秘、月经不规则及肌肉痉挛。

2. 体征

皮肤苍白或呈橘黄色、发凉、干燥、颜面及手肿胀，毛发稀少、眉毛稀疏（外1/3脱落），声音粗而沙哑及腱反射迟钝。

3. 心血管系统变化

心跳慢而弱，心音低钝。心脏扩大和心包积液，但很少发生心包填塞。舒张压上升，脉压差减小，动脉粥样硬化、冠心病发生率明显增高。心电图异常率100%，主要为T波低平、低电压、Q–T延长、窦性心动过缓等。少数呈现房室传导阻滞、束支传导阻滞、期前收缩。

4. 肺功能改变、呼吸浅而弱

对缺氧和高碳酸血症引起的换气反应减弱。肺功能改变可能是甲减者昏迷的主要因素。

5. 神经系统症状

轻者多无，常见智力减退，反应迟钝，记忆力下降，注意力、理解力、计算力和听力减弱。感光反应不灵敏，可有感觉异常、麻木、刺痛或灼痛。有嗜睡或失眠、眩晕、运动失调，有时见腱反射减弱。脑电图表现为波幅度减低、曲线平坦，严重者可出现黏液水肿性昏迷，死亡率极高，甲减患者精神多安静温和，有的可表现为抑郁或烦躁，称之为黏液水肿性躁狂症。

6. 消化与血液系统症状

食欲减退，腹胀，顽固性便秘，甚至发生肠梗阻。50%患者有胃酸缺乏。有时可伴有腹腔积液。1/4患者可有贫血，一般为正常红细胞型，有些可能是小细胞性或大细胞性贫血。白细胞计数可稍偏低，分类可有淋巴细胞增多。

7. 性功能紊乱

性功能紊乱表现为性欲减退、阳痿。患者可表现为月经失调和不孕。有时可出现严重子宫功能性出血，为雌激素代谢障碍，FSH（滤泡刺激素）及LH（黄体生成激素）分泌异常所致。

8. 肾功能减退

肾小球滤过率减低，负荷排泄能力减弱，饮水过多可致水中毒。指甲变色（褐色、黑色）变硬，角化过度，凹凸不平，这种变化可能是因为指甲、皮肤、毛发类似。

9. 其他

或有肌肉酸痛，尤其晨起或冬季为重，少数患者出现肌肉肥大，亦可见有甲减－乳溢综合征，但血中泌乳素常不增高，估计甲减时乳腺感受性发生了变化，当甲减纠正后，即可停止。

（二）幼年型甲状腺功能减退症

幼年型甲减是发生在成熟前儿童期的甲状腺功能低下。其临床表现介于克汀病和成人甲减之间。发病越早越像克汀病，发病越晚越像成人型甲减。往往智力较低，学习成绩不良。儿童骨骼发育不良，生长延迟，身材矮小，有些有假性肌肥大，牙齿萌出和更换较晚，面容幼稚；可有多毛，尤其是肩、背、腰部、臂、股外侧部分布较多。性腺发育迟缓，偶有性早熟和乳汁分泌。较重的儿童可出现黏液水肿，称为幼年型黏液水肿。患者呈蜡样面容，表情滞呆、淡漠、少语、声细、少动、少食、怕惊、体重迅速增加，皮肤粗糙、脱屑。

（三）成人黏液性水肿

黏液性水肿患者具有明显的甲减症状并伴有各组织黏液性水肿病理变化者称为黏液性水肿。发生于成人的黏液性水肿称成人黏液性水肿。成人黏液性水肿以40岁以上的妇女较多见，男、女之比为1∶（4～5）。其临床特点如下。

（1）皮肤压之较硬，韧性较大而不出现指压痕，通常形容为非凹陷性水肿。

（2）黏液性水肿于颜面，特别是眼睑和唇部最为明显，可见眼睑肿胀松软并起皱纹，半透明的上眼睑臃肿下垂，鼻宽唇厚；腕部尤其是踝部可以肿胀得发圆，伴行动笨拙。

（3）黏液水肿在组织间隙的移动性差，一般不随体位变更而坠积到低垂部位，如颜面水肿时并不因日间常取坐位或立位而到晚间减轻。

（4）黏液性水肿亦可发生于除皮下外的其他组织间隙。当发生于口腔黏膜、舌、悬雍垂、喉头黏膜、中耳等部位时，可出现语言缓慢、舌体肥大、声音嘶哑、吐字不清等症状。患者常有畏寒、体重增加、皮肤干燥脱屑、苍白发黄。甲减晚期，可出现凹陷性水肿。

（5）黏液性水肿侵袭骨骼肌、心肌、中枢神经系统及肾脏时，出现相关的临床表现。如心脏搏动减弱、心音低钝、心包积液等；反应迟钝、记忆力减退、嗜睡、头晕、耳鸣，甚至可呈神经质或发生幻觉、妄想、自杀企图等；严重者可发生明显的精神失常或痴呆、木僵、昏迷状态；可出现蛋白尿等。

（6）累及性腺发育或有功能障碍时，女性患者可有月经过多或闭经、不孕等；男性患者可有性欲减退、阳痿。

（四）黏液水肿性昏迷

黏液水肿性昏迷是甲状腺功能减退未能及时诊治，病情处于恶化阶段而表现的严重症候群，临床少见，其发病率不高，一旦发生，预后危重，病死率较高。

（1）怕冷、乏力、行动迟缓、颜面浮肿、皮肤干冷、粗糙。

（2）神志改变，如表情淡漠加重、嗜睡、意识不清、四肢软弱无力、腱反射迟钝或消失，渐入昏迷状态。

（3）出现典型的六低表现。①低体温（多低于 35℃）；②低心率（低于 60 次 /min）；③低血压；④低通气功能（呼吸减慢）；⑤低血糖；⑥低钠血症。

（4）其他，部分患者有皮肤水疱、溃疡及出血、肌肉坏死等。

（五）甲减的轻、中、重分型

甲减由于甲状腺激素缺乏的严重程度不同，以及疾病的演变程度不一致，可分为以下 4 型。

1. 重度甲减

重度甲减患者都有乏力、怕冷、毛发皮肤干粗、声音嘶哑及典型黏液性水肿面容，患者可死于黏液性水肿昏迷，冠状动脉或脑动脉血栓形成。严重先天性甲减，如散发性先天性无甲状腺克汀病或严重地方性克汀病，除有典型黏液性水肿表现外，都有严重智力低下、身材发育障碍，并可伴有其他精神神经症状。

2. 轻度甲减

临床上如遇到有无力、脸部水肿等，应考虑到本病的可能；如果家族中有甲状腺疾病史包括慢性淋巴细胞性甲状腺炎、Graves 病等，则均应做甲状腺功能检查。其中，对原发性甲减最有意义的诊断是血清 TSH 水平升高。

3. 亚临床型甲减

这种类型是指甲状腺激素分泌不足，但由于代偿性 TSH 分泌增加而维持了甲状腺功能于正常状态。患者无甲减临床症状，故有人将其称为“代偿性甲状腺功能正常症”。亚临床甲减的实验室诊断依据为基础血清 TSH 水平升高，及(或)TRH 兴奋试验过程中 TSH 呈持续性过度反应，并且患者甲状腺储备降低，对 TSH 兴奋试验反应减弱。

4. 暂时性甲减

临床上可出现暂时性甲减的情况很多，最常见的是甲亢在用抗甲状腺药物治疗过程中，没有及时根据临床好转调整抗甲状腺药物的剂量，以致药物过量。这类患者常表现为怕冷、甲状腺肿较前增大，下肢抽筋或浮肿，只要将抗甲状腺药物的剂量减少及（或）加用甲状腺激素后，药物过量所致的甲减即可在数周内自行消失。

三、实验室检查

（一）甲状腺功能检查

（1）基础代谢率降低，多低于 -20%，常有 -45% ~ -35%，有时可达 -70%。

（2）吸 ^{131}I 率低于正常，呈低平曲线，但受摄碘等影响较多，故少特异性，6h 小于 15%。

（3）血清总甲状腺素（T_4）降低，血清总 T_4 降低而三碘甲腺原氨酸（T_3）正常，可作为早期诊断甲减的指标之一。另外，有严重疾患且甲状腺功能正常的患者及老年正常人中，血清 T_3 可降低，故 T_4 浓度在诊断上比 T_3 浓度更为重要。轻症患者总 T_3 浓度可在正常范围，而重症患者可以降低。游离 T_3（FT_3），游离 T_4（FT_4）降低，血清 rT_3 常明显降低。周期性甲减可增高。

（4）血清促甲状腺激素（TSH）测定对甲减有重要意义，较 T_4 及 T_3 为大。如甲状腺本身破坏所致，TSH 显著升高，日常先于 T_4、T_3 下降，是原发性甲减的最早表现；继发性加减 TSH 可正常、偏低或明显下降。如果 T_3、T_4 正常而 TSH 升高则可能为亚临床型甲减。

（5）血浆蛋白结合碘（PBI）常低于正常，多小于 0.24μmol/L。

（二）TSH 兴奋试验

TSH 10U 皮下注射，若甲状腺摄 ^{131}I 率明显升高，可高达 100%，提示甲减继发于下丘脑、垂体；若摄 ^{131}I 率不升高，则提示原发性甲减。

（三）TRH 兴奋试验

TRH 200 ~ 500μg 清晨静注，如果血清 TSH 延迟升高，提示病变在下丘脑；如果血清 TSH 无反应，提示病变在垂体：如果 TSH 原来较高，给予 TRH 后更高，提示为原发性甲减。

（四）甲状腺自身抗体检查

原发性甲减与自身免疫有关，血中常可检出甲状腺球蛋白抗体（TGA）、甲状腺微粒体抗体（TMA）。

（五）一般检查

（1）血红蛋白及红细胞减少，白细胞分类中淋巴细胞增多，常呈轻、中度贫血。血清铁降低，铁离子结合蛋白量减少。

（2）血糖正常或降低，口服葡萄糖耐量试验显示低平曲线，胰岛素反应延迟。

（3）原发性甲减患者血清胆固醇可增高，垂体和下丘脑性甲减者胆固醇正常或偏低。

（4）磷酸肌酸激酶（CPK）升高，乳酸脱氢酶升高，17- 酮类固醇降低，17- 羟皮质类固醇降低，血尿酸增高，尿酸清除率降低。

（六）脑电图

脑电图弥漫性异常，节律不齐，频率偏低。

（七）头颅 X 线

CT 扫描，ECT、MRI 检查可见下丘脑或垂体病灶，蝶鞍扩大。

四、诊断与鉴别诊断

（一）诊断

典型的甲状腺功能减退症（表 3-4）具有怕冷、乏力、面容滞呆、皮肤粗糙、黏液水肿、智力减退、思维及反应迟钝等表现，这些对诊断有可靠的价值。既往有甲状腺疾病史、甲状腺手术或放射史、头部外伤或中枢神经系统炎症史等可供参考。对轻度甲状腺功能减退症患者，因临床表现少，而且缺乏特异性，诊断较困难，主要依靠实验室检查。基础代谢率测定、血清胆固醇测定、甲状腺摄 ^{131}I 率及血清 T_3、T_4、TSH 测定均有助于诊断。尤其 T_4 和 TSH 测定是诊断甲状腺功能减退症较可靠而敏感的两个指标，甲状腺功能减退症确诊后，必须进一步鉴别系原发性还是继发性甲状腺功能减退症。这一点对于治疗是必要的。

表 3-4　甲状腺功能减退症的诊断要点

项目	原发性甲状腺功能减退症	继发性甲状腺功能减退症
发病机制	甲状腺滤泡大量破坏，或甲状腺功能受到抑制，使甲状腺激素分泌减少	因血管栓塞或出血，垂体坏死或萎缩，功能丧失 50% 以上，TSH 分泌减少。丘脑的炎症和损伤，使 TRH 分泌减少
临床表现	主要表现为甲状腺功能低下	甲状腺功能低出现较晚
体温低	多见	少见
体重	增加或有黏液性水肿	多降低。黏液性水肿少见
皮肤	干、冷、厚、脱屑	多为光、薄、细，有黏液性水肿者同左
毛发	脱落较轻	眉毛、腋毛、阴毛脱落较显著
心脏	多增大	多缩小
甲状腺肿大	有	无
性腺	性腺功能减退较轻	性腺功能减退出现较早，乳汁分泌减少或消失，月经紊乱，性腺萎缩，胡须脱落
肾上腺皮质功能	减退轻	减退较重，多有低血压、低血糖、低血钠
颅内压迫症状	无压迫症状	有压迫症状，视力减退，乳头水肿，颞侧偏盲，颅内压升高
实验室检查		
TSH	升高	降低
17- 羟皮质醇	降低	明显降低
胆固醇	多升高	大多正常
TSH 兴奋试验	不受兴奋	受兴奋，摄碘率升高 25% ~ 45%
抗甲状腺抗体	可为阳性	阳性
颅片	蝶鞍正常	蝶鞍可增大或有钙化

继发性甲减症系脑垂体前叶功能减退症的组成部分，绝大多数是由于产后大出血及休克或脑垂体肿瘤所致，如嫌色细胞瘤、颅咽管瘤。由于感染、颅脑创伤、浸润性病变以及自身免疫性垂体炎引起的都是少见的。诊断继发性甲减很重要，因垂体功能减退症引起危象的不少，其处理方法与原发性甲减危象不同。继发性甲减必须同时有肾上腺皮质及性腺功能减退存在，选择性 TSH 缺乏虽然也有过报道，但实属罕见。继发性甲减与原发性甲减都有尿 17- 酮类固醇及 17- 羟皮质类固醇排出减少，不过继发性甲减的减少在程度上严重。继发性甲减患者血清促性腺激素明显降低或完全缺乏，原发性甲减患者促性腺激素正常或轻度降低。最有价值的实验室检查为血清 TSH 及 TRH 兴奋试验，继发性甲减血清 TSH 水平低，TRH 兴奋试验还可区别垂体性与下丘脑性继发性甲减。TSH 兴奋试验也可区分之，继发性甲减患者的甲状腺吸 ^{131}I 率增高及血清 PBI 或 TT_4、TT_3，或 FT_4、FT_3 增加，但原发性甲减则无反应。不过，脑垂体前叶功能减退症的病程较长者可产生严重甲状腺萎缩，此时对 TSH 也有无反应的。因此，TSH 反应阳性，可以诊断为继发性甲减，但反应阴性者，则并不能完全排除诊断，几乎全部继发性甲减患者都有闭经，而在原发性甲减者则以月经过多为常见；对甲状腺激素治疗的疗效，两者也不相同。原发性甲减的疗效较继发性甲减者为好，在后者单独使用甲状腺激素，特别剂量较大及疗程较长时，可以导致肾上腺皮质功能衰竭。

（二）鉴别诊断

1. 贫血

本病常易误诊为恶性贫血、缺铁性贫血或再生障碍性贫血。两者均有皮肤苍黄、毛发干枯、面容虚肿、表情淡漠，胃酸缺乏等。但前者心率较快，脉压差大和 BMR 偏高。甲减者对寒冷更为敏感，伴唇厚舌大，音调低沉，心率缓慢，BMR 和 ^{131}I 率均降低等，可以帮助鉴别。

2. 肾性水肿

甲减与慢性肾脏疾患均可有全身水肿、皮肤苍白、血清胆固醇升高，PBI 和 BMR 降低。但后者水肿呈凹陷性，心率不慢，血压多偏高，可有视网膜渗出及出血。化验检查有蛋白尿、红细胞及管型，并伴有肾功能改变及酸中毒等，而无典型的畏寒、脱发及动作笨拙等表现，以资鉴别。

3. 肝性水肿

肝脏病变可导致甲状腺激素生理代谢紊乱，使 T_4 转向 T_3 减少，致 T_3 下降，rT_3 升高。肝性水肿患者肝功能改变多较显著，皮肤有色素沉着，蜘蛛痣，面容消瘦，心率正常或稍快，水肿为凹陷性。而黏液性水肿患者肝功能改变多较轻，皮肤苍白，面部臃肿，心率缓慢，水肿呈非凹陷性，查 T_4、rT_3 和 BMR 降低，一般可以与肝性水肿相鉴别。

4. 精神失常

严重的黏液性水肿可出现脑血流缓慢，氧和能量利用不足，导致中枢神经系统功能障碍和精神失常，表现为反应迟钝、幻觉妄想等，易误诊为精神分裂症及其他功能性精神病。以甲状腺功能检查可区别，且用甲状腺激素试验治疗，对一般精神失常者无效，但可改善黏液性水肿患者的精神状态。

五、治疗

（一）一般治疗

许多甲减如地方性缺碘、手术、放疗等引起者均可加强防治而减少发病。如在缺碘地区要适量的补充碘化剂。由于药物、食物引起者，应停用或减量；继发性者应处理垂体瘤等。尚需对症治疗，有贫血者应补充铁剂、维生素 B_{12}、叶酸、肝制剂等，胃酸低者，口服稀盐酸。

（二）中医学治疗

1. 辨证治疗

甲状腺功能减退症临床表现繁杂，轻症患者临床表现不明显，重症者又常有并发症，给辨证增加困难，辨证分型也未一致，大致可分为以下几型论治。

（1）肾阳虚证。

主证：畏寒，面色㿠白，腰膝酸冷，小便清长或遗尿，浮肿，腰以下为甚，阳痿滑精，女子带下清冷，宫寒不孕，舌淡苔白，尺脉沉细或沉迟。

治法：温肾助阳。

方药：济生肾气丸加减。常用药物有鹿角胶、熟地、山药、枸杞子、菟丝子、茯苓、牛膝、补骨脂、巴戟天、狗脊等。

（2）脾肾阳虚。

主证：形寒肢冷，面色㿠白，消瘦神疲，少腹冷痛，腰酸膝冷，小便频数，余沥不尽，夜尿频繁，或小便不利，面浮肢肿，甚或阳痿，或妇女宫寒不孕，带下清稀，舌质淡胖，边有齿痕，脉沉迟而弱。

治法：温肾健脾，补益气血。

方药：理中汤合肾气丸加减。常用药物有人参、干姜、白术、附子、甘草、山药、山萸肉、肉桂、砂仁、苍术、益智仁、菟丝子、杜仲、当归。

加减：腰痛甚者，可加杜仲、怀牛膝、续断等；面部及四肢肿胀明显者，加车前子、泽兰、益母草等。

（3）心肾阳虚。

主证：形寒肢冷，心悸怔忡，尿少身肿，身倦欲寐，唇甲青紫，舌质淡暗或紫，苔白滑，脉沉微。

治则：温补心肾，利水消肿。

方药：真武汤合保元汤加减。常用药物有肉桂、黄芪、人参、甘草、干姜、附子、薤白、桂枝、仙灵脾。

加减：腰痛甚者，可加杜仲、怀牛膝、续断等；身肿甚者，加茯苓、苡仁、车前子等。

（4）阳虚湿盛型。

主证：除具有脾肾阳虚之证候外，又见周身浮肿，以双下肢为甚，小便量少，胸腹满闷，周身沉重，酸软乏力，舌体胖大而淡嫩，苔白腻，脉沉迟无力。

治法：温阳益气，化气行水。

方药：真武汤、五苓散加减。常用药物有黄芪、白术、茯苓、猪苓、泽泻、干姜、附子、仙灵脾、炙甘草。

加减：身肿甚者，加苡仁、车前子等；胸腹胀满者，加砂仁、陈皮、大腹皮等。

（5）气血两虚型。

主证：神疲乏力，少气懒言，反应迟钝，面色萎黄，纳呆，便溏，手足欠温，月经量少或闭经，舌淡，苔薄，脉细弱。

治法：益气养血。

方药：十全大补汤加减。常用药物有党参、白术、茯苓、甘草、熟地、白芍、当归、川芎、黄芪、肉桂、丹参、砂仁、山药。

加减：便溏肢冷明显者，加补骨脂、淫羊藿等；脘腹胀满者，加砂仁、陈皮、厚朴等。

（6）水邪凌心型。

主证：除阳虚证候外，伴胸闷憋气，心悸怔忡，咳嗽气喘，动则加重；双下肢肿甚，小便短少；舌淡，苔白，脉沉，迟，细弱。

治法：健脾温肾，补益心阳，化气行水。

方药：真武汤与生脉散加减。常用药物有黄芪、人参、白术、桂枝、茯苓、干姜、茯苓皮、红花、熟附子、炙甘草。

加减：便溏肢冷明显者，加补骨脂、淫羊藿等；喘促甚者，可加苏子、椒目；脘腹胀满者，加砂仁，陈皮、厚朴等；下肢肿甚者，加车前子、猪苓、泽泻等。

（7）痰血瘀阻型。

主证：除具有阳虚证候外，兼见皮肤粗糙，肢体麻木，女子闭经，舌质紫黯或有瘀斑，脉沉、迟、涩。

治法：温阳益气，活血化瘀，化痰行水。

方药：肾气丸与血府逐瘀汤加减。常用药物有熟地、车前子、肉桂、附子、益母草、川芎、泽兰等。

加减：便溏肢冷明显者，加补骨脂、淫羊藿等；脘腹胀满者，加砂仁、陈皮、厚朴等；肢体麻木者，加鸡血藤、地龙等。

2. 单方验方

（1）桂枝 10g，川椒 2g，冬葵子 12g，共研细末，分 8 次开水送服。

（2）鹿茸 30g，浸泡入黄酒 500mg 内，3 个月后服用。

3. 古今方选

（1）肾气丸（《金匮要略》）：温补肾阳。治肾阳不足，腰痛脚软，下半身冷感，少腹拘急，小便不利，或小便反多，尺脉沉细，舌质淡而胖。干地黄八两，薯蓣四两，山茱萸四两，泽泻三两，茯苓三两，牡丹皮三两，桂枝一两，附子一两（炮）。用法：上八味，末子，炼蜜为丸，梧子大，酒下十丸，加至二十五丸，日再服。或混和研细，炼蜜和丸，每丸至 15g，早晚各服一丸，开水送下。

（2）济生肾气丸（《济生方》）：温补肾阳，利水消肿，肾阳不足。腰重脚肿，小便不利，畏寒肢冷，痰饮咳喘，舌淡胖嫩而有齿印，苔白滑，脉沉弦。熟地黄半两，炒山药一两，山萸肉一两，泽泻一两，茯苓一两，牡丹皮一两，官桂半两，炮附子二个，川牛膝半两，车前子（酒蒸）一两。用法：上药研为细末，炼蜜为丸，如梧桐子大；每服七十丸，空心米饮下。现代剂型以上十味，粉碎成细粉，过筛，混匀。每 100g 粉末加炼蜜 35 ~ 50g 与水适量，泛丸，干燥，制成水蜜丸；或加炼蜜 90 ~ 110g 制成小蜜丸或大蜜丸即得。

（3）右归丸（《景岳全书》）：温补肾阳，填精补血。主治肾阳不足，命门火衰。久病气衰神疲，畏寒肢冷；或阳痿遗精；或阳衰无子；或大便不实，甚则完谷不化；或小便自遗；或腰膝软弱，下肢浮肿等。大怀熟地八两，山药（炒）四两，山茱萸（微妙）三两，枸杞（微炒）四两，鹿角胶（炒）四两，菟丝子（制）四两，杜仲（姜汁炒）四两，当归三两，肉桂二两，渐可加至四两，制附子自二两渐可加至五六两。用法：上方将熟地蒸烂杵膏，加炼蜜丸，桐子大，或丸如弹大，每嚼服二三丸，以滚白汤送下，其效尤速。现代用法：配作蜜丸服，每丸约重 15g，早晚各服一丸，开水送下。或按原方用量比例酌情增减，水煎服。

（4）斑龙丸（《是斋百一选方》卷四）：补益元阳。主治肾亏，真阳不足。症见腰膝冷痛，阳痿早泄，或小便增多，耳鸣，体倦心烦，或老年阳虚，时常畏寒，气力衰微，常服益寿延年。鹿角胶（以酒浸胶数日，煮糊丸众药）、鹿角霜（碾为细末）、菟丝子（净洗，酒浸两宿，蒸，研）、柏子仁（净者，另研）、熟地黄（好者，酒浸两宿，蒸，焙，余酒入在胶内）各十两组成。上五味，先焙鹿角胶、菟丝子、地黄，研为细末，方入柏子仁在众药内研，却将鹿角胶酒约三四升，煮作糊，于石臼内杵二千下，令熟，丸如梧桐子大，早晚空心五十丸至一百丸止，逐日早晚服，盐汤或酒任下。

（5）真武汤（《伤寒论·辨太阳病脉证并治中》）：温阳利水。主治肾阳衰微，水气内停，小便不利，四肢沉重疼痛，恶寒腹痛，下利，或肢体浮肿，苔白不渴，脉沉者；太阳病发汗，汗出不解，其人仍发热，心下悸，头眩，身瞤动，振振欲辟地者。茯苓、芍药、生姜（切）各三两，白术二两，附子（炮，去皮，破八片）一枚组成。上五味，以水八升，煮取三升，去滓，温服七合，日三服。

（6）半硫丸（《太平惠民和剂局方》卷六）：温阳开秘。主治虚人、老人虚冷便秘。半夏（汤浸七次，焙干，为细末）、硫黄（明净好者，研令极细，用柳木松子杀过）各等分组成。以生姜自然汁同熬，入干蒸饼末搅和匀，入臼内杵数百下，丸如梧桐子大，每服十五丸至二十丸，空腹温酒送下，妇人醋汤送下。

（7）温阳抗衰汤（《全国第四届中医甲状腺疾病学术会议论文集 1995》）：主治甲状腺功能减退症。症见面色萎黄，浮肿，虚胖，头昏，心悸，腰酸，神倦，四肢软冷伴麻痛，女子闭经，男子阳痿。药物组成为肉苁蓉 30g、淫羊藿 30g、淡附片 15g、山萸肉 15g、肉桂 8g、鹿角胶 12g、怀山药 30g、茯苓 30g、黄芪 30g、党参 30g、炙甘草 8g、龙眼肉 12g，每日 1 剂，水煎，早晚服，10 天为 1 疗程，可连服 3 ~ 5 个疗程。加减：浮肿严重者加猪苓、车前子；闭经者加泽兰、当归；四肢麻痛者加桑寄生、鸡血藤；阳痿者加海狗肾 1 条。

本方治疗甲状腺功能减退症 44 例，显效 23 例，良效 14 例，进步 5 例，无效 2 例，总有效率为 95.4%。取效时间最短 15 天，最长 20 天。

4. 老中医经验

祝谌予教授认为甲减从临床症状辨证，系阳气虚衰到一定程度，阳损及阴，造成阴阳俱虚。临床上无热象者，为阳气虚型，症见畏寒、纳呆、浮肿、神情呆滞、精神萎靡、体温偏低、头昏嗜睡、乏力气短等，可选用“补中益气汤”加减，如畏寒便秘，则加重当归用量到 30g，加肉苁蓉 60g；浮肿甚者可配五苓散，阳虚明显者可配用真武汤。阴阳俱虚型，症见皮肤干燥、腹胀便秘、乏力少神、头发稀疏、口干思凉饮等，可选用肾气丸为主方进行加减。此病在临床还可见到血瘀征象，如舌下瘀、唇发绀、肢麻等，祝老在临床中酌加活血药，习用抗免疫Ⅰ号方（广木香、当归、益母草、白芍、川芎）或选用王清任的血府逐瘀汤。

丁光迪认为本病当属中医学“虚劳”。重视手、足少阳和心脾诸经，运用温补方药，尤其温润药，出入于斑龙丸、补中益气汤、定志丸、半硫丸等。温补命门是治疗本病的重要一招。用斑龙丸为主方，补命门、固奇经。用鹿角胶、全鹿丸为佳。此时一定要与香砂六君同用，以防呆滞。甲状腺在阳明、少阳经上行于颈颔的部位，故用补中益气汤，取其引升阳明、少阳的清气上升之功。如精神委顿、纳差便秘，半硫丸最佳；对于黏液性水肿，利水药无效，忌用活血化瘀药，仍以温阳益气、补益奇经为主。

王修身认为本病中医辨证多属脾肾阳虚，痰湿内停之证。而脾肾阳虚，尤以肾阳虚为主。治疗此病，以温补肾阳为主，兼以健脾，常用药为附子、仙灵脾、仙茅、熟地、肉苁蓉、鹿含草、马钱子、鹿角胶、菟丝子、黄芪、人参、白术；水肿甚者加茯苓、车前子；心率太慢者，加麻黄；痰湿内盛纳呆者，加半夏、陈皮、白芥子；女子闭经者，加当归、莪术。上方酌配滋补肾阴之品，以防温燥伤阴之弊，佐以少量甲状腺素片收效较快。痰湿表现明显，早服上方，晚服二陈汤加白术、桂枝、党参、生姜，以健脾、化痰、除湿，两方合用，标本兼治。

张闿珍认为本症中医辩证多为脾肾两虚型。治疗多以温中健脾、扶阳补肾为主。处方为附子 6g、干姜 3g、肉桂 2.1g、党参 15g、茯苓 9g、白术 9g、炙甘草 4.5g。腹胀者加砂仁 4.5g；水肿者加车前子 9g、赤小豆 24g、泽泻 9g；便秘者加黄芪 9g、火麻仁 15g；若为肝旺脾虚型，则治以健脾利湿平肝，组方为柴胡 6 ~ 10g、白芍 15g、党参 15g、白术 10g、茯苓 15g、甘草 3g。水肿甚者加车前子 10g、泽泻 10g；口苦、失眠、烦躁加丹皮 6 ~ 9g、龙胆草 9g、绵茵陈 9g、栀子 10g；腹胀加陈皮 5g、砂仁 5g；便秘加瓜蒌 15g、火麻仁 15g；口干加玄参 15g、生地 30g。同时加用小剂量甲状腺片（每日 60 ~ 100mg）及降血压、降血脂药物，待症状消失后，再长期用小剂量甲状腺片（每日 15 ~ 60mg）巩固疗效。

王杏伯治疗 1 例甲减患者结合临床辨证为“水肿”。其病因为盲目长期服用抑制性药物，导致药源性调节失误，使人体阴阳失衡，阴盛阳虚，火不制水，水气泛滥于肌肤，发为水肿。阴阳失衡归咎于肾，从肾论治，以补肾温阳、化瘀利水为原则。方用熟地、山萸肉、丹皮、大腹皮，车前子（包）各 10g，茯苓、泽泻、附子（先煎）、益母草各 15g，山药、丹参各 30g，肉桂 6g，连服 20 余剂，水肿渐消。药证合指，丝丝入扣，疗效显著。

肖佐桃认为甲减属中医“虚劳”范畴，辨证多为肾阳不足，命门火衰之候，法以补火壮阳、益气养血为主，拟方右归丸加减：肉桂（焗）、制附子各 5g，菟丝子、枸杞子、巴戟天、当归、党参各 10g，黄芪 15g。疗效佳。

（三）西医治疗

甲状腺激素替代治疗，补充甲减的甲状腺激素合成或分泌不足。替代疗法是治疗甲减的重要措施，临床疗效显著，永久性者需终身服用。

1. 药物种类

（1）甲状腺片，是甲状腺干制剂。

（2）人工合成的左旋甲状腺素钠盐（L-T_4）、（L-T_3）。

（3）T_4 和 T_3 的混合制剂。

（4）甲状腺提取物和纯化的猪甲状腺球蛋白。

2. 用法及用量

甲减患者应用甲状腺激素的原则是以最小的剂量，获得最佳的治疗效果。

甲状腺片从小剂量开始，每晨 15 ~ 30mg，以后每 2 ~ 3 周逐渐加至需要的维持量。最终剂量约为 120 ~ 240mg。如果见效，症状逐渐改善者，应将剂量逐渐减少至适合长期应用的适当维持量。如果每日剂量已达 240mg 仍不见效，应注意诊断是否正确，是否是周围性甲减。

L-T_4 从小剂量开始，25μg，每日 2 次，每 1 ~ 2 周增加 50μg，最终剂量为 200 ~ 300μg，一般每日维持量 100 ~ 200μg，平均为 150μg。L-T_4 100μg 相当于甲状腺片 60mg，L-T_4 作用缓慢、持久、稳定，为甲减治疗首选。L-T_3 每日剂量为 60 ~ 100μg，L-T_3 20μg 相当于甲状腺片 60mg。L-T_3 作用比 L-T_4 和干甲状腺制剂快而强，维持时间短，故多应用在黏液水肿昏迷的抢救。T_3 和 T_4 的混合制剂：一般主张 L-T_3 20μg 加 L-T_4 100μg。有主张将 T_4 和 T_3 按 4 ∶ 1 的比例配成合剂或片剂。其优点是与内生性甲状腺激素的作用相近似。

甲状腺提取物和纯化的猪甲状腺球蛋白已用于临床。

（四）黏液性水肿昏迷的治疗

本病属危急重症，病死率极高。在排除其他昏迷原因后，论断一旦建立，无须等待实验室结果应立即开始有效救治。

1. 甲状腺激素替代治疗

尽早使血中甲状腺激素恢复正常，如何正确投药，尚无一致意见。口服给药吸收不肯定，一般静脉给药较理想。静脉注射第一天用左旋甲状腺激素 300 ~ 500μg（可在 24h 内使血中 T_4 升至正常水平），或 200μg/kg 静脉慢滴；第二天 100μg，第三天以后 50μg，直至病情好转改为口服，以后再减至平时维持量。也有主张一开始静脉注射左旋甲状腺素 500μg，同时或随后给三碘甲状腺原氨酸 10μg，同时进行心电监护。也有主张必须同时投给 T_4 和 T_3，开始静注 L-T_4 200μg 及 L-T_3 50μg，随后每日可给 L-T_4 100μg 和 L-T_3 25μg，以保证激素的吸收并提供生物活性激素 T_3。

2. 肾上腺皮质激素治疗

如疑为下丘脑垂体原因所致继发性甲减，或为原发性甲减患者，肾上腺皮质功能储备功能也差，为避免肾上腺危象的发生，用甲状腺激素治疗前或同时，早期使用肾上腺皮质激素（如氢化可的松

100 ~ 300mg）静注，然后 25mg/6h 持续静滴，神志清醒，血压纠正后，可逐渐减少用量。

3. 加温

低体温者在用甲状腺激素治疗同时，可加毛毯或棉被保温或升高室温，一般不必直接加温保暖，因后者可使周围血管扩张，增加耗氧，反而导致循环衰竭，甚至死亡。

4. 其他治疗

监测生命体征及血气分析；常翻身有利于胸廓扩张和刺激呼吸；给予广谱抗生素；避免应用镇静剂和呼吸抑制剂，可诱发昏迷。可静滴高渗葡萄糖，同时给予一定量的 ATP、维生素 B、维生素 C。但不要滥用胰岛素，因患者对胰岛素敏感，易造成低血糖昏迷。总液体量的补充不宜过多，因为其代谢率低，液体需要量较正常人少。其心脏储备力低，过量的液体易造成脑水肿和心力衰竭。一般每天补充 500 ~ 1 000mL 即可满足机体的需要。根据实验室指标适当补充钠、钾等电解质，患者常有稀释性低钠血症，因此除非有明显电解质不足外，一般不宜补充钠盐，随着黏液水肿的纠正，低钠状态会纠正。

第四章

肺部感染性疾病

第一节　急性上呼吸道感梁

急性上呼吸道感染（简称上感）是指鼻腔、咽或喉部的急性炎症，是呼吸道最常见的一种传染病。可发生在任何年龄，具有较强的传染性，并可引起严重并发症。

一、病因和发病机制

急性上呼吸道感染约有 70% ~ 80% 由病毒引起。主要有流感病毒（甲、乙、丙）、副流感病毒、呼吸道合胞病毒、腺病毒、埃可病毒、柯萨奇病毒、麻疹病毒，风疹病毒等。细菌感染可直接或继病毒感染之后发生，主要有溶血性链球菌、流感嗜血杆菌，肺炎链球菌和葡萄球菌等。

当在受凉、淋雨、过度疲劳使全身或呼吸道局部防御功能降低时，原已存在于上呼吸道或从外界侵入的病毒或细菌迅速繁殖，引起本病。老幼体弱、患有慢性呼吸道疾患，如鼻旁窦炎、扁桃体炎者，更易诱发。

二、流行病学

全年均可发病，冬春季节多发，主要通过含有病毒的飞沫或被污染的用具传播，多数为散发性，但常在气候突变时流行。由于病毒的类型较多，人体对各种病毒感染后产生的免疫力较弱且短暂，并无交叉免疫，同时在健康人群中有病毒携带者，故一个人一年内可有多次发病。

三、病理

鼻腔及咽黏膜充血、水肿、上皮细胞破坏，少量单核细胞浸润，有浆液性及黏液性炎性渗出。继发细菌感染后，有中性粒细胞浸润，大量脓性分泌物。

四、临床表现

病因不同，临床表现可有不同的类型。

1. 普通感冒

普通感冒又称伤风、急性鼻炎或上呼吸道卡他。主要由鼻病毒、副流感病毒、呼吸道合胞病毒，埃可病毒、柯萨奇病毒等引起。初期有咽干、咽痒，在起病同时或数小时后，发生喷嚏、鼻塞、流清水样鼻涕，有时由于耳咽管炎使听力减退，也可出现流泪、味觉迟钝、呼吸不畅、声嘶，咳嗽少痰。全身症状较轻，可有全身不适，轻度畏寒，一般不发热或偶有轻度发热、头痛。检查可见鼻腔黏膜充血、水肿，有分泌物，咽部轻度充血。3 ~ 5 日后，鼻腔分泌物可转黄。如无并发症，5 ~ 7 天内全部症状自行消退。

2. 病毒性咽炎和喉炎

急性病毒性咽炎由鼻病毒、腺病毒、流感病毒、副流感病毒以及肠病毒，呼吸道合胞病毒等引起。临床特征为咽部发痒和灼热感。当有吞咽疼痛时，常提示链球菌感染，咳嗽少见。急性喉炎多为流感病毒、副流感病毒及腺病毒等引起，表现为声嘶、讲话困难，咳嗽时咽痛，可伴有发热或咳嗽。体检可见喉部水肿、充血，局部淋巴结轻度肿大和触痛，可闻及喘息声。

3. 疱疹性咽峡炎

疱疹性咽峡炎主要由柯萨奇病毒 A 引起。多见于儿童，夏季较易流行。发病急，有发热、咽痛。在前咽、软腭、悬雍垂和扁桃体上可有灰白色小丘疹，丘疹周围黏膜红晕，以后形成疱疹，破溃后可形成浅溃疡。病程约为一周。

4. 咽结膜热

咽结膜热常由腺病毒，柯萨奇病毒等引起。儿童多见，常发生于夏季。起病急，主要表现为发热、咽痛、眼结膜炎和颈淋巴结肿大，病程 4 ~ 6 天。

5. 细菌性咽 - 扁桃体炎

咽 - 扁桃体炎多由溶血性链球菌、流感嗜血杆菌、肺炎链球菌，葡萄球菌引起。起病急，畏寒、发热，体温可高达 39℃以上，咽喉疼痛，吞咽时加剧，可伴有全身酸痛、乏力和头痛等。检查可见咽部充血，扁桃体肿大、充血，颈淋巴结肿大，有压痛。

五、实验室检查

1. 血象

病毒感染，白细胞计数多为正常或偏低，淋巴细胞比例升高。细菌感染白细胞计数及中性粒细胞增多，可有核左移。

2. 病毒和病毒抗原的测定

根据需要选用免疫荧光法、酶联免疫吸附检测法、血清学诊断和病毒分离，确定病毒的类型。

六、并发症

可并发鼻窦炎、中耳炎、气管 - 支气管炎、肺炎、风湿病，肾炎或心肌炎等。

七、诊断和鉴别诊断

根据典型的症状，如发热、鼻塞、咽痛及局部体征，临床诊断一般无困难。但病因复杂，进行细菌培养和免疫荧光法、酶联免疫吸附法，病毒血清学检查可确定病因诊断，需与下列疾病鉴别。

1. 过敏性鼻炎

过敏性鼻炎临床上很像伤风，起病急骤，鼻腔发痒，频繁喷嚏，鼻涕多，呈清水样，持续时间较短，常突然痊愈。检查可见鼻黏膜苍白、水肿，分泌物中有较多嗜酸性粒细胞。

2. 流行性感冒

流行性感冒常有明显的流行性。起病急，全身中毒症状重，而呼吸道症状轻微或不明显，根据病毒分离和血清学检查可以鉴别。

3. 急性传染病前驱症状

麻疹、脊髓灰质炎、脑炎、伤寒，斑疹伤寒等在患病初期常有上呼吸道症状。在这些病的流行区和流行季节密切观察，并进行必要的化验检查以资鉴别。

八、治疗

呼吸道病毒感染目前无特异性抗病毒药物，治疗着重在减轻症状，休息，多饮水，戒烟，室内保持一定的温度和湿度，缩短病程，防止继发细菌感染和并发症的发生为主。

1. 对症治疗

发热、头痛可选用阿司匹林、对乙酰氨基酚（扑热息痛）或一些抗感冒制剂，也可选用中成药。咽痛可选用咽漱液或咽含片。声音嘶哑可用雾化吸入。鼻塞流涕可用1%麻黄素滴鼻液等。

2. 抗菌药物治疗

一般患者不必用抗菌药物，如年幼体弱、有慢性呼吸道炎症或细菌感染时，可根据临床情况及病原菌选择抗菌药物，临床常首选青霉素、磺胺类，大环内酯类或第一代头孢菌素。

3. 抗病毒药物治疗

早期应用抗病毒药物有一定效果，并可缩短病程。利巴韦林对流感病毒，副流感病毒和呼吸道合胞病毒有较强的抑制作用。奥司他韦对甲、乙型流感病毒有效，也可选用金刚烷胺、吗啉胍或抗病毒中成药。

九、预防

加强体育锻炼，提高机体的抗病能力是预防上呼吸道感染的最好措施。注意呼吸道患者的隔离，防止交叉感染。

第二节　急性气管－支气管炎

急性气管－支气管炎是由于感染、物理、化学刺激，过敏因素引起的气管－支气管黏膜的急性炎症。临床主要表现为咳嗽、咳痰，多在寒冷季节发病，是呼吸系统常见病。

一、病因和发病机制

当机体受寒、淋雨、过劳等均会削弱呼吸道防御机能，使呼吸道抗病能力降低，有利于病毒，细菌的侵入而引起感染。常见的病毒有：流感病毒、腺病毒，呼吸道合胞病毒及副流感病毒等。常见的细菌有：流感嗜血杆菌、肺炎链球菌、链球菌、葡萄球菌等。上呼吸道感染如扁桃体炎、鼻窦炎、咽炎向下蔓延，也可引起本病。

过冷空气、粉尘、刺激性气体或烟雾对气管－支气管黏膜急性刺激均可引起本病。另外，过敏因素如花粉、真菌孢子等吸入，或细菌蛋白质都可引起气管－支气管的过敏性炎症。

二、临床表现

1. 全身表现

一般较轻，可有发热，体温在38℃左右，头痛、全身酸痛，多在3～5天后消退。

2. 呼吸道表现

起病时先有上呼吸道感染的症状，如鼻塞、喷嚏、咽痛，声嘶等。随后出现咳嗽，初起为干咳或有少量黏液性痰，随病情加重而咳嗽加重，痰量增多，为黏液脓性痰，偶可痰中带血，如伴有支气管平滑肌痉挛可有气促或喘息。肺部检查：听诊可闻及呼吸音粗糙，散在易变的干、湿性啰音，咳嗽后可减少或消失。呼吸道表现约在2～3周消失，如反复发生或迁延不愈可发展为慢性支气管炎。

三、实验室及其他辅助检查

1. 血常规检查

一般无异常，细菌感染较重时，白细胞总数、中性粒细胞增高。

2. 痰涂片或培养

可发现致病菌。

3. X 线检查

大多数表现正常或肺纹理增粗、紊乱。

四、诊断与鉴别诊断

根据上呼吸道感染病史、咳嗽和咳痰等呼吸道症状以及两肺散在干、湿性啰音等体征，结合血象和X线胸片检查，可做出临床诊断。需与下列疾病鉴别。

1. 急性上呼吸道感染

鼻咽部症状明显，一般无咳嗽、咳痰，肺部无异常体征。

2. 流行性感冒

起病急，常有明显的流行病史，全身中毒症状重如高热、全身酸痛、头痛、乏力等，而呼吸道症状相对轻。依据病毒分离和血清学检查，可以鉴别。

3. 其他

肺炎、肺结核、肺癌、肺脓肿等多种肺部疾病早期均可有支气管炎的表现，应详细检查以资鉴别。

五、治疗

1. 一般治疗

适当休息，注意保暖，多饮水，补充足够的热量。防止呼吸道的理化刺激。

2. 对症治疗

干咳无痰可用喷托维林（咳必清）25mg，每日 3 次或可待因 30mg，睡前服用。痰液黏稠不易咳出时，用溴已新（必嗽平）8 ~ 16mg，每日 3 次，氯化铵 0.3 ~ 0.6g，每日 3 次等；也可雾化吸入帮助祛痰；也可选用中成药止咳祛痰药。支气管痉挛者可用平喘药如：氨茶碱 0.1 ~ 0.2g，每日 3 次，沙丁胺醇（舒喘灵）2 ~ 4mg，每日 3 次。发热可用解热镇痛剂如阿司匹林 0.3 ~ 0.6g，每日 3 次。

3. 抗菌药物治疗

根据感染的病原体及药物敏感试验选择抗菌药物。可选用大环内酯类、青霉素类、第一代头孢菌素，氟喹酮类。一般口服抗菌药物即可，症状较重者可用肌内注射或静脉滴注。

六、预防

增强体质，加强耐寒锻炼，避免吸入刺激性气体。清除鼻咽、喉等部位的病灶。

第三节 慢性支气管炎

慢性支气管炎是由于感染或非感染因素引起气管，支气管黏膜及其周围组织的慢性非特异性炎症。

临床上以慢性咳嗽，咳痰或气喘为主要症状。疾病不断进展，可并发阻塞性肺气肿、肺源性心脏病，严重影响劳动和健康。

一、病因和发病机制

病因尚未完全清楚，一般认为是多种因素长期相互作用的结果，这些因素可分为外因和内因两个方面。

（一）吸烟

大量研究证明吸烟与慢性支气管炎的发生有密切关系。吸烟时间愈长，量愈多，患病率也愈高。戒烟可使症状减轻或消失，病情缓解，甚至痊愈。

（二）理化因素

理化因素主要包括刺激性烟雾、粉尘，大气污染（如二氧化硫、二氧化氮、氯气、臭氧等）的慢性刺激，这些有害气体的接触者慢性支气管炎患病率远较不接触者为高。

（三）感染因素

感染是慢性支气管炎发生、发展的重要因素，病毒感染以鼻病毒，黏液病毒、腺病毒和呼吸道合胞病毒为多见。细菌感染常继发于病毒感染之后，如肺炎链球菌、流感嗜血杆菌等。这些感染因素造成气管，支气管黏膜的损伤和慢性炎症。感染虽与慢性支气管炎的发病有密切关系，但目前尚无足够证据说明为首发病因，只认为是慢性支气管炎的继发感染和加剧病变发展的重要因素。

（四）气候

慢性支气管炎发病及急性加重常见于冬天寒冷季节，尤其是在气候突然变化时。寒冷空气可以刺激腺体，增加黏液分泌，使纤毛运动减弱，黏膜血管收缩，有利于继发感染。

（五）过敏因素

过敏主要与喘息性支气管炎的发生有关。在患者痰液中嗜酸性粒细胞数量与组胺含量都有增高倾向，说明部分患者与过敏因素有关。尘埃、尘螨、细菌、真菌、寄生虫、花粉以及化学气体等，都可以成为过敏因素而致病。

（六）呼吸道局部免疫功能减低及自主神经功能失调

免疫功能减低及自主神经功能失调为慢性支气管炎发病提供内在的条件。老年人常因呼吸道的免疫功能减退，免疫球蛋白的减少，呼吸道防御功能退化等导致患病率较高。副交感神经反应增高时，微弱刺激即可引起支气管收缩痉挛，分泌物增多，而产生咳嗽、咳痰，气喘等症状。

综上所述，当机体抵抗力减弱时，呼吸道在不同程度易感性的基础上，有一种或多种外因的存在，长期反复作用，可发展成为慢性支气管炎。如长期吸烟损害呼吸道黏膜，加上微生物的反复感染，可发生慢性支气管炎。

二、病理

由于炎症反复发作，引起上皮细胞变性、坏死和鳞状上皮化生，纤毛变短，参差不齐或稀疏脱落。黏液腺泡明显增多，腺管扩张，杯状细胞也明显增生。支气管壁有各种炎性细胞浸润、充血，水肿和纤维增生。支气管黏膜发生溃疡，肉芽组织增生，严重者支气管平滑肌和弹性纤维也遭破坏以致机化，引起管腔狭窄。

三、临床表现

（一）症状

起病缓慢，病程长，常反复急性发作而逐渐加重。主要表现为慢性咳嗽、咳痰，喘息。开始症状轻微，气候变冷或感冒时，则引起急性发作，这时患者咳嗽、咳痰、喘息等症状加重。

1. 咳嗽

主要由支气管黏膜充血，水肿或分泌物积聚于支气管腔内而引起咳嗽。咳嗽严重程度视病情而定，一般晨间和晚间睡前咳嗽较重，有阵咳或排痰，白天则较轻。

2. 咳痰

痰液一般为白色黏液或浆液泡沫性，偶可带血。起床后或体位变动可刺激排痰，因此，常以清晨排痰较多。急性发作伴有细菌感染时，则变为黏液脓性，咳嗽和痰量亦随之增加。

3. 喘息或气急

喘息性慢性支气管炎可有喘息，常伴有哮鸣音。早期无气急。反复发作数年，并发阻塞性肺气肿时，可伴有轻重程度不等的气急，严重时生活难以自理。

（二）体征

早期可无任何异常体征。急性发作期可有散在的干、湿性啰音，多在背部及肺底部，咳嗽后可减少或消失。喘息型可听到哮鸣音及呼气延长，而且不易完全消失。并发肺气肿时有肺气肿体征。

四、实验室和其他检查

（一）X 线检查

早期可无异常。病变反复发作，可见两肺纹理增粗、紊乱，呈网状或条索状、斑点状阴影，以下肺野较明显。

（二）呼吸功能检查

早期常无异常。如有小呼吸道阻塞时，最大呼气流速 – 容积曲线在 75% 和 50% 肺容量时，流量明显降低，它比第 1 秒用力呼气容积更为敏感。发展到呼吸道狭窄或有阻塞时，常有阻塞性通气功能障碍的肺功能表现，如第 1 秒用力呼气量占用力肺活量的比值减少（ < 70% ），最大通气量减少（低于预计值的 80% ）；流速 – 容量曲线减低更为明显。

（三）血液检查

慢支急性发作期或并发肺部感染时，可见白细胞计数及中性粒细胞增多。喘息型者嗜酸性粒细胞可增多。缓解期多无变化。

（四）痰液检查

涂片或培养可见致病菌。涂片中可见大量中性粒细胞，已破坏的杯状细胞，喘息型者常见较多的嗜酸性粒细胞。

五、诊断和鉴别诊断

（一）诊断标准

根据咳嗽、咳痰或伴喘息，每年发病持续 3 个月，连续 2 年或以上，并排除其他引起慢性咳嗽的心、肺疾患，可做出诊断。如每年发病持续不足 3 个月，而有明确的客观检查依据（如 X 线片、呼吸功能等）亦可诊断。

（二）分型、分期

1. 分型

可分为单纯型和喘息型两型。单纯型的主要表现为咳嗽、咳痰；喘息型者除有咳嗽、咳痰外尚有喘息，伴有哮鸣音，喘鸣在阵咳时加剧，睡眠时明显。

2. 分期

按病情进展可分为 3 期。急性发作期是指“咳”、“痰”、“喘”等症状任何一项明显加剧，痰量明显增加并出现脓性或黏液脓性痰，或伴有发热等炎症表现 1 周之内。慢性迁延期是指有不同程度的“咳”、“痰”、“喘”症状迁延 1 个月以上者。临床缓解期是指经治疗或临床缓解，症状基本消失或偶有轻微咳嗽少量痰液，保持 2 个月以上者。

（三）鉴别诊断

慢性支气管炎需与下列疾病相鉴别。

1. 支气管哮喘

常于幼年或青年突然起病，一般无慢性咳嗽、咳痰史，以发作性、呼气性呼吸困难为特征。发作时两肺布满哮鸣音，缓解后可无症状。常有个人或家族过敏性疾病史。喘息型慢性支气管炎多见于中、老年，一般以咳嗽、咳痰伴发喘息及哮鸣音为主要症状，感染控制后症状多可缓解，但肺部可听到哮鸣音。典型病例不难区别，但哮喘并发慢性支气管炎和（或）肺气肿则难以区别。

2. 咳嗽变异性哮喘

咳嗽变异性哮喘以刺激性咳嗽为特征，常由受到灰尘、油烟、冷空气等刺激而诱发，多有家族史或过敏史。抗生素治疗无效，支气管激发试验阳性。

3. 支气管扩张

其具有咳嗽、咳痰反复发作的特点，合并感染时有大量脓痰，或反复咯血。肺部以湿啰音为主，可有杵状指（趾）。X 线检查常见下肺纹理粗乱或呈卷发状。支气管造影或 CT 检查可以鉴别。

4. 肺结核

肺结核多有发热、乏力、盗汗、消瘦等结核中毒症状，咳嗽、咯血等以及局部症状。经 X 线检查和痰结核菌检查可以明确诊断。

5. 肺癌

患者年龄常在 40 岁以上，特别是有多年吸烟史，发生刺激性咳嗽，常有反复发生或持续的血痰，或者慢性咳嗽性质发生改变。X 线检查可发现有块状阴影或结节状影或阻塞性肺炎。用抗生素治疗，未能完全消散，应考虑肺癌的可能，痰脱落细胞检查或经纤维支镜活检一般可明确诊断。

6. 肺尘埃沉着病（尘肺）

有粉尘等职业接触史。X 线检查肺部可见矽结节，肺门阴影扩大及网状纹理增多，可做出诊断。

六、治疗

在急性发作期和慢性迁延期应以控制感染和祛痰、镇咳为主，伴发喘息时，应予解痉平喘治疗。对临床缓解期宜加强锻炼，增强体质，提高机体抵抗力，预防复发为主。

（一）急性发作期的治疗

1. 控制感染

根据致病菌和感染严重程度或药敏试验选择抗生素。轻者可口服，较重患者用肌内注射或静脉滴注抗生素。常用的有喹诺酮类、头孢菌素类、大环内酯类、β 内酰胺类或磺胺类口服，如左氧氟沙星 0.4g，1 次 /d；罗红霉素 0.3g，2 次 /d；阿莫西林 2 ~ 4g/d，分 2 ~ 4 次口服；头孢呋辛 1.0g/d，分 2 次口服；复方磺胺甲噁唑 2 片，2 次 /d。能单独应用窄谱抗生素应尽量避免使用广谱抗生素，以免二重感染或产生耐药菌株。

2. 祛痰、镇咳

可改善患者症状，迁延期仍应坚持用药。可选用氯化铵合剂 10mL。，3 次 /d；也可加用溴己新 8 ~ 16mg，3 次 /d；盐酸氨溴素 30mg，3 次 /d。干咳则可选用镇咳药，如右美沙芬、那可丁等，中成药镇咳也有一定效果。对年老体弱无力咳痰者或痰量较多者，更应以祛痰为主，协助排痰，畅通呼吸道。应避免应用强的镇咳药，如可待因等，以免抑制中枢，加重呼吸道阻塞和炎症，导致病情恶化。

3. 解痉、平喘

主要用于喘息明显的患者，常选用氨茶碱 0.1g，3 次 /d，或用茶碱控释药；也可用特布他林，沙丁胺醇等 β_2 激动药加糖皮质激素吸入。

4. 气雾疗法

对于痰液黏稠不易咳出的患者，雾化吸入可稀释气管内的分泌物，有利排痰。目前主要用超声雾化吸入，吸入液中可加入抗生素及痰液稀释药。

（二）缓解期治疗

（1）加强锻炼，增强体质，提高免疫功能，加强个人卫生，注意预防呼吸道感染，如感冒流行季节避免到拥挤的公共场所，出门戴口罩等。

（2）避免各种诱发因素的接触和吸入，如戒烟、脱离接触有害气体的工作岗位等。

（3）反复呼吸道感染者可试用免疫调节药或中医中药治疗，如卡介苗、多糖核酸，胸腺肽等。

七、健康指导

首先是戒烟。注意保暖，避免受凉，预防感冒。改善环境卫生，做好个人劳动保护，消除及避免烟雾、粉尘和刺激性气体对呼吸道的影响。

八、预后

慢性支气管炎如无并发症，预后良好。如病因持续存在，迁延不愈，或反复发作，易并发阻塞性肺气肿，甚至肺心病而危及生命。

九、护理诊断及合作性问题

（1）清理呼吸道无效：与分泌物增多，痰液黏稠和无效咳嗽有关。

（2）气体交换受损：与气道阻塞、通气不足，有效呼吸面积减少有关。

（3）活动无耐力：与外周组织氧供与氧耗失衡有关。

（4）有感染的危险：与清理呼吸道不足、机体抵抗力低下、长期应用抗生素而使菌群失调，导致二重感染等因素有关。

十、预期目标

患者能掌握有效的咳嗽，排痰技巧；痰液能咳出，咳嗽缓解；喘息减轻，呼吸平稳；活动耐力增加，病情稳定，复发减少。

十一、护理措施

（一）一般护理

1. 休息与活动

早期视病情安排适当的活动量，以不引起疲劳、不加重症状为宜。发热、咳喘时，应卧床休息。晚期患者体位宜采取半卧位或前倾坐位。

2. 饮食护理

给予高热量、高蛋白，高维生素和易消化饮食。多饮水，少食高糖饮食，以减少痰黏稠，但餐前和进餐时，应避免饮水过多。否则，可过早诱发饱胀感。避免进食产气的食物，如汽水、啤酒、豆类、马铃薯，以防止腹胀影响膈肌运动。餐前，至少休息 30 分钟。每天正餐应安排在患者最饥饿、休息最好的时间。

（二）心理护理

耐心向患者解释疾病过程，消除其紧张和焦虑情绪，并向患者讲解焦虑对疾病的影响，鼓励其树立战胜疾病信心。多与患者沟通，了解患者及家属对疾病的态度，培养患者的生活情趣，指导患者参加适当的社交活动，如参与病友的活动、看书、看报、聊天、听音乐等，以分散注意力，减轻焦虑。

（三）病情观察

观察患者咳嗽，咳痰情况；痰的性状、量，颜色和气味；呼吸频率、节律，幅度及其变化的特点；患者的营养状况，肺部体征；监测动脉血气分析，肺功能检查；观察有无并发症，如慢性呼吸衰竭、自发性气胸等的发生。

（四）对症护理

1. 氧疗的护理

呼吸困难伴低氧血症者，遵医嘱给予氧疗。一般采用鼻导管持续吸氧，氧流量 1 ~ 2L/min。因气道阻塞导致慢性呼吸衰竭者，提倡长期家庭氧疗法（LTOT），即每天吸入低浓度氧 15 小时以上，并持续较长时间，使 PaO_2 > 8.0kPa（60mmHg），或 SaO_2 升至 90%。睡眠时间不可间断。

（五）用药护理

遵医嘱应用抗生素、止咳、祛痰等药物，注意药物疗效及不良反应。

（六）并发症护理

1. 自发性气胸的护理

发现患者突然胸痛、咳嗽、呼吸困难加重，提示发生了自发性气胸。应立即安置患者卧床休息，血压稳定者取半卧位；遵医嘱给氧；协助医师做好胸腔抽气或胸腔闭式引流的操作准备和配合。

十二、健康教育

（一）疾病知识宣传

向患者及家属解释本病的发生、发展过程及诱发疾病加重的因素，嘱患者注意防寒、保暖，防治感冒等各种呼吸道感染；说明戒烟是防治本病简单易行的重要举措。加强劳动防护，改善环境卫生，避免烟雾、粉尘和刺激性气体对呼吸道的影响。

（二）健康锻炼指导和训练

指导稳定期患者进行腹式呼吸和缩唇呼吸锻炼，以加强膈肌运动，提高通气量，减少氧耗量，改善呼吸功能。

1. 腹式呼吸锻炼

患者可取立位、半卧位或平卧位，两手平放于前胸部和上腹部。用鼻缓慢吸气时，尽力挺腹，胸部不动；呼气时，用口呼出，同时腹肌收缩，膈肌松弛，膈肌随腹内压增加而上抬，推动肺部气体排出。每分钟呼吸 7 ~ 8 次，如此反复训练 10 ~ 20min，每天两次（图 4 -1）。熟练后，逐渐增加次数和时间。

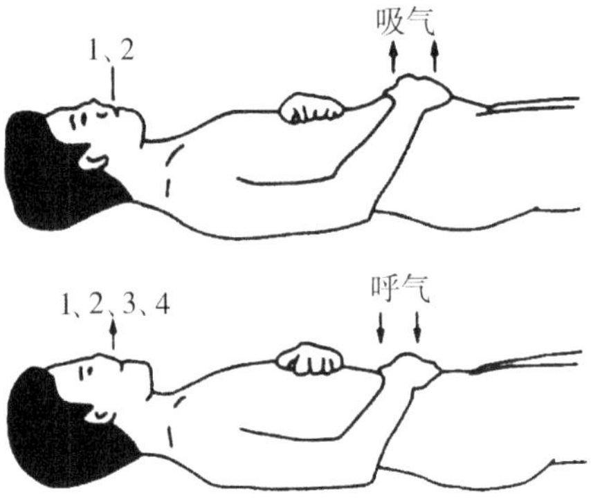

图 4 -1　腹式呼吸方法

2. 缩唇呼气锻炼

用鼻吸气，用口呼气。呼气时，口唇缩拢似吹口哨状，持续缓慢呼气，同时收缩腹部。吸气与呼气时间为 1 ∶ 2 或 1 ∶ 3，缩唇大小程度与呼气流量，以能使距口唇 15 ~ 20cm 处，与口唇等高水平的蜡烛火焰随气流倾斜而不熄灭为宜（图 4 -2）。

3. 全身运动锻炼

采用与日常生活密切相关的医疗体育锻炼形式，如行走、慢跑、登梯、太极拳、家庭劳动等，锻炼时速度、距离，根据患者自觉呼吸困难和心悸程度，结合呼吸频率、心率等资料决定。每天锻炼 3 ~ 4 次。

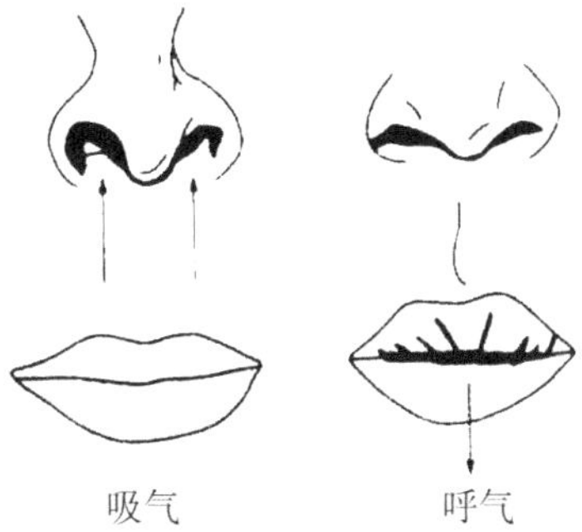

图 4-2　缩唇呼吸方法

（三）家庭氧疗

对实施家庭氧疗的患者，指导患者和家属做到以下几点。

（1）了解氧疗的目的、必要性及注意事项，注意安全，吸氧导管每天须更换，氧疗设备定期检查、清洁、消毒和更换。

（2）告诉其家庭氧疗方法。

（3）观察氧疗有效的指标：呼吸困难减轻，呼吸减慢，心率减慢，发绀减轻，活动耐力增加。

（四）生活指导

适当休息，保证足够的营养，以积极的心态对待疾病，劝告患者在发病季节前应用气管炎菌苗、酪蛋白等增强免疫功能。定期门诊复查，如呼吸道感染症状加重时，应立即来医院就诊。

第五章

胃及十二指肠疾病

第一节　胃肿瘤

一、胃癌的诊疗

胃癌在癌症死亡中高居第 2 位，全球每年有超 93 万新发的胃癌病例，2002 年中国、日本和韩国报道的胃癌新发病例超过 50 万，几乎占当年全世界新发病数的 2/3。因此，对许多国家尤其是亚洲国家而言，胃癌成为严峻的卫生和社会经济负担。大多数胃癌患者得到明确诊断时已处于中晚期，其中约 60% 患者失去手术机会，即使能够手术，行扩大根治术后 5 年的生存率 < 40%，总体复发率为 50% ~ 70%。虽然随着化疗药物的开发、化疗方案不断改进及新辅助化疗、术中化疗的开展，晚期胃癌的治疗有很大进展，但行辅助化疗预后仍然很差，中位生存期（MST）仅 6 ~ 9 个月。而早期胃癌如能及时发现和得到有效的治疗，预后明显优于进展期胃癌，早期胃癌术后 5 年的生存率在 90% 以上，总体复发率在 1.5% ~ 13.7%，复发时间为术后 1 ~ 20 年，复发病死率为 2% ~ 4%。因此，早期胃癌的治疗非常关键。我国早期胃癌的诊断率仅 10% 左右。胃癌的发病率和病死率均居我国癌症首位，年平均病死率为 25.53/10 万，好发年龄在 50 岁以上，男女发病率之比为 2 ∶ 1。近些年来，我国的胃癌诊疗水平有所提高，但发展不平衡，除少数重点研究胃癌的单位外，总体水平低于国际先进水平。

（一）病因

胃癌的确切病因不十分明确，据现有资料与下列因素有关。

1. 地域环境及饮食生活因素　胃癌的发病有明显的地域性差别，发病率在 30/10 万以上的国家有日本、俄罗斯、南非、智利等，而北美、西欧、印度则发病率低；在我国的西北与东部沿海地区胃癌的发病率比南方地区明显为高。长期食用熏烤、盐腌制食品的人群，胃远端癌的发病率高，与食品中亚硝酸盐、真菌毒素、多环芳烃化合物等致癌物或前致癌物含量高有关；与食物中缺乏新鲜蔬菜与水果也有一定关系。吸烟的胃癌发病危险比不吸烟者高 50%。

2. 幽门螺杆菌（Hp）感染　幽门螺杆菌感染也是引发胃癌的主要因素之一。我国胃癌高发区成人 Hp 感染率在 60% 以上，比低发区 13% ~ 30% 的 Hp 感染率明显要高。幽门螺杆菌能促使硝酸盐转化为亚硝酸盐及亚硝胺而致癌；Hp 感染引起胃黏膜炎症并通过加速黏膜上皮细胞的过度增殖，导致畸变致癌；幽门螺杆菌的毒性产物 CagA、VacA 可能具有促癌作用，胃癌病人中抗 CagA 抗体检出率较一般人明显为高。控制 Hp 感染在胃癌防治中的作用已经受到高度重视。

3. 癌前病变　胃的癌前条件是指一些使胃癌发病危险性增高的良性胃疾病和病理改变。易发生胃癌的胃疾病包括胃息肉、慢性萎缩性胃炎及部分切除后的残胃，这些病变都可能伴有不同程度的慢性炎症过程、胃黏膜肠上皮化生或非典型增生，时间长久有可能转变为癌。胃息肉可分为炎性息肉、增生性息肉和腺瘤，前两者恶变可能性小，胃腺瘤的癌变率为 10% ~ 20%，直径超过 2cm 时癌变机会加大。

癌前病变系指容易发生癌变的胃黏膜病理组织学改变，本身尚不具备恶性特征，是从良性上皮组织转变成癌过程中的交界性病理变化。胃黏膜上皮的异型增生属于癌前病变，根据细胞的异型程度，可分为轻、中、重三度，重度异型增生与分化较好的早期胃癌有时很难区分。

4. 遗传和基因 遗传与分子生物学研究表明，胃癌病人有血缘关系的亲属其胃癌发病率较对照组高 4 倍。许多证据表明胃癌的发生与抑癌基因 p53、APC、DCC 杂合性丢失和突变有关，分子生物学研究显示胃癌组织中癌基因 c-myc、k-ras 有明显扩增和过度表达；而胃癌的侵袭性和转移则与 CD44v 基因的异常表达密切相关。目前资料表明胃癌的癌变是一个多因素、多步骤、多阶段发展过程，涉及癌基因、抑癌基因、凋亡相关基因与转移相关基因等的改变，而基因改变的形式也是多种多样的。

（二）病理

1. 大体分型 ①早期胃癌（EGC）：胃癌仅限于黏膜或黏膜下层者，不论病灶大小或者有无淋巴结转移，均为早期胃癌；②进展期胃癌：胃癌组织超出黏膜下层侵入胃壁肌层为中期胃癌；病变达浆膜下层或是超出浆膜向外浸润至邻近脏器或有转移为晚期胃癌。

中、晚期胃癌统称进展期胃癌，按照国际上采用 Borrmann 分型法分四型。Ⅰ型（结节性）：为边界清楚突入胃腔的块状癌灶；Ⅱ型（溃疡局限型）：为边界清楚并略隆起的溃疡状癌灶；Ⅲ型（溃疡浸润型）：为边界模糊不清的浸润性溃疡状癌灶；Ⅳ型（弥漫浸润型）：癌肿沿胃壁各层全周性浸润生长导致边界不清。若全胃受累胃腔缩窄、胃壁僵硬如革囊状称皮革胃，几乎都是低分化腺癌或印戒细胞癌引起，恶性程度极高。

2. 组织学分型 世界卫生组织 1979 年提出的国际分类法，将胃癌组织学分为常见的普通型与少见的特殊型。普通型有乳头状腺癌、管状腺癌、低分化腺癌、黏液腺癌、印戒细胞癌。特殊类型主要有腺鳞癌、鳞状细胞癌、类癌、未分化癌等。

（三）扩散与转移

1. 淋巴转移 淋巴转移是胃癌的主要转移途径，进展期胃癌的淋巴结转移率高达 70% 左右，早期胃癌也可有淋巴结转移。胃癌的淋巴结转移率和癌灶的浸润深度呈正相关。引流胃的区域淋巴结有 16 组，依据它们距胃的距离可分为 3 站。胃癌由原发部位经淋巴结网向第 1 站胃周淋巴结转移，继之癌细胞随支配胃的血管，沿血管周围淋巴结向心性转移至第 2 站，并可向更远的第 3 站淋巴结转移。胃癌的淋巴结转移通常是循序渐进，但也可发生跳跃式淋巴结转移，即第 1 站无转移而第 2 站有转移。终末期胃癌可经胸导管向左锁骨上淋巴结转移，或经肝圆韧带转移至脐部。

2. 直接浸润 贲门胃底癌易侵及食管下端，胃窦癌可向十二指肠浸润。分化差的浸润性生长的胃癌突破浆膜后，易扩散至网膜、结肠、肝、脾、胰腺等邻近器官。当胃癌组织侵及黏膜下层后，可沿组织间隙与淋巴网蔓延，扩展距离可达癌灶外 6cm，向十二指肠浸润常在距幽门 3cm 范围以内。

3. 血行转移 发生在胃癌晚期，癌细胞进入肝门静脉或体循环向身体其他部分播散，形成转移灶。常见转移的器官有肝、肺、胰、骨骼等处，以肝转移为多。

4. 腹膜种植转移 当胃癌组织浸润至浆膜外后，肿瘤细胞脱落并种植在腹膜和脏器上，形成转移结节。直肠前凹的转移癌在直肠指检可以发现。女性病人胃癌可形成卵巢转移种植，称 Krukenberg 瘤。癌细胞腹膜广泛播散时，可出现大量癌性腹水。

（四）诊断

早期诊断和根治性治疗是胃癌取得良好预后的唯一途径。胃镜的应用和普及可使早期胃癌获得诊断和手术治疗的机会，5 年生存率可达 90% 以上。由于早期胃癌无特异性症状，病人的就诊率低，加上缺乏有效便利的普查筛选手段，目前国内早期胃癌占胃癌住院病人比例还不到 10%。目前常用的胃癌检查手段归纳如下。

1. 症状与体征 早期胃癌多数病人无明显症状，少数人有恶心、呕吐或是类似溃疡病的上消化道症状，无特异性，因此早期胃癌诊断率低。疼痛与体重减轻是进展期胃癌最常见的临床症状。病人常有较为明确的上消化道症状，如上腹不适、进食后饱胀，随着病情进展上腹疼痛加重，食欲缺乏、乏力、消瘦，部分病人有恶心、呕吐。另外，根据肿瘤的部位不同，也有其特殊表现。贲门胃底癌可有胸骨后疼痛和进行性吞咽困难；幽门附近的胃癌有幽门梗阻的表现；肿瘤破坏血管后可有呕血、黑粪等消化道出血症状。腹部持续疼痛常提示肿瘤扩展超出胃壁。

大约有 10% 的病人有胃癌扩散的症状和体征，比如锁骨上淋巴结肿大、腹水、黄疸、腹部包块、直肠前凹扪及肿块等。晚期胃癌病人常可出现贫血、消瘦、营养不良甚至恶病质等表现。

2. 内镜检查　内镜检查是发现早期胃癌最有效的方法，为首选方法。直接观察病变的部位和范围，并可获取病变组织做病理学检查，是诊断胃癌的有效方法。而近年来新发展的内镜技术明显提高了诊断水平。

（1）超声内镜（EUS）目前在国外已成为术前胃癌分级的标准诊断手段，它具有内镜和超声的双重功能，扩展了内镜的诊断范围。内镜超声探头因紧贴被测胃组织，用不含气体的蒸馏水作为介质，配合高频探头，因此所得图像清晰，能较好显示肿瘤浸润深度、播散位置、与周围组织的浸润与粘连程度、淋巴结转移等，容易探及消化道旁 > 5mm 的淋巴结，并在实时超声中与血管可靠地鉴别，并可测量肿瘤边缘至血管的距离。超声内镜能清晰地显示胃肠壁的 5 层结构，层次结构的改变是 EUS 下 T 分期的依据。鉴别早期胃癌和进展期胃癌的准确率可达 90%，判断癌肿对各层累及的正确率可达 70% ~ 80%。EUS 引导下细针抽吸活检可获得组织进行病理检查。据谭诗云报道，胃癌的病理活检准确率为 94%，加胃镜准确率为 100%。对胃癌侵犯深度判断准确率为 81%，淋巴结转移准确率为 73%。若与腹腔镜联合，可克服不能发现远隔转移这一缺点，还可利用腹腔镜超声检查探测第 2 站甚至第 3 站淋巴结，大大提高术前胃癌分期。但检查约有 11% 的病例因肿瘤周围炎症而发生分级偏高，又因未发现癌的微小浸润或浸润较深而分级偏低者约占 4%。淋巴结转移检出率有一定的局限性。

（2）荧光素电子内镜能发现在常规内镜下无法查出的极早期胃癌。

（3）红外线电视内镜可检查胃黏膜下血管，为胃黏膜下浸润提供有价值的信息。

另外，黏膜染色在早期胃癌诊断方面正日益受到人们的重视。亚甲蓝染色的基本原理是在正常黏膜以及覆盖有正常黏膜的病灶区域不着色，若黏膜上皮缺损致病灶暴露（如良性糜烂、表浅癌灶）染蓝紫色，溃疡面白苔或厚的癌灶染色呈蓝色。癌灶区的亚甲蓝染色较深，这与国内文献报道基本一致。胃黏膜损伤后的亚甲蓝染色，可以更清晰地显示隆起病灶的表面形状其始部形态、凹陷或平坦病灶，也能更清晰地看到溃疡边缘的黏膜形态，这不仅有助于肉眼鉴别良性与恶性，还可以使病理活检取材定位更为准确。

3. 螺旋 CT 与正电子发射成像（PET）检查　多排螺旋 CT 扫描结合三维立体重建和模拟内腔镜技术，是一种新型无创检查手段，有助于胃癌的诊断和术前临床分期。术前 CT 检查能同时发现肝、胰、脾等实质性器官的转移灶及腹腔内其他病变，可使术前有所准备，便于术中做相应处理。利用胃癌组织对于 18F-2-D- 葡萄糖（FDG）的亲和性，采用正电子发射成像技术（PET）可以判断淋巴结与远处转移病灶情况，准确性较高，

4. 通过 X 线钡剂检查　数字化 X 线胃肠造影技术的应用，使得影像分辨率和清晰度大为提高。目前仍为诊断胃癌的常用方法。常采用气钡双重造影，通过黏膜相和充盈相的观察做出诊断。早期胃癌的主要改变为黏膜相异常，进展期胃癌的形态与胃癌大体分型基本一致。

5. 超声　在胃癌的诊断中，腹部超声主要用于观察胃的邻近脏器（特别是肝、胰）受浸润及淋巴结转移的情况。

（五）治疗

胃癌的治疗主要分为手术治疗、化学治疗以及其他治疗

1. 手术治疗　外科手术是早期胃癌的主要治疗方法。

（1）手术原则：手术的主要目的是达到切缘阴性的完全切除（R_0 切除），然而只有 50% 的患者能够在首次手术时获得 R_0 切除。R_1 指显微镜下肿瘤残留（切缘阳性）；R_2 是指有肉眼肿瘤残留（切缘阳性）但无远处病灶。远端胃癌首选胃次全切除。这种手术治疗结局与全胃切除术相似，但并发症显著减少。近端胃切除术和全胃切除术均适用于近端胃癌，但术后通常发生营养障碍。手术前应使用 CT 进行临床

分期以评估病变范围。推荐用于近、远端切缘距肿瘤组织 4cm 或以上，我国则推荐 5cm 或以上；NCCN 指南推荐对 T_{1b} ~ T_3 肿瘤进行远端胃切除、胃次全切除或全胃切除。应尽量避免进行常规或预防性脾切除。在一项随机临床研究中，接受全胃切除术联合脾切除术的患者其术后死亡率和并发症发生率略有升高，生存临界获益但未达统计学差异。对于进行全胃切除术的近端胃癌患者，这项研究结果不支持通过预防性脾切除来去除肉眼阴性的脾周淋巴结。

（2）淋巴结清扫范围：D_0 切除指第 1 站未全部清除者。D_1 切除是指将受累的近端胃、远端胃或全胃切除（远端或全胃切除），并包括大、小网膜淋巴结。D_2 切除还要求切除网膜囊与横结肠系膜前叶，同时要彻底清扫相应的动脉旁淋巴结。D_2 切除需要手术者接受过相当程度的训练并拥有相应的专业技能。在东亚，胃切除术联合 D_2 淋巴结清扫术是可根治性胃癌的标准治疗方法。日本研究者经常强调淋巴结扩大清扫（D_2 或更大范围）的价值；然而，西方研究者发现，淋巴结扩大清扫与 D_1 切除相比并没有生存优势。

（3）适应证：①经胃镜和钡剂检查后确诊为胃癌者；②临床检查锁骨上无肿大淋巴结，无腹水征，直肠指诊直肠膀胱（子宫）窝未触及肿物者；③无严重心、肺、肝、肾功能不全，血清蛋白在 3.5g/L 以上者；④术前 CT 检查无肝或肺部等远处转移者；⑤剖腹手术探查未发现肝转移，无腹膜弥漫性种植转移，肿瘤未侵犯及胰腺、肠系膜上动脉，无腹主动脉旁淋巴结转移者。

（4）术后注意：①同术期营养支持，围术期合理的营养支持可有效地改善胃癌患者的营养状况，提高机体免疫力，降低手术后并发症的发生率和病死率，提高患者的生活质量，直接改善预后。胃癌患者营养支持方式分为肠内营养（EN）和肠外营养（PN）支持两种：目前认为，只要患者胃肠道功能完整或只有部分胃肠功能，能源物质供给的最佳途径是胃肠道。从而避免了传统的持久的 PN 给患者带来严重的并发症，如脂肪肝、高血糖、高血脂、代谢性疾病和感染。EN 能维护肠道屏障功能，增加肝门静脉血流量，且合乎生理，促进胃肠功能的恢复。胃肠道对食物的机械与化学刺激存在整体调节机制，在喂养开始数分钟整个肠道的血流量明显增加，可促进肠道蠕动及黏膜生长，使肠道功能快速恢复。EN 可提供给肠黏膜免疫细胞足够的营养基质，有助于维持肠黏膜免疫功能和全身免疫功能。早期 EN 可能经此途径提高机体免疫力。胃癌行全胃切除术后早期给予肠内营养，能明显改善患者的营养状态，促进肠道功能恢复，提高机体免疫力，较肠外营养更经济、安全，是一种值得推荐的临床营养支持方法。②主要并发症，吻合口瘘、切口感染、腹腔内残留感染为胃癌根治术常见并发症。

2. 内镜下黏膜切除术　内镜下黏膜切除术是胃癌微创手术的巨大进步，已用于治疗早期胃癌。内镜下黏膜切除术治疗早期胃癌的大部分经验来自胃癌发病率较高并能进行有效筛查的国家。内镜下黏膜切除术的适应证包括肿瘤组织分化良好或中度分化，< 30mm，无溃疡，并且无浸润证据。由于缺乏长期的随访和生存数据，因此不建议在临床试验以外常规使用内镜技术，其应用也应仅限于在具有丰富经验的医学中心进行。在采用内镜下切除或局部胃切除（楔形切除）时，选择合适的患者尤为重要。早期胃癌发生淋巴结转移的可能性与肿瘤因素相关，并随肿瘤体积增大、侵犯黏膜下层、肿瘤分化不良和淋巴管及血管浸润而增加。应根据淋巴结转移的风险选择手术方式。内镜黏膜下剥离术是在内镜下黏膜切除术基础上发展而来的一种技术，在侵犯黏膜层和部分侵犯黏膜下层的早期胃癌中应用逐渐增多。术前准确分期和术后精确的病理检查至关重要。

3. 腹腔镜切除术　腹腔镜切除术是新近出现的一种外科手术方法，对于胃癌患者，它比其他开腹手术有更多重要的优势，如术中出血少，术后疼痛轻，恢复快，肠道功能恢复早以及患者住院时间缩短。进一步确定腹腔镜切除术在胃癌治疗中的地位尚需更大规模的随机临床研究。

4. 化疗治疗　用于根治性手术的术前、术中和术后，延长生存期。晚期胃癌病人采用适量化疗，能减缓肿瘤的发展速度，改善症状，有一定的近期效果。早期胃癌根治术后原则上不必辅助化疗，有下列情况者应行辅助化疗：①病理类型恶性程度高，癌灶面积 > $5cm^2$；②多发癌灶；③年龄 < 40 岁。

（1）新辅助化疗：自从引入新辅助化疗的理念后，其中一部分患者的预后得到了改善。新辅助化疗有几项优点。首先，新辅助化疗被认为对晚期 T 和 N 分期的患者有效，因为这有可能使肿瘤降级，提高切除率。其次，局部晚期胃癌患者可能有远处的微小转移，若首先采用外科手术策略，往往有几周的时间使转移灶得不到及时处理从而影响术后治疗，术前化疗可改善这种状况。最后，新辅助化疗可能改善患者化疗耐受性。因为术后辅助化疗往往因为术后消耗及并发症等导致不良反应重或不能完成化疗。另外，新辅助化疗可以判断患者对药物的反应性，从而有利于术后治疗方案的选择。Cunningham 等在 2005 年 ASCO 报道了 MAGIC 试验结果并于 2006 年在《新英格兰医学杂志》发表。该试验是设计严格的Ⅲ期随机、对照临床研究，由英国医学研究委员会主持进行。503 例患者随机分为两组，一组进行围术期化疗 [ECF（表柔比星、顺铂和氟尿嘧啶）术前和术后化疗] 和手术，另一组单用手术治疗。每组患者中，74% 为胃癌，14% 为低位食管癌，11% 为胃食管结合部癌。围术期化疗组中 T_1 和 T_2 期患者比例较高，为 51.7%，而单独手术组为 36.8%。围术期化疗组患者的 5 年生存率为 36%，单独手术组为 23%。以 ECF 方案进行围术期化疗可以显著改善可切除的胃癌和低位食管腺癌患者的无进展生存和总生存。这项研究奠定了围术期化疗在可切除胃癌患者中的标准治疗地位。表明了新辅助化疗在胃癌治疗中的地位。新辅助化疗目的在于提高切除率，力求根治，因此在化疗方案上多采用两药或三药联合，剂量强度应足够。目前各种方案的新辅助化疗的临床试验正在不断进行，我们期待更理想的结果。

（2）术后化疗：对于术前进行了新辅助化疗的患者，术后推荐按照 MAGIC 研究流程仍然进行 3 个周期辅助化疗。但对于术前未接受 ECF 或其改良方案新辅助化疗的患者，术后是否应该接受辅助化疗，则长期存在争议。2008 年公布了两项荟萃分析，纳入的临床随机试验以及病例数分别为 15 项、3 212 例和 23 项、4 919 例。结果显示，与单独手术相比，术后进行辅助化疗的 3 年生存率、无进展生存期和复发率均有改善趋势。2009 年最新公布的一项纳入 12 项随机临床研究的关于胃癌 D，以上根治术后辅助化疗的荟萃分析结果显示，术后辅助化疗较单独手术可降低 22% 的死亡风险，由于该分析中仅 4 项为日本研究，其余 8 项均为欧洲研究，纳入标准严格，除外仅含 T_1 期患者和进行 D_0 手术的研究，与目前临床实践相符，结果较为可信，更具有指导意义。因此，对于术前未接受 ECF 或其改良方案新辅助化疗的Ⅱ期 / Ⅲ期患者，中国专家组认为术后仍应接受辅助化疗。但由于各项术后辅助化疗的荟萃研究所纳入的辅助化疗方案繁杂，目前尚不清楚术后的标准辅助化疗方案。可参照 MAGIC 研究选择在晚期胃癌中安全有效的方案，如 ECF 方案、改良 ECF 方案、氟尿嘧啶类 ± 铂类。S–1 是替加氟（氟尿嘧啶的前体药物）、5– 氟 –2，4– 二羟基吡啶（CDHP 和氧嗪酸的复合物，是一种新型口服氟尿嘧啶类药物）。日本一项大型随机Ⅲ期临床试验（ACTS–GC）评价了扩大淋巴结清扫（D_2 切除）的胃癌切除（R_0 切除）术后用 S–1 进行辅助化疗治疗Ⅱ期（剔除 T_1 期）或Ⅲ期胃癌的效果。1059 例患者随机接受手术及术后 S–1 辅助化疗或单纯手术治疗。S–1 治疗组的 3 年总生存率为 80.1%，单纯手术组为 70.1%。S–1 组的死亡风险比为 0.68，这是首次在临床研究中显示术后辅助化疗对 D_2 切除术后的日本患者存在优势。但目前为止，胃癌的化疗并没有一个“金标准”。随着一些新药物的面市，胃癌术后的化疗标准有待于进一步临床研究。

（3）晚期胃癌的化疗治疗：晚期胃癌是指不可切除和术后复发的胃癌，包括确诊时就局部晚期不可切除（占全部胃癌的 30%）、确诊时已经转移的胃癌（占全部胃癌的 30%）以及术后复发的胃癌（胃癌术后有 60% 复发率），因而接近 80% 的患者最终会发展为晚期胃癌。几项早期的临床研究表明，晚期胃癌如果不化疗，中位生存期只有 3 ~ 4 个月；而化疗后可达 1 年，且化疗可提高生活质量。但总体来说晚期胃癌预后仍差。晚期胃癌的化疗始于 20 世纪 60 年代，单药有效的药物包括氟尿嘧啶、顺铂、蒽环类药物（阿霉素及表柔比星）、丝裂霉素 C 和依托泊苷等。这些药物的单药有效率低，疗效不佳。为提高晚期胃癌疗效，学者们多采用 2 种或 3 种药物联合进行化疗。近年来，随着紫杉类药物多烯他赛、伊立替康、奥沙利铂、口服氟尿嘧啶类药（S–1 和 UFT）以及靶向药物的出现，不断研究得到新的联合方案，晚期胃癌患者的预后和生存有望改善。转移性晚期胃癌的化疗主要是姑息化疗，以改善生活质量和延长生存为主，化疗剂量强度不宜太强，以避免严重的不良反应。进展期胃癌的化疗效果至今不能令人满意。老一代化疗方案对 20% ~ 40% 的晚期胃癌患者有效，且维持时间短，中位生存时间不超过 7 ~ 10 个月。联合多西紫杉醇、伊立替康、奥沙利铂、紫杉醇、卡培他滨或 S–1 等药物的研究结果较前改善，中位生存期可达 1 年。从现有的Ⅲ期临床试验研究结果可以看出，一些新联合方案如含多西紫杉醇的 DCF 方案、含奥沙利铂的 EOX 和 FLO 方案、含卡培他滨的 EOX 和顺铂十希罗达方案、含伊立替康的 ILF 方案、含 S-1 的 S-1+DDP 方案可以作为一线治疗晚期胃癌的新的参考方案。目前还没有上述方案之间两两比较的试验结果，新的研究需要不断进行，特别是联合靶向药物的治疗值得期待。然而，即使采用上述的新药联合方案或结合靶向药物，胃癌生存的改善也很有限，而且经济成本较大。考虑到中国的国情，我们应该遵循肿瘤治疗成本与效果并重的原则，有时在疗效和不良反应相当的情况下，也可选择经济的方案。另外，由于晚期胃癌的预后仍不理想，我们鼓励患者参加设计良好的临床试验，以探索新的治疗。也期待将来的试验能够结合胃癌生物学的预后和预测因素，从而能够为每个患者选择最优的方案，实行个体化治疗，提高疗效。

（4）靶向药物：靶向药物是近年研究热点之一。由于胃癌化疗药物的有限作用，许多学者期望联合靶向药物以获得进一步疗效。目前，已在肺癌中取得疗效的小分子表皮生长因子受体（EGFR）酪氨酸激酶抑制药吉非替尼、埃罗替尼和在肠癌化疗中取得疗效的抗 EGFR 的西妥昔单抗、抗血管内皮生长因子（VEGF）受体的贝伐单抗以及在乳腺癌化疗中取得疗效的抗 HER-2 的单抗、赫赛汀等均已应用到胃癌的研究。

（5）腹腔灌洗治疗：由于手术时癌细胞脱落或手术切断血管、淋巴管，其内的癌栓随血液、淋巴液入腹腔，也可致腹腔内种植转移。加上手术造成的膜缺损及术后机体免疫功能低下，为腹腔内少量游离癌细胞种植和增殖创造了条件，导致术后腹腔内复发和转移。腹腔内游离癌细胞及小转移灶不可能通过手术来预防或消除，化疗药物直接注入腹腔后，腹腔内脏器所接触的药物浓度明显高于血浆，而且腹腔灌注化疗使腹腔中高浓度的抗癌药物经腹膜吸收，经肝门静脉系统和腹膜后淋巴系统入血，这种途径与胃癌转移途径一致，因此腹腔化疗不但能杀灭散落在腹腔中癌细胞，而且能杀灭肝及淋巴系统中转移的微小病灶，减少肝转移机会。另一方面，腹膜对药物的廓清力相对缓慢，使癌细胞能较长时间地接触高浓度的抗癌药物，提高了对癌细胞的直接杀伤作用。肿瘤组织大多血供差（仅为正常组织的 2% ~ 5%），散热困难，同样的温热条件下，肿瘤部位温度较高，受温热损伤重，43℃为肿瘤细胞的最低死亡温度。同时，温热可增强机体抗癌抗体溶解肿瘤细胞的作用。氟尿嘧啶和卡铂是目前公认的治疗消化道癌的有效药物。采用这两种药物温热的杀肿瘤效能以及腹膜腔内药代动力学优势设计的术中置管、术后早期持续性腹腔内热化疗方法，无论是不良反应、预后还是二三年生存率，都明显优于术后全身化疗者，并且技术简单，患者痛苦较小。总之，胃癌术后采取腹腔温热灌注化疗不仅不良反应小，肝转移和腹水发生率低，无腹部并发症发生；而且可增强杀瘤效应，又无严重全身性不良反应，且近期疗效明显，操作简单且较安全，作为治疗进展期胃癌的一种辅助治疗方法，值得在基层医院推广应用。

5. 其他治疗　包括放疗、热疗、免疫治疗、中医中药治疗等。胃癌的免疫治疗包括非特异性生物反应调节如卡介苗、短小棒状杆菌等；细胞因子如白介素、干扰素、肿瘤坏死因子等；以及过继性免疫治疗如淋巴细胞激活后杀伤细胞、肿瘤浸润淋巴细胞等的临床应用。基因治疗目前尚在探索阶段，自杀基因与抗血管形成基因是研究较多的基因治疗方法，可能在将来胃癌的治疗中发挥作用。

（六）预后

胃癌的预后与胃癌的病理分期、部位、组织类型、生物学行为以及治疗措施有关。早期胃癌远比进展期胃癌预后要好。根据大宗报告，施行规范治疗Ⅰ期胃癌的 5 年生存率为 82% ~ 95%，Ⅱ期为 55%，Ⅲ期为 15% ~ 30%，Ⅳ期仅 2%。肿瘤体积小、未侵及浆膜、无淋巴结转移，可行根治性手术者预后较好。贲门癌于胃上 1/3 的近端胃癌比胃体及胃远端癌的预后要差。当前，我国早期胃癌诊断率很低，影响预后。提高早期诊断率将显著改善胃癌的 5 年生存率。

（七）诊疗风险防范

胃癌早期症状多不典型，临床医生应详细询问病史，仔细检体，应用现有的检查设备，科学有机地结合，做到早期诊断，不漏诊。针对性地鉴别诊断内容，做到重点检查，不能马虎。治疗上选择以手术为主的综合治疗模式，手术做到周密计划，争取达到治疗目的，联合新辅助化疗及术后化疗方案，积极争取延长术后长期生存，提高生存质量，对不能延长生存期的病人，不做无谓手术，做到手术有理有据，有章可循。

二、胃的胃肠道间质瘤

胃肠道间质瘤（GIST）是消化道最常见的间叶源性肿瘤，其中60% ~ 70%发生在胃，20% ~ 30%发生在小肠，曾被认为是平滑肌肉瘤。研究表明，这类肿瘤起源于胃肠道未定向分化的间质细胞，具有c-kit基因突变和KIT蛋白（CD_{117}）表达的生物学特征。胃的GIST约占胃肿瘤的3%，可发生于各年龄段，高峰年龄50和70岁，男女发病率相近。

（一）病理

本病呈膨胀性生长，可向黏膜下或浆膜下浸润形成球形或分叶状的肿块。肿瘤可单发或多发，直径从1 ~ 20cm或以上不等，质地坚韧，境界清楚，表面呈结节状。瘤体生长较大可造成瘤体内出血、坏死及囊性变，并常有上消化道出血、坏死及囊性变，并在黏膜表面形成溃疡导致消化道出血。

（二）诊断

1. 症状与体征　瘤体小症状不明显，可有上腹部不适或类似溃疡病的消化道症状；瘤体较大可扪及腹部肿块，常有上消化道出血的表现。

2. 影像学检查　钡剂造影胃局部黏膜隆起，呈向腔内的类圆形充盈缺损，胃镜下可见黏膜下肿块，顶端可有中心溃疡。黏膜活检检出率低，超声内镜可以发现直径 < 2cm的胃壁肿瘤。CT、MRI扫描有助于发现胃腔外生长的结节状肿块以及有无肿瘤转移。组织标本的免疫组化显示CD_{117}和CD_3，过度表达，有助于病理学最终确诊。GIST应视为具有恶性潜能的肿瘤，肿瘤危险程度与有无转移、是否浸润周围组织显著有关。肿瘤长径 > 5cm和核分裂数 > 5个/50高倍视野是判断良恶性的重要指标。

（三）治疗

首选手术治疗，手术争取彻底切除，瘤体与周围组织粘连或已穿透周围脏器时应将粘连的邻近组织切除，不必广泛清扫淋巴结。姑息性切除或切缘阳性可给予甲磺酸伊马替尼以控制术后复发，改善预后。伊马替尼能针对性地抑制c-kit活性，治疗进展期转移的GIST总有效率在50%左右，也可用以术前辅助治疗。完全切除的存活期明显高于不完全切除的病例。

三、胃淋巴瘤

胃是结外型淋巴瘤的好发器官，原发恶性淋巴瘤占胃恶性肿瘤的3% ~ 5%，仅次于胃癌而居第2位。发病年龄以45 ~ 60岁居多。男性发病率较高。近年发现幽门螺杆菌感染与胃的黏膜相关淋巴样组织（MALT）淋巴瘤发病密切相关，低度恶性胃黏膜相关淋巴瘤90%以上合并幽门螺杆菌感染。

（一）病理

90%以上的胃原发性恶性淋巴瘤为非霍奇金淋巴瘤，组织学类型以B细胞为主；大体所见黏膜肥厚、隆起或形成溃疡、胃壁节段性浸润，严重者可发生溃疡、出血、穿孔。病变可以发生在胃的各部分，但以胃体后壁和小弯侧多发。恶性淋巴瘤以淋巴转移为主。

（二）诊断

1. 症状与体征　早期症状类似一般胃病，病人可有胃纳下降、腹痛、消化道出血、体重下降、贫血等表现。部分病人上腹部可触及包块，少数病人可有不规则发热。

2. 影像学检查　X线钡剂检查可见胃窦后壁或小弯侧面积较大的浅表溃疡、胃黏膜有形似卵石样的多个不规则充盈缺损以及胃黏膜皱襞肥厚，肿块虽大仍可见蠕动通过病变处是其特征。胃镜检查可见黏膜隆起、溃疡、粗大肥厚的皱襞、黏膜下多发结节或肿块等；内镜超声除可发现胃壁增厚外，还可判断淋巴瘤浸润胃壁深度与淋巴结转移情况，结合胃镜下多部位较深取材活组织检查可显著提高诊断率。CT检查可见胃壁增厚，并了解肝脾有无侵犯、纵隔与腹腔淋巴结情况，有助于排除继发性胃淋巴瘤。

（三）治疗

早期低度恶性胃黏膜相关淋巴瘤可采用抗幽门螺杆菌治疗，清除幽门螺杆菌后，肿瘤一般在4 ~ 6个月消退。抗生素治疗无效或侵及肌层以下的病例可以选择放、化疗。手术治疗胃淋巴瘤有助于准确判断临床病理分期，病变局限的早期患者可获得根治机会。姑息性切除也可减瘤，结合术后化疗而提高疗效，改善预后。常用化疗方案为CHOP方案，胃淋巴瘤对化疗反应较好，近年有单独采用系统化疗治疗胃淋巴瘤获得较好的疗效的报告。

四、胃的良性肿瘤

胃的良性肿瘤约占全部胃肿瘤的2%。按其组织来源可分为上皮细胞和间叶组织瘤。前者常见的有胃腺瘤和腺瘤性息肉，占良性肿瘤的40%左右。外观呈息肉状，单发或多发，有一定的恶变率；胃的间叶源组织肿瘤70%为胃肠道间质瘤，其他有脂肪瘤、平滑肌瘤、纤维瘤、血管瘤、神经纤维瘤等。

胃良性肿瘤一般体积小，发展较慢，胃窦和胃体为多发部位。

（一）诊断

1. 症状与体征　①上腹不适、饱胀感或腹痛；②上消化道出血；③腹部包块，较大的良性肿瘤上腹部可扪及肿块；④位于贲门或幽门的肿瘤可引起不全梗阻等。

2. 影像学检查　X线钡剂检查、胃镜、超声及CT检查等有助于诊断。纤维胃镜检查大大提高了胃良性肿瘤的发现率，对于黏膜起源瘤活检有助确诊；黏膜下的间叶组织瘤超声胃镜更具诊断价值。

（二）治疗

手术切除是胃良性肿瘤的主要治疗方法，由于临床上难以除外恶性肿瘤，且部分良性胃肿瘤还有恶变倾向以及可能出现严重并发症，故主张确诊后积极地手术治疗，根据肿瘤的大小、部位以及有无恶变的倾向选择手术方式，小的腺瘤或腺瘤样息肉可行内镜下套切术，较大的肿瘤可行胃部分切除术、胃大部切除术等。

第二节　急性胃扩张

一、概述

急性胃扩张是指短期内由于大量气体和液体积聚，胃和十二指肠上段的高度扩张而致的一种综合征。通常为某些内外科疾病或麻醉手术的严重并发症。

二、病因学

某些器质性疾病和功能性因素均可并发急性胃扩张，常见的病因归纳为三类。

1. 外科手术　创伤、麻醉和外科手术，尤其是腹腔、盆腔手术及迷走神经切断术，均可直接刺激躯体或内脏神经，引起胃的自主神经功能失调，胃壁的反射性抑制，造成胃平滑肌弛缓，进而形成扩张。麻醉时气管插管，术后给氧和胃管鼻饲，亦可使大量气体进入胃内，形成扩张。

2. 疾病状态　胃扭转、嵌顿性食管裂孔疝以及各种原因所致的十二指肠壅积症、十二指肠肿瘤、异物等均可引起胃潴留和急性胃扩张；幽门附近的病变，如脊柱畸形，环状胰腺、胰癌等偶可压迫胃的输出道引起急性胃扩张；躯体部上石膏套后1～2d引起的所谓“石膏套综合征”，可能是脊柱伸展过度，十二指肠受肠系膜上动脉压迫的结果；情绪紧张、精神抑郁、营养不良均可引起自主神经功能紊乱，使胃的张力减低和排空延迟；糖尿病神经病变、抗胆碱能药物的应用；水、电解质代谢失调、严重感染（如败血症）均可影响胃的张力和胃的排空，导致急性胃扩张。

3. 各种外伤产生的应激状态　尤其是上腹部挫伤或严重复合伤，其发生与腹腔神经丛受强烈刺激有关。

4. 其他　短时间内进食过多也是偶见原因。

三、病理生理

当胃扩张到一定程度时，胃壁肌肉张力减弱，使食管与贲门、胃与十二指肠交界处形成锐角，阻碍胃内容物的排出，膨大的胃可压迫十二指肠，并将系膜及小肠挤向盆腔。因此，牵张系膜上动脉而压迫十二指肠，造成幽门远端的梗阻。唾液、胃十二指肠液和胰液、肠液的分泌亢进，均可使大量液体积聚于胃内，加重胃扩张。扩张的胃还可以机械地压迫门静脉，使血液郁滞于腹腔内脏，亦可压迫下腔静脉，使回心血量减少，最后可导致周围循环衰竭。由于大量呕吐、禁食和胃肠减压引流，可引起水和电解质紊乱。

四、临床表现

大多起病缓慢，迷走神经切断术者常于术后第 2 周开始进流质饮食后发病。主要症状有腹胀、上腹或脐周隐痛，恶心和持续性呕吐。呕吐物为浑浊的棕绿色或咖啡色液体，呕吐后症状并不减轻。随着病情的加重，全身情况进行性恶化，严重者可出现脱水、碱中毒，并表现为烦躁不安、呼吸急促、手足抽搐、血压下降和休克。突出的体征为上腹膨胀，可见毫无蠕动的胃轮廓，局部有压痛，叩诊过度回响，有振水音。脐右偏上出现局限性包块，外观隆起，触之光滑而有弹性、轻压痛，其有下边界较清，此为极度扩张的胃窦，称“巨胃窦症”，乃是急性胃扩张特有的重要体征，可做为临床诊断的有力佐证。

本病可因胃壁坏死发生急性胃穿孔和急性腹膜炎。

五、诊断

根据病史、体征，结合实验室检查和腹部 X 线征象，诊断一般不难。手术后发生的胃扩张常因症状不典型而与术后一般胃肠症状相混淆造成误诊。此外，应和肠梗阻、肠麻痹鉴别，肠梗阻和肠麻痹主要累及小肠，腹胀以腹中部明显，胃内不会有大量积液和积气，抽空胃内容物后患者也不会有多大好处，X 线平片可见多个阶梯状液平。

实验室检查可发现血液浓缩、低血钾、低血氯和碱中毒。立位腹部 X 线片可见左上腹巨大液平面和充满腹腔的特大胃影及左膈肌抬高。

六、治疗

暂时禁食，放置胃管持续胃肠减压，纠正脱水、电解质紊乱和酸碱代谢平衡失调。低血钾常因血浓缩而被掩盖，应予注意。病情好转 24h 后，可于胃管内注入少量液体，如无潴留，即可开始少量进食。如无好转则应手术。过度饱餐所致者，胃管难以吸出胃内容物残渣或有十二指肠梗阻及已产生并发症者亦应手术治疗。手术方式一般以简单有效为原则，如单纯胃切开减压、胃修补及胃造口术等。胃壁坏死常发生于贲门下及胃底近贲门处，南于坏死区周围炎症水肿及组织菲薄，局部组织移动性较差，对较大片坏死的病例，修补或造口是徒劳无益的，宜采用近侧胃部分切除加胃食管吻合术为妥。

七、并发症

急性胃扩张可因胃壁坏死发生急性胃穿孔和急性腹膜炎。

当胃扩张到一定程度时，胃壁肌肉张力减弱，使食管与贲门、胃与十二指肠交界处形成锐角，阻碍胃内容物的排出，膨大的胃可压迫十二指肠，并将系膜及小肠挤向盆腔。因此，牵张系膜上动脉而压迫十二指肠，造成幽门远端的梗阻，唾液，胃十二指肠液和胰液、肠液的分泌亢进，均可使大量液体积聚于胃内，加重胃扩张。扩张的胃还可以机械地压迫门静脉，使血液瘀滞于腹腔内脏，亦可压迫下腔静脉，使回心血量减少，最后可导致周围循环衰竭。由于大量呕吐、禁食和胃肠减压引流，可引起水和电解质紊乱。

第六章

小肠疾病

第一节　肠梗阻

肠腔内容物正常运行和通过发生障碍时，称肠梗阻。为腹部外科常见疾病，若未得到及时合理的治疗，往往危及患者的生命。

一、病因

1. 机械性肠梗阻　由于肠管受压、肠壁病变、肠腔内堵塞，引起肠腔狭小所致，常见于肠道先天性异常、炎症、肿瘤、肠内蛔虫团、绞窄性疝，以及肠套迭、肠扭转、粘连带压迫或牵拉等。

2. 动力性肠梗阻　并无器质性肠腔狭窄，而属肠壁肌肉运动紊乱。

二、临床表现

虽依梗阻原因、部位、程度、发展急缓等而异，但多有腹痛、腹胀、呕吐、肛门停止排便排气。

1. 腹痛　单纯性肠梗阻为阵发性绞痛；绞窄性肠梗阻多为持续性腹痛有阵发性加剧，麻痹性肠梗阻则为持续性胀痛。

2. 呕吐　起病初期为反射性呕吐，以后为肠内容物逆流入胃呕吐。高位小肠梗阻，呕吐出现较早而频繁；低位小肠梗阻，呕吐迟而次数少，常一次吐出大量粪样物；由于回盲瓣有阻止结肠内容物反流入小肠的功能，因此结肠梗阻时呕吐较轻或无呕吐。

3. 腹胀　其程度与梗阻部位及性质有密切关系。高位小肠梗阻南于频繁呕吐无明显腹胀，低位小肠梗阻则呈全腹胀，结肠梗阻多为周边性腹胀，绞窄性肠梗阻表现为不对称的局限性腹胀，麻痹性肠梗阻腹胀显著，并为均匀性腹胀。

4. 肛门排便、排气停止　急性完全性肠梗阻者有此症状，但因梗阻部位以下肠段常积蓄气体和粪梗，因此梗阻早期仍可有少量排便、排气；绞窄性肠梗阻如肠套叠、肠系膜血栓形成等，尚可排出血性黏液便。

5. 休克　早期单纯性肠梗阻病人，全身情况无明显变化，后可出现脉搏细速、血压下降、面色苍白、眼球凹陷、皮肤弹性减退，四肢发凉等征象。

三、诊断

1. 是否有肠梗阻存在　根据腹痛、呕吐、腹胀、肛门停止排便和排气，以及肠鸣音变化与 X 线检查，肠梗阻的诊断一般不难。但在临床上仍有将内科疾病（急性胃肠炎、暴发性食物中毒、心绞痛、过敏性紫癜等）当成机械性肠梗阻而施行手术导致病人死亡的案例，须加注意。

2. 是机械性梗阻还是麻痹性梗阻　前者多须手术，后者常不必手术，故鉴别十分重要。诊断机械性肠梗阻的主要依据是，阵发性腹痛，伴有肠鸣音亢进，腹部透视见扩大的肠腔内有液平面；诊断麻痹性肠梗阻的主要依据是：持续性腹胀痛、肠鸣音消失、多有原发病因存在，X线检查见全部小肠和结肠都均匀胀气。但要注意以下两种情况：一种是机械性梗阻没有经过合理处理，梗阻上段的肠管肌肉过度扩张，终至麻痹，因而临床表现为腹痛渐渐减轻腹胀则有增加，肠鸣音减弱或消失；另一种是梗阻上段肠管坏死穿孔，阵发性的腹痛可能因此减轻，其形成的腹膜炎也会引起继发性的肠麻痹，掩盖了原先的机械肠梗阻。继发于机械性肠梗阻的肠麻痹和原发的麻痹性肠梗阻的鉴别，主要靠详细询问病史，如果病人发病之初有阵发性腹绞痛，并自觉腹内有很响的肠鸣音，以后腹痛转为持续性胀痛、腹内响声随之消失，就可诊断为继发于机械性肠梗阻的肠麻痹。

3. 是单纯性梗阻还是绞窄性梗阻　两者鉴别的重要性在于，绞窄性肠梗阻预后严重，必须手术治疗，而单纯性肠梗阻则可先用非手术治疗。有下列临床表现者应怀疑为绞窄性肠梗阻：①腹痛剧烈，发作急骤，在阵发性疼痛间歇期，仍有持续性腹痛；②病程早期即出现休克，并逐渐加重，或经抗休克治疗后，改善不显著；③腹膜刺激征明显，体温、脉搏和白细胞计数在观察下有升高趋势；④呕吐出或自肛门排出血性液体，或腹腔穿刺吸出血性液体；⑤腹胀不对称，腹部可触及压痛的肠袢。通常根据上述特点，绞窄性肠梗阻与单纯性肠梗阻的鉴别没有多大困难，但有时也有肠绞窄而临床表现不突出，以致未能及时手术，造成肠坏死、腹膜炎者，此种情况最常见于粘连索带引起的肠壁切压坏死，以及仅有肠壁部分绞窄的 Richter 嵌顿性疝，因此单纯性肠梗阻经短时间非手术治疗，腹痛仍不减轻者，应考虑施行剖腹探查术。

4. 是小肠梗阻还是结肠梗阻　因为结肠梗阻可能为闭袢性，治疗上胃肠减压效果多不满意，需尽早手术，故鉴别甚为重要。高位小肠梗阻，呕吐出现较早而频繁，水、电解质与酸碱平衡失调严重，腹胀不明显；低位小肠梗阻，呕吐出现晚，一次呕吐量大，常有粪臭味，腹胀明显。结肠梗阻的特点是，腹痛常不显著，腹胀较早出现并位于腹周围，呕吐发生很迟，X线检查结肠内胀气明显，且在梗阻处突然中止，钡灌肠可见梗阻部位。

5. 是部分性还是完全性肠梗阻　部分性梗阻者，病情发展较慢，有排便、排气；完全性梗阻，病情发展快而重，多无排便、排气。

6. 梗阻的原因　有时难以确定，应根据年龄、病史、症状、体征、辅助检查等综合分析。新生儿肠梗阻，多为先天性肠道畸形所致；2岁以下幼儿，肠套叠常是梗阻原因；儿童有排虫史、腹部可摸到条索状团块者，应考虑为蛔虫性肠梗阻；青年人在剧烈运动后诱发的绞窄性肠梗阻，可能是小肠扭转；老年人的单纯性梗阻，以结肠癌或粪块堵塞多见。此外，应详细检查疝的好发部位，看有无嵌顿性疝；曾有手术、外伤或腹腔感染史者，多为粘连性肠梗阻所引起；有心脏病，应考虑肠系膜血管栓塞。

四、治疗

1. 一般性治疗　在强调全身性治疗的同时，各种类型肠梗阻的治疗原则如下。

（1）单纯机械性肠梗阻，先用非手术治疗 6 ~ 12h，若病情不能缓解或有绞窄者，则改用手术疗法。

（2）麻痹性或痉挛性肠梗阻，宜用非手术疗法，同时治疗其原发病（腹膜炎所致的麻痹性肠梗阻，应酌情决定是否需要手术）。

（3）绞窄性肠梗阻，必须紧急手术治疗。

（4）结肠梗阻，除粪块堵塞或乙状结肠扭转早期可非手术治疗外，由于回盲瓣的作用，梗阻属于闭袢性，需尽早手术。

2. 非手术疗法　非手术疗法适用于动力性肠梗阻、单纯机械性肠梗阻，以及绞窄性肠梗阻的术前准备，主要措施如下：

（1）禁食，包括禁水及禁服药。

（2）胃肠减压。

（3）纠正水、电解质与酸碱平衡失调。

（4）注射抗生素以防治腹腔感染，这对绞窄性肠梗阻尤为重要。

（5）忌用咖啡，对痉挛性或某些单纯性肠梗阻患者，可用阿托品等药解除疼痛。

（6）用生理盐水或肥皂水 500mL 灌肠，对于老年人由粪块引起的结肠梗阻有效。

3. 手术疗法　目的是去除肠梗阻的病因，如粘连松解、切除病变肠段等，以恢复肠道的通畅。

（1）绞窄性肠梗阻。

（2）单纯机械性肠梗阻非手术疗法无效者。

（3）必须手术解除梗阻病因，如新生儿肠闭锁、肛门直肠闭锁，以及肿瘤等所致肠梗阻者。

第二节　肠系膜血管缺血性疾病

肠系膜血管缺血性疾病通常可以分为：急性肠系膜上动脉闭塞、非闭塞性急性肠缺血、肠系膜上静脉血栓形成、慢性肠系膜血管闭塞缺血四种情况。

一、急性肠系膜上动脉闭塞

急性肠系膜上动脉闭塞是肠缺血最常见的原因，可以由栓子的栓塞或动脉有血栓形成引起。两者的发生率相近，分别为 55% 与 45%。肠系膜动脉发生急性完全性闭塞而导致肠管急性缺血坏死，多发生于老年人。

（一）病因与病理

多数栓子来源于心脏，如：来自风湿性心脏病与慢性心房纤颤的左心房，急性心肌梗死后的左心室或以往心肌梗死后形成的壁栓，心内膜炎，瓣膜疾病或瓣膜置换术后等；也可来自自行脱落的或是经心血管导管手术操作引起的脱落，偶有原因不明者。肠系膜上动脉从腹主动脉成锐角分出，本身几乎与主动脉平行，与血流的主流方向一致，因而栓子易进入形成栓塞。急性肠系膜上动脉血栓形成几乎都发生在其开口原有动脉硬化狭窄处，在某些诱因如充血性心力衰竭、心肌梗死、失水、心排血量突然减少或大手术后引起血容量减少等影响下产生。偶也可由夹层主动脉瘤，口服避孕药，医源性损伤而引起。

栓子通常堵塞在肠系膜上动脉自然狭窄部，如在空肠第 1 支的远端结肠中动脉分支处，或是更远的部分。而血栓形成都发生在肠系膜上动脉的第 1cm 动脉粥样硬化部分。不论是栓子或血栓形成，动脉被堵塞后，远端分支即发生痉挛。受累肠管呈苍白色，处于收缩状态。肠黏膜不耐受缺血，急性肠系膜动脉闭塞 10min 后，肠黏膜的超微结构即有明显改变，缺血 1h 后，组织学上的改变即很清楚。黏膜下水肿，黏膜坏死脱落。急性缺血的初期，肠平滑肌收缩，其后因缺血而松弛，血管痉挛消失，肠壁血液淤滞，出现发绀、水肿，大量富含蛋白质的液体渗至肠腔。缺血后短时间内虽然病理生理改变已很明显，但如果动脉血流恢复，小肠仍可具有活力，不过将有明显的再灌注损伤。缺血继续长时间后，肌肉与浆膜将坏死，并出现腹膜炎，肠管呈发绀或黯黑色，浆膜呈潮湿样，易破有异味，肠腔内细菌繁殖，毒性产物被吸收，很快因中毒与大量液体丢失而出现休克与代谢性酸中毒。血管闭塞在肠系膜上动脉出口处，可引起 Treitz 韧带以下全部小肠及右半结肠的缺血坏死，较少见。较常见的部位是在结肠中动脉出口以下，也可引起 Treitz 韧带和回盲瓣之间的大部分小肠坏死。闭塞愈靠近主干远端，受累小肠范围愈小。

当轻度缺血得到纠正后，肠黏膜将再生，新生的容貌形状不正常，有萎缩，并有暂时性的吸收不良，其后渐恢复，部分坏死的肠组织将是瘢痕愈合以后出现小肠节段性狭窄。

（二）诊断

1. 症状与体征　肠系膜上动脉栓塞或血栓形成都会造成缺血，故两者的大多数临床表现相同。病人以往有冠心病史或有心房纤颤，多数有动脉硬化表现。在栓塞病人，有 1/3 曾有肢体或脑栓塞史，由于血栓形成的病状不似栓塞急骤，仅 1/3 病人在发病后 24h 内入院，而栓塞病人 90% 在 1d 以内就医。

剧烈的腹部绞痛是最开始的症状，难以用一般药物所缓解，可以是全腹性也可是脐旁、上腹、右下腹或耻骨上区，初由于肠痉挛所致，其后有肠坏死，疼痛转为持续，多数病人伴有频繁呕吐，呕吐物为血水样。近1/4病人有腹泻，并排出黯红色血液，病人的早期症状明显、严重，然腹部体征与其不相称，是急性肠缺血的一特征。开始时腹软不胀，轻压痛，肠鸣音存在，其后腹部逐渐膨胀，压痛明显，肠鸣音消失，出现腹膜刺激的征象，说明已有肠坏死发生，病人很快出现休克现象。

2. 辅助检查　化验室检查可见白细胞计数在20 000以上，并有血液浓缩和代谢性酸中毒表现。腹部X线平片难以明确有肠缺血的现象，在早期仅显示大肠和小肠有中等或轻度胀气，当有肠坏死时，腹腔内有大量积液，平片显示密度普遍增高。腹部选择性动脉造影对本病有较高的诊断价值，它不但能帮助诊断，还可鉴别是动脉栓塞，血栓形成或血管痉挛。动脉栓塞多在结肠中动脉开口处，造影剂在肠系膜上动脉开口以下3～8cm处突然中断，血栓形成则往往在肠系膜上动脉开口处距主动脉3cm以内出现血管影中断。小栓子则表现在肠系膜动脉的分支有闭塞现象。有时还可发现肾动脉或其他内脏动脉有阻塞。血管痉挛显示为血管影有缩窄但无中断。血管造影明确病变的性质与部位后，动脉导管可保持在原位上给予血管扩张药如罂粟碱、苄胺唑啉等以解除栓塞后引起的血管痉挛，并维持至手术后，药物结合取栓术或栓塞病变治疗后，可有利于提高缺血肠的成活率，术后还可利用这一导管再次造影以了解肠系膜血管循环的状况。

（三）治疗

急性肠系膜缺血病人的早期诊断较为困难，当明确诊断时，缺血时间已长，肠已有坏死，同时病人有较严重的心脏病，给治疗带来更多的风险。虽然，当代多主张采用积极的放射介入或手术治疗，但总的效果仍不佳。

在对病人一般情况及心脏情况予以诊断及处理后，即进行选择性动脉造影，如发现有栓塞及血管痉挛时，可经动脉导管灌注罂粟碱，也可灌注溶栓药如尿激酶、链激酶以溶解栓子，有报道应用经皮血管腔内气囊成形术者，但效果都不肯定，仅有少数早期病人经治疗后可获得疗效，这些治疗方法虽有发展的前景，但当前仍是以手术治疗为主，特别是病人已出现腹膜刺激症状时则更不宜等待。剖腹探查发现栓塞位于一个分支或主干的远端，肠管缺血的范围不大，并已出现坏死现象时，则可进行部分肠切除吻合术。

如果动脉主干已栓塞，累及全部小肠及右半结肠，肠管虽有充血但未肯定已坏死时，应立即将主干游离切开取栓并清除远端血凝块。如为血栓形成则需要做血管内膜切除术，清除血栓直至上下段均有血液通畅地流出，动脉切开部以自体静脉做片状移植修补。如栓塞段甚长，取栓后仍无血液流出或不畅，则可应用自体大隐静脉做腹主动脉或髂动脉与栓塞以下通畅的肠系膜血管之间进行搭桥手术。在进行血管手术前应从静脉给予肝素以防闭塞部远端血管有血栓形成，同时在手术时可在肠系膜上动脉主干周围直接在闭塞部下方的动脉内直接注入血管扩张药，以解除已存在的血管痉挛。

经探查后，肠系膜上动脉主干阻塞，且累及的肠管已坏死，范围虽大也只能将坏死肠切除，吻合剩余肠恢复胃肠道的通畅，切除缘必须保证血供良好，以免术后发生肠瘘。术后按短肠综合给予积极治疗。

为了解血液恢复后肠襻的活力，除观察肠管颜色，蠕动及肠系膜缘动脉搏动外，还可用荧光探测局部有无血液循环。从周围静脉内注射1g荧光素钠后，于暗室中通过紫外线光观察肠管，局部如发黄色荧光则有血循环存在，肠管有活力。应用多普勒超声测定肠系膜血管也是一种常用的方法，其他尚有肠肌的肌电测定，^{99m}Tc标记白蛋白检测，肠管表面氧检测，一级红外线体积描记图等，但均需有特殊设备与时间。当不能完全肯定肠是否仍有活力，需将远近段肠管提出腹外造瘘，也可将肠管纳入腹腔关闭，术后供氧纠正血浆容量，应用强心药提高心排血量，从选择性肠系膜上动脉导管灌注血管活性药物，以扩张血管增加血流量，并在术后24～36h再次剖腹观察肠管情况，当可确定肠管是否存活。再次剖腹应决定于第1次手术结束时而不是在术后再作考虑，术后疼痛、压痛与肠麻痹将掩盖肠坏死的表现。因此，当再次剖腹一经决定必须按时实行，以确保及时处理已坏死的肠管，增加病人的安全性。

急性肠栓塞病人术后的监测、治疗甚为重要，尿量、中心静脉压、肺动脉楔压、动脉血气分析，水、电解质等的测定如有异常均需及时加以纠正，预防心力衰竭的发生。手术前后需应用合适的抗生素防治感染。如原已置有动脉导管者可经导管继续给予抗凝药与血管扩张药，并在24h后造影观察血管是否通畅。在未放置导管者，术后宜立即给予肝素以防再发生栓子与肠系膜血管术后栓塞。也有学者不赞成用肝素以防肠管出血而应用低分子右旋糖酐。这类病人术后宜较长时间应用华法林以减少再次发生栓子。

急性肠系膜上动脉闭塞的预后较差，病死率在85%左右，栓塞病人为75%～80%，而血栓形成病人为96%～100%。积极的放射介入与外科治疗可改善预后，再次剖腹观察对减少这类病人的术后死亡率与并发症发生率有着积极意义。短肠综合征，再栓塞，肠外瘘，胃肠道出血，局限性狭窄是术后可发生的并发症。

二、非闭塞性急性肠缺血

在急性肠缺血病人中，有20%～30%的动脉或静脉主干上未发现有明显的阻塞，也有报道比例数可达50%。

（一）病因与病理

产生非闭塞性急性肠缺血的病因是一些间接引起广泛血管收缩的因素，心肌梗死、充血性心力衰竭、心律不齐、主动脉瓣闭锁不全，肝、肾疾病，休克，利尿引起的血液浓缩等都是潜在的诱因，可导致心排血量下降、低血容量、低血压，使肠管处于一种低灌压及低灌流状态。洋地黄是常用以治疗心脏疾患的药物，它可直接对肠系膜上动脉的平滑肌产生作用引起血管收缩，虽然内脏血管收缩通常是一种重要的生理代偿机制，但过度代偿会导致持久地血管收缩，甚至原有的刺激因素已经消除，血管收缩仍然存在。当血管内流体静力压小于血管壁的张力时，血管即塌陷，黏膜下层形成短路，绒毛顶部出现缺氧、坏死，继而累及黏膜及肠壁的深层。当前认为肾素－血管紧张素轴与血管加压素以及再灌注损伤是非闭塞性急性肠缺血的重要病理生理改变。

非闭塞性肠缺血的肉眼和显微镜所见与急性肠系膜动脉阻塞相似，但它的病变更为广泛，可累及整个结肠与小肠。然而有时缺血可呈片状或节段样。肠黏膜有广泛出血性坏死伴溃疡形成，黏膜下层血管内有大量红细胞沉积。

（二）诊断

1．症状与体征　非闭塞性肠缺血的病人几乎全部发生在导致低血流、低灌注的疾病，如充血性心力衰竭、心肌梗死等其中的一种情况。临床表现与急性肠系膜上动脉闭塞相似，只是过程较缓慢，这类病人出现严重腹部不适、乏力，早期腹部检查结果与病人主诉的严重度不相符。当肠坏死发生后，腹部刺激症状甚为明显，伴有呕吐、休克，常有腹泻及血便，75%的病人有白细胞计数增加，常有血液浓缩。

2．影像学检查　当这类存在着潜在诱因病人出现剧烈腹痛，腹部体征又不相符时，应考虑到有这一可能性。腹部X线平片仅能显示有肠麻痹。选择性造影是主要的诊断措施，肠系膜上动脉主干没有闭塞，而在中小分支中可能有散在的节段性狭窄，只表现有动脉硬化存在，在排除急性肠系膜动脉闭塞后可诊断本病。

（三）治疗

治疗非闭塞性肠缺血的同时应找出诱因，对引起肠血管收缩的原因如充血性心力衰竭、心律不齐等加以处理，选择肠系膜上动脉造影甚为重要，不但可明确诊断，也是药物治疗的一个重要途径。在动脉主干为闭塞的情况下可以灌注罂粟碱、妥拉唑啉、胰高血糖素、前列腺素等血管扩张药，是否需用抗凝药尚无定论。Boley提出一次注射妥拉唑啉25mg后，接着用罂粟碱30～60mg/h，能有较好的效果。经过非手术治疗后症状有好转时，可再次造影观察肠循环的情况，如循环有改变可继续进行药物治疗。在应用血管扩张药的同时，有作者建议加用持续硬脊膜外阻滞麻醉，以改善肠系膜血循环。还得重视对再灌注损伤的治疗，胃肠减压、输氧与抗生素也都是重要的辅助治疗措施。由于治疗较晚，诊断也不易确定，多数情况下，非手术治疗后腹部体征未能消失，仍须进行手术探查。手术探查的重点是坏死的肠管，肠系膜动脉搏动可触及，但小肠、结肠以致胃部可能有片状的坏死区，切除往往无法进行，局部在一段肠管的坏死可进行切除吻合，术后继续用肠系膜上动脉插管输注血管扩张药物，并重复造影以了解肠循环的情况，术时对切除端的活力有怀疑者，应考虑 24 ~ 36h 后再次剖腹探查。

由于本病是在严重的原发基础上发生的，发生后治疗又难以及时，并发症多，病死率可高达 80% ~ 90%，积极重视低血流状态的发生与处理是预防本病的基础。

三、肠系膜上静脉血栓形成

肠系膜上静脉血栓形成于 1935 年为 Warren 等首先描述，其后逐渐被认识，大都为急性血栓形成，占急性肠缺血的 3% ~ 7%。

（一）病因与病理

急性肠系膜上静脉血栓形成有些是原因不明的，但多数是继发于其他一些疾病，最常见的是血液凝血病如真性红细胞增多症、抗凝血酶Ⅲ缺乏、C 蛋白缺乏、镰形细胞病等，这类病人也常有其他部位静脉血栓形成。腹腔内感染、肝门静脉高压、钝性创伤或手术创伤、肾移植、脾切除等也都是其诱因，口服避孕药而引起静脉血栓形成的可能性也应引起重视。

静脉血栓通常是累及肠系膜静脉的分支与造成节段性肠缺血，但有可能血栓逐渐蔓延至肠系膜上静脉导致广泛系膜缺血。静脉血栓形成早期的病理改变为肠壁明显水肿、充血与黏膜下出血，肠腔内有血性液体，肠系膜也有充血水肿，腹腔内脏有血性渗出液，肠坏死的发展速度较急性动脉栓塞为缓慢。静脉血栓形成后，静脉反流滞留，可引起动脉痉挛与血栓形成，难以确定血栓形成原发在静脉还是动脉。

（二）诊断

1. 症状与体征　静脉血栓形成的症状为逐渐加重的腹部不适，腹胀、食欲缺乏与大便习惯改变，这些症状可持续 1 ~ 2 周，然后突发剧烈腹痛、呕吐，约 1/5 的病人可能有腹泻与血便，血便较动脉闭塞为多见。腹部检查可见腹胀、有压痛及肌紧张，也可有腹水。早期有肠鸣音活跃，以后肠鸣音减弱或消失。

2. 辅助检查　白细胞计数增高并有血浓缩的现象。X 线腹部平片可见肠胀气，肠壁增厚及腹腔内积液的征象。腹腔穿刺可抽得血性液体。腹部超声波检查、CT 扫描、选择性肠系膜上动脉造影、核素扫描等虽可从各方面提供一些诊断依据，但最终还待手术探查确定。

（三）治疗

结合病史及其他表现提示为本病后，即应积极进行准备及早手术，静脉血栓形成往往累及分支，因此坏死可能仅及一段肠管，但血栓有蔓延的可能，术后发生瘘的机会亦多，因此实施静脉切开取栓术的可能性极小。静脉切除的范围应广一些，包括含有静脉血栓的全部系膜。

术后易再有血栓形成，应进行抗凝治疗 3 个月。肠系膜静脉血栓形成经手术及抗凝治疗后，预后较动脉栓塞为好，病死率在 20% 左右。

四、慢性肠系膜血管闭塞缺血

（一）病理

动脉粥样硬化，管腔逐渐狭窄以致闭塞是慢性肠系膜血管闭塞的主要病因，有作者称之为肠绞痛或腹绞痛。虽然肠系膜动脉硬化在老年病人较常见，但发生慢性肠系膜血管闭塞症状者却不多，更不致发生肠坏死，主要是由于腹腔内脏有 3 条供应动脉，即腹腔、肠系膜上及肠系膜下动脉，互相之间有侧支循环形成。但如动脉硬化累及的范围较广，2 ~ 3 支均有病变时，将有血供应量不足，影响了胃肠道的消化功能而出现症状。内脏动脉有纤维肌层增生，腹部创伤或腹主动脉瘤累及腹腔、肠系膜动脉也可以产生慢性“肠绞痛”，但甚为罕见。

（二）诊断

1. 症状与体征　本病多发生在中、老年人，并常伴有冠状动脉硬化、脑血管硬化、周围动脉闭塞疾病和主动脉瘤等。进食后出现弥漫性腹部绞痛，是肠绞痛的主要症状，餐后 15 ~ 30min 出现，2 ~ 3h

达到高峰，后逐渐消退，可向背部放射。腹痛的严重程度和时间长短与进食的量有关系。有时仅有饱胀或钝痛，有时则为剧烈绞痛伴恶心呕吐，症状呈进行性加重，发作日益频繁，病人因此而改变食物的种类，减少进食量，甚至出现恐食症不敢进食，尚可有肠胀气，便秘或腹泻，粪便量多且呈泡沫状，含有大量气体与脂肪。病人体重有明显下降，平均在 10kg 以上，常被疑有恶性肿瘤。症状持续数月或数年后病人可能发生急性肠系膜血栓形成和肠梗死，有作者认为 1/4 的急性肠梗死发生在慢性肠动脉闭塞的基础上。但慢性肠血管闭塞的病人将有多少发生闭塞则无法统计。

2. 辅助检查　除营养不良外，体检和化验检查并无特殊点，虽在 60% ~ 90% 的病人上腹部可听到收缩期杂音，但无特异性，有时在正常人也可听到。腹部 X 线平片和钡剂造影、内镜检查、腹部超声检查与 CT 检查等对本病有特殊的诊断意义，但亦应与溃疡病、胆囊炎、胰腺炎、癌以及腹膜后肿瘤相鉴别。动脉造影是诊断本病的一项重要的检查，先进行腹主动脉造影，并应强调照侧位像一边观察位置向前的腹腔和肠系膜上动脉的出口处，后再分别进行腹腔动脉、肠系膜上动脉与肠系膜下动脉选择性动脉造影，以观察腹内 3 根主要动脉的硬化与侧支循环的情况，一般有 2 支动脉受累而侧支循环建立不多则将产生症状，但应注意的是动脉造影有诱发急性闭塞的可能，造影前后应加以预防，纠正血浓缩，给予血管扩张及 1 ~ 2 次常用剂量的抗凝药等。

（三）治疗

症状轻的病人可以试用非手术治疗，给予血管扩张药物，静脉滴注低分子右旋糖酐，防止血浓缩，采取少量多次进餐，从静脉补充部分营养等。但如发现腹腔动脉或肠系膜动脉出口处有明显狭窄变化。病人一般情况较好时，应积极考虑手术治疗。因为手术不仅能解除肠绞痛，而且还可避免以后发生急性肠梗死的比例，但多数学者仍赞成先进行血管重建术，因急性肠梗死的治疗效果不佳。

血管重建手术可分为三类：①血管内膜剥脱术；②将肠系膜血管狭窄段切除，然后将该动脉植入腹主动脉；③应用自体静脉或人造血管跨越狭窄段行搭桥手术。三类手术中以第三类应用较多，手术操作较方便，效果亦较好，如肠系膜上动脉出口处有狭窄，可在肠系膜上动脉与腹主动脉间搭桥，为解决腹腔动脉开口处狭窄，可在脾动脉或肝动脉与腹主动脉间搭桥，或者将脾动脉游离后与腹主动脉壁做端侧吻合术。

第三节　小肠憩室病

小肠憩室疾病并不多见，根据憩室壁的组织解剖可分为真性与假性憩室，前者为小肠壁呈全层突出，而假性憩室不含肌层。也可分为先天性（如 Meckel 憩室）与获得性，获得性可分为原发性与继发性。原发性为肠黏膜从肠壁的软弱处疝出，继发性憩室多因邻近组织炎症牵扯所致，如十二指肠溃疡或胆囊炎引起十二指肠第一段的憩室。

小肠憩室中以十二指肠憩室最多，在胃肠道钡剂检查中，发现率可达 3% ~ 7%，空肠、回肠憩室的发生率为 1% ~ 3%，回肠段的 Meckel 憩室为 1% ~ 2.5%，十二指肠憩室在另章中讨论。

一、空肠、回肠憩室

空肠、回肠憩室较少见，但空肠憩室较回肠憩室为多，且 2/3 为多发，以 60 ~ 70 岁男性为多。

（一）病理

憩室壁多是肌层缺如，只含黏膜层及黏膜下层，且多见于老年人，故此病很可能为获得性而非先天性疾病，但发病原因尚不清楚，推测是由于肠腔内压力将黏膜层或黏膜下层推出而形成，也可能由于肠运动功能不协调所致。憩室一般发生在小肠的系膜缘，小血管穿通肠壁的肌层部位，1 ~ 25cm 直径不等，表现为囊性膨胀。

（二）诊断

1. 症状与体征　空、回肠憩室一般无症状，即使有些食欲缺乏、饭后上腹不适等表现也无特异性，只是在出现并发症时始引起病人的重视，其并发症如下。①憩室炎：当憩室较大，尤其是开口较窄，食物进入腔内而不易被排出，甚至有异物或肠石存留则可引起炎症，病人感有腹部定点疼痛，偶有腹泻发生。②憩室穿孔：憩室炎严重时可产生憩室壁穿孔出现腹膜炎、腹腔脓肿，也可继发肠外瘘或内瘘。③肠梗阻：因憩室周围炎粘连，肠扭转或套叠，或胀大的憩室压迫肠管而引起。④消化道出血：南憩室炎出现肠黏膜溃疡出血，多次反复发生，有时难以与其他原因引起的消化道出血鉴别。⑤盲襻综合征：由于憩室较大而出口较窄，其内可发生慢性细菌感染，继有吸收不良、维生素 B_{12} 缺乏等盲襻症状。

2. 影像学检查　巨大的憩室或多发的憩室可经钡剂胃肠道检查而发生，甚至腹部平片亦可发现有散在的含气囊袋或有气液面的囊状。在有消化道出血症状时，选择性肠系膜动脉造影或 ECT 检查可显示病变所在。

（三）治疗

无明显并发症症状的空回肠憩室一般不进行治疗，因其他手术时发现大的憩室可考虑手术切除，对多发、小的憩室可不作处理，对有症状的憩室多将含有憩室部分的小肠切除，对巨大的单发憩室也可以单纯憩室切除。如为多发散在的憩室，可将含有病变的部分小肠切除。病变范围甚广时，大量小肠切除将影响病人的营养吸收时，可仅将有并发症的部分切除。

二、Meckel 憩室

Meckel 憩室是先天性真性憩室中最常见的一种，在胚胎发育的早期，卵黄管位于中原肠与卵黄囊之间，其后逐渐萎缩成纤维索条，最终从肠壁脱落被吸收。退化不完全，则可遗留肠与脐瘘，肠端已闭塞而脐端开放的脐窦或肠与脐的纤维索带，如肠端未闭塞则成为 Meckel 憩室，是这些先天性畸形中最多的一种。

（一）病理

Meckel 憩室通常位于回肠末端 200cm 以内，但多数在 10 ~ 100cm 处，呈指状或囊状，长 1 ~ 20cm，多数为 5cm 左右，基底开口于肠系膜缘对侧，不同于空肠憩室开口于系膜缘，且具有独自的血液供应，在少数病人尚可有纤维索条自憩室尖端连接于脐部或腹后壁。另一不同点是 Meckel 憩室内可有异位组织，以胃黏膜组织多见，也可有胰腺，十二指肠或结肠黏膜组织，而在空肠憩室中也有异位组织存在。异位组织可导致溃疡、出血而出现症状。

（二）诊断及诊断风险防范

1. 症状与体征　Meckel 憩室的发现率虽可为 1.0% ~ 2.5%，但有症状者仅占其中的 4%，且多发生在 10 岁以下儿童，30 岁以后很少再发生症状。Meckel 憩室常因有并发症而产生症状。

（1）出血：由于异位胃黏膜的存在可产生消化性溃疡，并因此而出血，表现为反复大量下消化道出血，占 Meckel 憩室并发症的 50%。钡剂上胃肠道检查或钡灌肠，纤维胃、十二指肠、结肠镜检查都难以明确诊断但能排除胃、十二指肠或结肠的病变。肠系膜上动脉选择性造影或 ^{99m}Tc 核扫描有助于诊断。

（2）肠梗阻：细长的憩室可环绕肠管形成结扣，或纤维索条压迫肠管而产生急性肠梗阻，且多数绞窄性。由于存在着憩室，也可以引起肠套叠，更为罕见的憩室进入腹股沟疝囊中形成 Littre 疝。肠梗阻在 Meckel 憩室并发症发生率中占 25%。

（3）憩室炎：是发生率次于出血、肠梗阻的并发症，约占 20%，多发生在开口窄且体较长的憩室，内容物引流不畅而有慢性炎症与狭窄，出现慢性右下腹痛的症状。急性憩室炎可引起坏死及穿孔，不论急性或慢性憩室的症状与体征都类似急性或慢性阑尾炎，剖腹探查前都难以确诊。

（4）由于憩室呈囊状，基底部又较窄，可以发生自身性扭转而引起急性腹痛，也可以发生坏死而有腹膜炎症状。

（5）偶尔见憩室部发生脂肪瘤、平滑肌瘤、神经纤维瘤等良性肿瘤或类癌、平滑肌肉瘤等恶性肿瘤。

2. 辅助检查 Meckel 憩室的症状与体征随各类并发症而异，一般的辅助性检查又难以明确诊断，故多数病人在剖腹探查时始能确诊。

（三）治疗

如经检查证实病人的症状是由憩室引起。则应行憩室切除术。当因诊断不明行剖腹探查而发现是憩室引起，也应行憩室切除术，由于有症状的憩室多达 60% 伴有异位组织。对手术切除的范围应加选择，如条件允许，许多学者赞成将有憩室的一段回肠切除，行对端吻合，以切除存在的异位组织，如能明确无异位组织或是已被包含在切除范围内，亦可行单纯的憩室切除术。

由于憩室炎的症状与阑尾炎相似，因而在行阑尾切除术时，发现阑尾的病变与病人表现的急性症状不相符时应检查末端回肠 100cm，以除外急性憩室炎。若为慢性阑尾炎行阑尾切除时则应常规检查末端回肠。

为其他疾病行剖腹探查时，如发现有梅克尔憩室，虽无症状，在病人条件允许的情况下，也应将憩室切除，以免日后发生并发症。

第七章

肝脏疾病

第一节　肝损伤

在腹部创伤中，肝损伤较为常见，占腹部外伤的25%。肝脏是腹腔最大的实质性器官，质地脆而缺乏弹性，周同韧带的固定限制了它的退让余地，尽管位于右侧膈下和季肋深面，受到胸廓和膈肌保护，仍可在肋骨无损伤的情况下发生肝创伤。人自高处坠落，暴力虽未直接伤及肝脏，但仍可因惯性的反冲及应力作用，使肝脏发生严重的撕裂伤。在肝脏因病变而肿大或变性时，受外力作用更易受损伤。

肝损伤后常伴有严重的出血性休克，因胆汁漏入腹腔引起胆汁性腹膜炎和继发感染，如处理不及时或不当，后果严重。据报道其总死亡率为10%，严重肝外伤死亡率高达50%。因此，严重肝外伤的处理仍是一个重要课题。

一、肝外伤分类

（1）根据致伤的原因不同，可将肝损伤分两大类：①开放性损伤：因锐性外力如利刃、枪弹或弹片贯穿胸腹壁而损伤肝脏；②闭合性损伤：多因钝性外力如打击、挤压、车祸、爆震或高处跌伤等原因使肝脏受到间接冲力作用而损伤。

（2）根据肝脏损伤的情况判断、治疗方法、预后及疗效的评定进行分类，目前尚无统一公认的标准。按临床所见我们将肝外伤分为下列五度：Ⅰ度为肝包膜撕裂和实质破裂深度不足1cm；Ⅱ度为肝实质破裂深度在1 ~ 3cm，包膜下血肿不超过10cm或肝周围型穿通伤；Ⅲ度为肝实质破裂深度3cm以上，包膜下血肿达10cm或更大，或为中央型穿通性伤；Ⅳ度为肝－叶损坏，或较大的中央型血肿；Ⅴ度为肝后腔静脉破裂，广泛的肝双叶损伤。

（3）根据临床需要，将下列情况定为严重肝损伤：①肝破裂有重大肝实质破坏长10cm，深3cm以上；②多发性中等度破裂，有或无血肿；③星状破裂；④肝静脉和肝后腔静脉损伤。

二、病理

肝外伤的主要病理改变是肝组织破裂出血、胆汁外溢和肝组织坏死。大量出血导致循环量减少，出现不同程度的休克。呼吸动作可以加重创伤组织撕裂出血。胆汁外渗引起腹膜刺激症状和继发性胆汁性腹膜炎。大量血液和胆汁积聚于第三间隙，引起脉速、电解质紊乱，可能有代谢性酸中毒，肾功能衰竭和休克肺等。肝中央型破裂系中央的实质破裂，肝表层组织损伤不明显，因此可以形成巨大的肝内血肿，造成较广泛的肝组织坏死和创伤性胆道出血。肝包膜下血肿大小不等，有时可容纳2 000 ~ 3 000mL血液。

一般而言，肝右叶遭受创伤的机会较左叶高出5 ~ 6倍。因右肝膈面向前上方呈穹隆状，且右肝的表面积和体积均较左肝叶大，下胸及上腹部受挤压伤时，右肝呈向上的折力，下胸部肋骨骨折或前腹壁创伤时，肝右叶首当其冲。在所有的肝损伤中，右膈顶部占38% ~ 42%。

三、临床表现

肝损伤之临床表现取决于肝损伤的病理类型及范围。损伤程度及病理类型不同，肝外伤的临床表现也不尽一致，主要病象是腹腔内出血和腹膜刺激症状。

肝表浅裂伤出血和胆汁外渗不多，甚至无胆汁明显外渗，在短期内多能自行停止，临床上一般仅有上腹部疼痛，可随时间推移症状减轻或消失。

中心型肝挫裂伤或贯通伤，多有广泛的肝组织碎裂和肝内较大的胆管及血管断裂，腹腔内较多的出血和胆汁，病人可有不同程度的休克、腹部剧痛、腹肌紧张、腹部压痛，同时常伴有恶心、呕吐、脉速、面色苍白等。这些症状如不处理，可随出血量的增多、胆汁外溢增加而加重。

严重肝脏裂伤或合并有大血管损伤时，由于大出血，伤员往往在伤后短期内即出现严重休克及意识不清，腹壁逐渐膨隆、脉细速、呼吸困难等，如处理不及时常因失血过多而死亡。

肝包膜下血肿和中心型破裂因血液和胆汁局限在肝包膜下或肝实质内，无腹肌紧张，有时可触及右上腹局限性压痛包块，肝肿大变形。叩诊肝浊音界扩大，伤员呈进行性贫血。如血肿与胆道相通，可表现为胆道出血。如因肝包膜张力过大而突然破裂，可出现急性腹痛和内出血等症状。如血肿出现继发性感染则出现肝脓肿的临床表现。

肝外伤的同时可伴有右下胸皮肤擦伤和皮下瘀血，也可能因肋骨骨折产生皮下气肿。

体格检查时，除有失血性休克外，腹部有不同程度的肌紧张、压痛和反跳痛、肝区叩击痛，以及肠鸣音减弱或消失等腹膜刺激症候群。如腹腔内有大量出血和胆汁，可有明显的移动性浊音。血液、胆汁刺激膈肌可引起呃逆和右肩牵涉痛。腹腔内大量积血时，直肠指检直肠膀胱陷窝饱满和触痛。

在注意肝外伤的同时，要注意检查其他合并伤，否则因漏诊而延误治疗，导致严重后果。

四、诊断

开放性肝损伤的诊断多无大困难。闭合性肝损伤伴有严重的腹腔内出血及腹膜刺激征，只要想到有肝损伤的可能，诊断一般也不难。程度较轻的包膜下出血有时与腹壁挫伤较难鉴别。特别当闭合性肝损伤合并有胸、腹部严重复合伤时，由于伤势重，病情复杂，往往不易确定有否肝损伤的存在。因此应结合受伤的情况、临床表现和各种必要的诊断辅助方法迅速作出判断，以便制定紧急治疗方案，避免延误病情。

1. 腹腔穿刺　腹腔穿刺是目前临床上最常采用的一种安全、有效和操作简易的诊断方法，诊断阳性率可达 90% 左右。如为闭合性损伤包膜下出血或腹腔内出血量少时，腹腔穿刺诊断可能有困难。

2. 腹腔穿刺灌洗术　Elering 和 Fischer 积极主张采用腹腔穿刺灌洗术，尤其是对少量腹腔内出血者在诊断上很有帮助。其方法是用 18 号粗针在腹直肌外侧，腹部四个象限内穿刺。如能抽出不凝固血液，即为阳性。如抽不出血液，则用细导管经穿刺针插入腹腔内，进行抽吸。如仍抽吸不出，则用无菌等渗盐水经导管注入腹腔内（每次用量按 20mL/kg 体重计算），适当摇动伤员腹部，使溶液均匀散布腹腔，2 ~ 3min 后，再将液体吸出，进行检查。若液体完全澄清为阴性。若红细胞 $> 0.1 \times 10^{12}$/L，胆红素 $>$ 2.73 μmol/L，白细胞 $> 0.5 \times 10^{9}$/L 者为阳性，说明腹腔内出血可能。诚然，灌注法阳性，少量的腹腔内出血，仅为一种判断方法，并不是手术适应证，是否有手术适应证还需结合外伤、临床表现和其他检查的综合分析而定。

3. B 型超声波检查　对于肝包膜下血肿、中央型肝挫伤和腹腔内积血积液的诊断有较确定的价值。

4. 实验室检查　定时检查红细胞计数、血红蛋白和红细胞压积容积等。在肝损伤早期，红细胞计数、血红蛋白和红细胞压积容积可能接近正常，但随着病情的发展，腹腔内出血量增多会逐渐下降。白细胞早期即可升高，损伤后 10h 内，可升高 150% ~ 300%。血清 GPT、GOT 值在损伤后几小时即可升高，因 GPT 选择性地在肝内浓缩，损伤后大量释放出来，所以 GPT 较 GOT 更具有特殊诊断意义。

5. X 线检查　对肝损伤的诊断不如腹腔穿刺迅速、简单、直接、可靠，但有些疑难病例，如发现右下胸肋骨骨折、右侧膈肌抬高，肝脏阴影增大弯形，升结肠阴影向内侧移位，均提示肝损伤内出血的可能。

还有一些特殊的检查方法，如选择性肝动脉造影、放射性核素肝扫素、CT、MRI 等，对危重伤员不能采用，但对休克不明显、全身状况较好或损伤后有并发症者有一定帮助。如肝内血肿、膈下感染、肝组织缺血坏死、胆道出血、肝脓肿等，常需要借助这些方法作进一步的检查及病灶定位。

对某些病情复杂的伤员，高度怀疑有肝破裂时，应采取积极态度，及时施行剖腹探查。

肝外伤伴合并伤者，可增加诊断上的困难，死亡率亦高。Madding 报告肝钝性伤伴有合并伤者占 65%，而穿通性伤者仅有 5%，因钝性伤暴力较大，损伤广泛，虽然其他器官损伤的表现可掩盖肝外伤，而事实上常因其他器官损伤行剖腹探查手术时，可发现肝外伤。反之，有肝外伤者亦不能忽略其他器官的合并伤。

五、治疗

（一）复苏

肝外伤休克的发生率为 15% ~ 16%，因此严重肝外伤治疗的首要步骤是积极复苏。

1. 补液　补液是治疗严重肝外伤的重要措施之一，给林格乳酸盐溶液，经中心静脉或大的肢体静脉输入，因肝外伤可合并下腔静脉损伤，故输液通道以选择上肢静脉为好，由于低温不利于凝血，手术室准备温篮，使液体经升温至 40℃，然后输入，待血型确定后再输入全血。

2. 输血　无疑是治疗肝外伤出血休克的重要措施，由于紧急补血量大，一般常用库血；可以引起输血有关凝血病，大量输库血是凝血机制缺陷的主要原因，成分输血或间断地给予新鲜冰血浆，监测凝血酶原时间和凝血激酶时间，使之维持在正常范围。

3. 急诊剖胸阻断降主动脉术　早在 10 多年前已被大力推广应用，开始用于胸部穿通伤的临危病例，逐渐扩大应用于出血性腹部外伤，严重肝外伤大量失血。此种术式对于抢救因大血管出血处于垂危状态的病例是合理的。①使有限的血容量再分配至上半身，改善心脏和脑的灌注；②减少进行性失血；③提供无血的手术野，易于显露腹部出血的血管。

尽管由于这类病例抢救的成功率低，不少人对采用这种手术持批评态度，但大多数作者经实验和临床研究，证实急诊剖胸阻断降主动脉对出血抢救手术的肯定价值和长期效果。但必须严格掌握手术适应证。

急诊剖胸阻断降主动脉的操作方法与注意事项：Elerding 认为急诊室初步复苏失败，应经左侧第五肋间剖胸，于膈上暂时阻断降主动脉，直至补足血容量。必要时可分两组进行手术，一组有经验的外科医师负责腹部显露，另一组剖胸阻断降主动脉。止血后放松主动脉钳是一项临危的操作，放钳前应恢复充足的血容量，以免促发心搏骤停。但是主动脉阻断补给过多液体，将使左心室或右心室过度扩张，影响协调收缩，同时要认识到防治低温、酸中毒和凝血病，与血管修补止血同样重要。

遇外伤性血腹病例，如未行剖胸，收缩压在 10.67kPa 以下，可于横膈主动脉裂孔处，先触扪并压迫腹主动脉，直至血容量得到改善。

（二）手术治疗

严重的肝外伤必须施行手术治疗，抢救肝外伤的基本原则是：加强复苏；立即手术止血；清除失去活力的组织；积液、积血和胆汁的通畅引流；术后的支持处理。其核心是手术。

Pachter 把手术归纳为 7 个处理步骤：①暂时压迫外伤处以迅速止血，直至酸中毒和低血容量得到纠正；②阻断肝门三联；③指捏法显露肝损伤深部；④直视下结扎和修补损伤的血管和胆管；⑤清除失活的肝组织；⑥必要时用有活力的带蒂大网膜堵塞肝损伤死腔；⑦广泛而通畅引流。

1. 切口选择　手术切口最好能避开开放伤口，另作切口进入腹腔，以保证伤口一期愈合。一般多采用右上腹旁正中或上腹部正中切口，以便于处理右肝损伤，可作经右侧第七或第八肋间的胸腹联合切口。上腹正中切口的优点，可以直接向盆腔延长，亦可向上延长，必要时沿胸骨中线劈开胸骨，以更好地显露膈上及肝后腔静脉等。

2. 手术处理

（1）探查：开腹后首先吸尽腹腔内积血和胆汁，搜索出血来源，必要时剪开镰状韧带、三角韧带，甚至冠状韧带。在未判明肝伤口前，切忌牵拉或翻动肝脏，否则可使填压在下腔静脉或肝静脉撕裂口上的凝血块脱落或因翻动暴力撕大裂口，导致难以控制的大出血。手术时若肝创面已无出血，仍应探查裂口，因在这些裂口中可能有肝组织碎块、血凝块、深部有活动性出血或胆管的损伤，若不处理，就可能发生一些严重的术后并发症。另外裂口周围有些肝组织是否已失血供，也需将裂口敞开才能查清。发现有活动性出血，可以在吸引器帮助下寻找出血血管，钳夹或缝合止血。如视野不清，可用纱布垫压迫暂时止血或暂时迅速阻断肝门，使手术野清晰以利探查。如阻断肝门后出血仍不能停止，要考虑有肝静脉或腔静脉的损伤，且病人濒危于休克状态，应急速地阻断上腹腹主动脉（腹腔动脉平面以上）。如见有大量静脉出血应阻断下腔静脉，准备进行全肝血流阻断后血管修补或肝切除术。

（2）伤缘整齐的浅刺伤、切伤或浅裂伤：已不出血者仅放置引流即可。如有活动性出血，用单纯间断缝合或间断褥式缝合将伤口闭合止血，一般较浅的肝损伤，均能达到止血目的。

（3）深裂伤：伤口深度在 3cm 以上者称为深裂伤，此深度常累及 Glisson 氏系统管道的三级分支。单纯缝合常不能奏效，缝合后看来表面出血停止，但深部常遗有死腔，极易继发性聚积血液、胆汁，形成人为的中心型爆炸伤，术后可能并发感染和胆质血症。如果腔内有较大的血管和胆管断裂而未处理，血液经死腔进入胆道，便可在临床上发生常见的周期性胆源性消化道出血，给术后的治疗造成极大的困难。深裂伤应在暂时阻断肝门控制出血的情况下，清除失活的肝组织及凝血块，敞开伤口，在直视下将较大血管、胆管一一结扎止血，然后再将伤口对口缝合。为了消灭死腔和压迫小血管的出血，伤口内可用带蒂的大网膜松松填塞固定。我们更多推荐的是边缘缝合可用褥式或间断方式缝合，伤口敞开，不必对合，腔内放置橡皮管引流，可防止死腔的形成和减少感染发生。如直接止血困难，尤其在较大的星芒状裂伤病例，可试行阻断肝动脉，如能控制出血，则可结扎相应的肝固有动脉或其分支（左、右肝动脉），达到止血目的，再以带蒂大网膜松松填塞或将肝伤口分边缝合。

关于肝动脉结扎术，Aaron 结扎肝动脉治疗肝外伤 60 例取得较好效果，随后 Flint 在 540 例肝外伤治疗中，采用肝动脉结扎术 94 例（17%），失败 15 例，死亡率达 47%。肝动脉结扎对低血压的病例，可引起肝灌注减少，导致肝缺血，产生肝坏死或脓毒症。因此不少人并不支持肝动脉结扎术，近年来热衷此手术者已减少。但是对中心型肝破裂和深部穿通性伤，一般止血方法效果不好时，仍可考虑选用选择性肝动脉结扎术。

暂时阻断肝门（Pringle 法）即阻断肝门三联来控制肝实质的大出血，在肝损伤手术处理中有很大的实用价值。阻断肝门可以作为一种寻找出血来源的方法，又可作为在控制肝实质出血下进行无血手术操作的有效措施，目前也广泛用于一般性肝切除手术。阻断肝门最简单的方法是以示指、拇指压迫，也可用导尿管、止血带或腔静脉钳。常温下，阻断肝门时间 15 ~ 30min 是安全的。究竟能阻断多长时间是公认安全的，目前还不清楚。有的认为其安全期可达 1h 以上。Feliciano 治疗肝外伤 30 例，平均阻断肝门三联 30min，其中超过 1h 的 3 例，术后肝功能提示异常，但均于几天内恢复正常，未发生肝衰竭。但值得一提的是，有不同程度肝硬化病变者，则需据情而定。

（4）隧道状贯通伤：这种损伤的处理，构成外科的特殊问题，入口或出口常位于肝脏的后面、上面或裸区。首先要显露出口、入口。小口径的枪弹损害较小，手术时出血多已停止或有少量血液、胆汁渗出。除出口处明显的失活肝组织应切除止血外，弹道内勿需清创，用吸引器吸去陈旧血块及胆汁后，如无大出血或溢胆汁即证明未伤及大血管及胆道，只需在弹道两端（出、入口）各放入引流管，充分引流，在肝周再加引流即可。如出血不止，且血管较多，应打开死腔或隧道进行直视下止血或结扎相应的血管，或行肝叶切除术。总之，隧道状贯通伤以引流为原则，不得填塞或表浅缝合，以免遗留死腔，增加术后并发症的机会。

（5）肝断裂伤或粉碎性肝挫裂伤：这种肝损伤在临床上并不少见，肝损伤后常因巨大裂口，所剩肝连接部并不多，易于作肝切除，但必须明确切除的目的是为了止血或去除失活的肝组织，切面不需经过正常的肝组织。因而常采取非典型肝叶切除术，严格地说应该称为清创切除术，即切除失活组织，止血，通畅引流。

此类肝损伤伤员，常在外伤、失血、休克的沉重打击下，机体状态差，难以承受较大手术负担，因此手术尽量避免再次大的创伤，采取克制性手术，只要能达到清创切除术的目的即可。事实上，有些肝叶切除术完全可以肝动脉结扎来代替，然后进行清创处理，包括肝桥切断去除，充分引流肝周区。

（6）肝包膜下血肿：肝包膜下小的血肿虽然可以吸收，但也有扩大或破裂出血的危险，而且如不切开，难以估计肝实质的损伤程度和范围，所以，肝包膜下血肿不论大小，均应切开。表浅者用温盐水纱布垫压迫后，渗血可止，难以压迫止血的创面，可用电凝止血，表浅出血一般效果较好；深部裂伤，可按肝深裂伤处理，首先清除失活组织，在直视下结扎止血，缝合创面或创面直接引流。

（7）中心型破裂：剖腹后可见肝脏局部凸起或一叶、一段肿大变形，常合并有包膜下血肿或无，借穿刺造影或术中 B 超证实诊断。如有死腔存在或肿大变形仍在发展、消化道出血等，应切开探查，在直视下止血，缝合血管和胆管后，以带蒂大网膜充填或敞开后置橡皮管引流。如止血困难，可行肝动脉结扎，仍不能止血时，有必要作肝切除术。

（8）肝门损伤：肝门的肝动脉、门静脉撕裂伤常发生威胁生命的大出血，切开腹膜后即有大量血液及凝血块涌出，往往在尚未弄清情况前，伤员情况已迅速恶化。在此情况下应停止一切程序性腹内操作，迅速用左手经肝下小网膜孔控制肝十二指肠韧带阻断血流，吸尽腹腔内积血后可用静脉钳、导尿管或止血带阻断，阻断时间不超过 20min，间歇 2 ~ 3min，重复阻断，加速输血，待伤员情况好转后判明损伤部位进行处理。如为肝动脉出血，可直接结扎；如为门静脉出血，尽可能予以修补，血管移植或肠系膜上静脉 - 门静脉吻合。近年来已有报道急性结扎门静脉成功的病例，成活率约 80%。一般情况下我们并不推荐此种方法。肝外胆道损伤，一般性裂伤可置“T”管引流，缝合后经“T”管注水检查其他损伤遗漏的胆管。断裂伤时可作胆肠吻合术，重建胆汁的正常排泄出路。

（9）肝静脉和肝后腔静脉撕裂伤：肝静脉和肝后腔静脉损伤可引起致命的出血，这些大静脉壁薄，且被肝组织包绕，止血和修补均很困难，肝外伤伴下腔静脉损伤的死亡率高达 60% ~ 100%。

这些大血管损伤的诊断并不困难，当阻断肝门时，若大出血仍持续不止，应考虑到腔静脉或肝静脉的创伤。为显露肝静脉和肝后腔静脉，有人在直视下钳夹肝上、下腔静脉，此法对于已处休克状态的病员不利于静脉回流，心脏充盈，可引起心律失常和停搏。也有人采用单纯腔内分流维持心脏静脉回流，但难以控制出血。近年来人们采用肝后腔静脉气囊分流术，即先用纱布填塞压迫出血处，阻断肝门，迅速游离右半结肠、十二指肠及胰头，向内侧牵拉，暴露并游离出肾静脉以上的下腔静脉，在该处置止血带，在两条止血带间纵向切开下腔静脉，将预备好的顶端有 30mL 气囊的硅化分流塑料导管沿切口向上插入下腔静脉，顶端置于膈上水平，气囊内充气或注入生理盐水 30mL 以阻断下腔静脉近心端和压迫附近破裂肝静脉，另一端置入下腔静脉内远心端，收紧止血带，至此，即阻断了全部肝血流，身体下半部的静脉血经腔静脉内的分流管回入右心。也可以经大隐——股静脉插气囊导管至肝后腔静脉，导管（24Fr）内径为 4.8mm，外径为 7.9mm，经动物实验证明，此种方法右心房排出量仅减少 30%，气囊导管法是有效的。但此类操作复杂，费时久，出血多，患者难以忍受。有人仍主张采用清创后填塞法，待患者情况稳定后，再改用腔静脉钳钳夹出血处，然后修补损伤血管。

（10）填塞止血法：采用填塞方法用于肝创面止血已有 60 多年的历史，因纱布填塞止血违反外科清创引流原则，虽可达到暂时止血目的，但因纱布容易与创面肉芽组织交织，取出时易出血，取出后遗留下来的空腔又是积液储脓的死腔。在填塞过程中及凝血变硬后可导致周围组织压迫坏死，造成胆瘘、感染及再出血等，故受到许多学者的反对。但临床上至今仍因有些难以止住的出血用纱布填塞治疗取得较满意的效果。我们提出下列情况适用填塞疗法：①肝切开或选择性肝动脉结扎后有渗血；②肝叶切除后有渗血；③广泛性肝包膜下血肿。④广泛性双叶肝损伤；⑤医生的肝手术技能水平及医院的设备条件差。

（11）肝外胆道减压引流术：严重肝损伤破裂时采用肝外胆管减压术，如胆总管“T”管引流或胆囊造瘘术，作为手术处理中的一项原则，以防止胆瘘、胆汁性腹膜炎和继发性的延迟性出血。其理由是肝组织清创时只能将主要的胆管结扎，损伤本身，术后咳嗽、呕吐或使用止痛剂如吗啡等均能引起奥狄括约肌痉挛，使胆道内压力增高，可使未结扎小胆管胆汁溢出，形成胆汁性腹膜炎、胆瘘等。同时还可以通过“T”管注水（用肠钳阻断胆管远端）检查肝伤面有无遗漏未结扎的胆管，可以防止术后胆瘘或胆道出血等严重并发症。而“T”管也可作为日后了解肝胆内部情况的一个造影检查途径。特别要提及的是，肝外伤对口缝合后，最严重并发症是术后胆道出血。主要是创面较大的胆管未结扎，对口缝合后又形成死腔，血块堵塞的血管因血块液化再次出血流入死腔经过漏扎的胆管进入消化道，形成周期性出血。因此，经“T”管加压注水检查创面胆管是一种有效的方法。

（12）引流问题：肝外伤的引流问题已争论 80 多年。反对者认为凡引流者其肝周感染发生率高，肝外伤常规放置引流管是不适当的。但是在大量的临床病例中，我们发现除表浅的轻度肝外伤缝合后无明显渗血者不需放置引流外，一般重度肝破裂均需闭式引流。肝损伤放置腹腔引流是肝损伤手术处理死亡率明显降低的重要因素之一，可以减少渗出血液、胆汁在腹腔内聚积所致的感染，可以减少死腔的形成。引流管以橡皮胶管为宜。烟卷引流只能维持 24h 有效容易堵塞。双腔管负压过大，管壁塌陷，腹腔内组织堵塞内孔，常常效果不佳。引流管在术后 3 ~ 4 天无渗出物时拔出。

3. 肝损伤的术后处理　除周围性肝浅表裂伤外，肝深部裂伤、断裂伤、广泛肝挫伤而行广泛的清创切除术、肝动脉结扎术、肝叶切除术或纱布、大网膜填塞术后，都有不同程度的代谢紊乱和肝功能损伤，凝血机制也会出现不同程度的障碍。这些与创伤程度，肝切除范围，失血量多少，休克时间长短和术后并发症有直接关系。

代谢紊乱在术后 5 ~ 7 天内最严重，一般在 3 周后才基本恢复。因而术后 5 ~ 7 天内应积极进行护肝治疗，防止出血、休克、感染、肠麻痹和肝功能衰竭。每天给予 200 ~ 250g 葡萄糖，即由静脉输入 10% 葡萄糖液 2 000mL 和 5% 葡萄糖盐水 500mL，每 1 000mL 液体中加入维生素 C 1g，每日肌注维生素 K 10 ~ 15mg 和维生素 B_1 100mg。给予广谱抗生素防止感染，持续胃肠减压，减轻腹胀，密切观察引流液中有无血液、胆汁。必要时补充血浆白蛋白、血浆或鲜血，有利于肝功能恢复，注意水、电解质平衡，尤其要防止缺钾症。术后尽量避免给予有损害肝脏的药物。对有出血倾向或渗血严重伤员，除术中创面仔细止血和及时输血外，术后要给大量维生素 K 和止血药物，必要时可输新鲜血和纤维蛋白原，以增加凝血作用。对有肝昏迷早期症状的伤员，应给予谷氨酸钠、谷氨酸钾或精氨酸并控制蛋白的入量。肝动脉结扎及肝叶切除伤员术后要持续给氧。

第二节　肝血管瘤

肝血管瘤是肝最常见的良性肿瘤，正常人群的发病率为 0.5% ~ 0.7%，特别是近年来随着影像学技术的迅速发展，其检出率明显增加。目前对肝血管瘤确切的病理发生机制尚未明了，可能与先天性血管发育异常及后天性内分泌影响有关。肝血管瘤多见于成年人，其临床表现及治疗方法因肿瘤的部位、大小、增长速度及肝实质受累程度不同而异。

一、流行病学及组织学分型

肝血管瘤正常人群发病率 0.5% ~ 0.7%，可发生于任何年龄，30 ~ 70 岁多见，平均 47 岁，男女此例 1 ： 3。组织学上分为硬化型血管瘤、血管内皮细胞瘤、毛细血管瘤和海绵状血管瘤（HCHs）4 型，其中以海绵状血管瘤最多见。

二、诊断

（一）临床表现

小血管瘤可无临床症状，常因其他原因进行腹部影像学检查时发现。临床上肝血管瘤多见于青年妇女，有报道妊娠期或口服避孕药者血管瘤可迅速增大而出现症状，机制不明确。当瘤体直径 > 4cm 时可牵拉肝包膜或压迫胃肠道等邻近组织器官而出现上腹隐痛、餐后饱胀、恶心呕吐等症状。因肝血管瘤多在肝外包膜下自发生长，并有自发或创伤性破裂出血的可能，一旦破裂，病死率达 70% 以上，因此文献中一般将直径 > 4cm 的血管瘤称为巨大血管瘤。

肝血管瘤可合并血小板减少症或低纤维蛋白原血症，即 Kasabach-Merritt 综合征。这与巨大血管瘤内近期血栓形成消耗了大量的凝血因子有关，为肝血管瘤的罕见并发症，多见于儿童。婴儿肝血管瘤可出现腹部包块，较大瘤体在肝内形成动静脉瘘时，可致心回心血量增加，发生充血性心力衰竭，某些病例特别是儿童还可同时有皮肤或其他内脏器官血管瘤的存在。部分肿瘤较大的病例，可出现内分泌激素水平变化，如睾酮、肾上腺皮质激素水平升高等。

（二）辅助检查

1. X 线　由于肝血管瘤缺乏特异性的临床表现，诊断主要有赖于各种影像学检查的结果。X 线平片检查在巨大肝血管瘤时显示右膈肌抬高，消化道气体受压改变，且无特异性，当肿瘤出现钙化时应考虑肝血管瘤的可能。

2. 超声检查　超声检查简单易行并且无创，是首选的影像学方法。超声可检出直径 > 2cm 甚至 1cm 以下的小血管瘤。肿瘤的图像常见有高回声型、低回声型和两者混合型。高回声型血管瘤的超声诊断符合率可高达 90%，但低回声型易误诊为原发性肝癌，总的来说超声诊断符合率可达到 54.5% ~ 91.9%。血管瘤的典型超声表现为均质、强回声、边缘清楚及后壁声影增强的肝内占位，中心可出现小的低回声区。65% ~ 75% 的血管瘤呈现上述典型表现，其余病灶呈低回声、等回声、混合回声。高回声也非血管瘤的特异征象，同样见于少数血管丰富的肝细胞癌转移灶、腺瘤、灶性结节性增生等病灶。较大的血管瘤（直径 > 5cm）者表现为内部高低混杂回声，边界不整，形状不一，此为瘤内有纤维性变、血栓形成或坏死所致。有时肝癌也可有类似图像，需做其他影像学检查加以鉴别。

3. CT 检查　平扫肝血管瘤表现为圆形或卵圆形低密度灶，可多发或单发。绝大多数密度均匀，边界清楚，脂肪肝内血管瘤密度较高。瘤内机化较多时呈星状或裂隙状低密度，有时瘤内可显示不定型钙化。瘤体直径 > 5cm 时，肝叶有明显的变形，表现膨胀性局限性突出，边缘光滑整齐。CT 增强扫描对肝血管瘤的定性有很大的帮助，尤其在与肝癌的鉴别上。肝血管瘤的 CT 增强表现为：早期病灶边缘呈高密度强化与同层之腹主动脉一致；增强区域呈进行性向心性扩展；延迟（ > 5min）扫描病灶呈等密度充填，再延迟 1h 后病灶又恢复到平扫的低密度，简称为造影剂为“快进慢出”表现；肝癌 CT 增强造影为“快进快出”征象。肝转移瘤 CT 增强早期，边缘或整个病灶出现明显强化，在门静脉期造影剂基本排出，有的可有“牛眼”征，延迟扫描病灶呈低密度，很少出现等密度充填，可与肝血管瘤相鉴别。

4. MRI 检查　MRI 对肝血管瘤具有特殊的诊断意义，且不会遗漏较小的病灶。T_1 弱信号，T_2 高强度信号，是鉴别肝癌的重要指征。T_2WI 表现为特征性的“灯泡征”样高信号，增强扫描可查及直径 > 1.5cm 的血管瘤，并能提高其诊断正确率。T_2 时间的延长是成年人肝血管瘤的特征，对儿童则提示血管瘤内无血栓形成。应引起注意的是源于胃癌、肉瘤、类癌的肝内转移灶亦可呈现均匀高信号，即所谓“灯泡征”，需结合临床病史、肝血池显像、肝动脉造影和肝细针穿刺活检等加以确诊。

5. 动脉造影　肝血管瘤动脉造影是肝血管瘤最可靠的诊断方法之一。造影剂进入肝血窦后密度呈很高的染色，形似大小不等的“小棉球”或“爆米花”，瘤体巨大的则出现“树上挂果”征。动脉期很早出现，持续时间长，可达 20s 甚至更长，即“早出晚归”征。巨大血管瘤同时还显示被推移的肝动脉。

6. 放射性核素显像　核素标记红细胞肝扫描对诊断血管瘤具有高度特异性，单光子发射计算机体层扫描（SPECT）肝血流 - 血池显像方法对肝血管瘤的诊断有高度的特异性和敏感性，是诊断肝血管瘤的最佳方法。肝血管瘤胶体显像表现为放射性缺损区；静脉注入 ^{99m}Tc-RBC 显示放射性明显高于周围肝组织的血管瘤影像，这种过度填充的特点，即为肝血管瘤的特异指征，其他任何占位性病变均无此特点。

（三）分级

国内外学者根据肝血管瘤瘤体大小将其进行分级。Adam 将直径 > 4cm 的血管瘤称为巨大的血管瘤，并称由于该类病人 80% 将出现并发症，因而将其列为手术指征。亦有学者指出，三级分类法较适合临床实际情况，并可作为选择处理对策的参考标准之一，即直径 < 5cm 者称小血管瘤（small HCHs），直径≥ 5cm 者称大血管瘤（larger HCHs），直径 10cm 以上者称巨大血管瘤（giant HCHs）。

三、治疗

肝血管瘤是否需要治疗取决于患者的临床症状和严重程度以及肿瘤的生长速度和有无恶变。一般认为肝血管瘤发展缓慢，预后良好，对于无症状者大都不需要治疗。当患者存在严重的心理压力时应考虑治疗。对有明显症状、生长迅速、肿瘤 > 4cm 或不能排除肝癌者，应进行治疗。肝血管瘤常用的治疗方法有手术治疗（手术切除、血管瘤捆扎术、肝动脉结扎术）、介入治疗（肝动脉栓塞或肝栓塞十瘤体硬化术）、激素治疗、放射治疗、射频治疗以及微波、电化学、冷冻、注射疗法等，甚或包括肝移植，治疗方法的选择应根据肿瘤的大小、部位、患者的肝功能及全身情况而定。

基于循证医学的文献及统计结果表明，手术治疗被认为是治疗肝血管瘤的首选，无论是瘤体剥除术还是肝段肝叶切除术均具有相当的疗效，但手术治疗的术中风险和肝功能损伤较大以及住院时间较长仍是其不足之处。肝动脉栓塞相对射频消融术更加安全、微创、简单易行，使其易于推广。但疗效与不良反应需更多的随机对照试验来提供更多的证据支持。

（一）适应证

（1）明确诊断的血管瘤，一旦肿瘤≥ 5cm、增大趋势明显、位置不好（位于肝门区、胆囊旁、尾状及近肝表面等部位）、出现症状、多发以及与肝恶性肿瘤难以鉴别等任何一种情况下，均应予以积极处理。

（2）鉴于现代治疗技术的发展及疗效的进一步确定，相对于一种良性病变来说，应当积极探索发展简易有效的微创疗法。

（二）常用治疗方法

1. 手术　有开腹与腹腔镜两种方法。有学者报道血管瘤外科治疗 20 年的经验认为手术方法可沿肿瘤分界施行血管瘤补剜除术或规则性的肝叶、半肝切除术。

（1）开腹巨大肝血管瘤切除术：手术切口根据瘤体部位和大小采取个体化切口，多采用长的右侧肋缘下切口或“人”字形切口，对于生长肝右后叶的瘤体可采用右侧第 8 肋间的胸腹联合切口。

血管瘤瘤体与正常肝组织间有明确的界线，一般可沿此界线分离，可将肿瘤剜除；分离时注意勿切破瘤体包膜，避免难以控制的出血发生。如病程较长或曾施行过经导管肝动脉化疗栓塞（TACE），分界线不清或伴有纤维增生、炎症、水肿，肝实质脆而易出血者，可行包含瘤体在内的规则性肝切除；可采用分侧肝门控制或分侧再加上全肝门控制，减少或避免出血。切除时一般可采用前径路，肝右叶巨大肿瘤特别是右后叶的巨大血管瘤有将肝后下腔静脉向前推移的倾向，甚至肿瘤一部分伸至下腔静脉后方将下腔静脉部分包绕，采用前径路可经过最短途径达到下腔静脉的前壁，便于对肝短静脉和肝右静脉的分离和处理。保持肝流出道通畅非常重要，对有损伤的主要肝静脉须妥善修复。创面处理要仔细妥善地止血，并放置腹腔引流管。

（2）腹腔镜肝血管瘤切除术：根据病变部位采用不同的体位，肝前叶和左中病变采用仰卧位，右后叶采用左侧卧位。脐部置入 30° 腹腔镜，其他操作孔位置选择以最有利于肝的游离和手术操作为原则，通常选择剑突下和右肋缘下做操作孔。

手术步骤包括肝的游离、血管的控制阻断、肝实质切开、肝断面的处理和标本取出等。具体步骤如下：①显露第一肝门，以备术中出血量大而需阻断入肝血流，预计肝切除简单时可不需此操作；②充分游离肝，用超声刀离断肝圆韧带、镰状韧带、左三角韧带、左冠状韧带，按“左规右不规”原则切除病变；③离断肝实质，切除范围距肿瘤边缘 2cm 以上，电凝钩置预切线，吸引器协助吸引及显露术野，超声刀沿预切除线逐步离断肝组织，根据显露管道用可吸收夹或钛夹闭合，最后用直线切割闭合器（Endo-GIA）切断肝左静脉；④冲洗创面，用电刀或氩气刀止血，对裸露较粗脉管可吸收夹夹闭，创面覆盖止血纱布，喷洒生物蛋白胶，于肝断面放置引流管引出体外；⑤切除标本置入标本袋内，卵圆钳钳夹取出。也可如开腹肝血管瘤切除术一样腹腔镜下沿瘤体边缘用 LigaSure 或超声刀逐渐切除瘤体。

（3）风险防范：①出血的控制。可采用第一肝门暂时阻断减少或避免出血，每次阻断时间控制在15min 以内。②术中减少对血管的损伤，出血时及时有效地止血，术中采用超声刀或 LigaSure 解剖分离可减少术中失血量；沿瘤体与正常肝组织的界线分离，避免破坏包膜进入瘤体导致难以控制的大出血发生；也可采用 Lapdisc 辅助下肝切除术，结合手指触摸，钝性分离明确大的管道结构，先引线结扎，于结扎线间切断，减少出血。③气体栓塞，采用超声刀止血、控制好气腹压，分离血管防止损伤等。术前行 CT 血管造影明确瘤体与周围血管的关系，增加术中操作的目的性，减少意外发生，进而减少出血和气体进入血管的机会。④严格掌握手术指征，充分考虑手术的安全性、有效性和最终疗效，结合瘤体的部位、大小、患者临床表现和术中探查情况以及技术条件等综合考虑手术方式。

2. 介入治疗

（1）方法：采用 Seldinger 技术行肝动脉插管造影，先了解血管瘤的数目、大小、位置、染色特征及血供情况，再超选插管至血管瘤的供血支，将栓塞剂与血管硬化剂经肝动脉注入瘤体血窦后填充并滞留其中，达到破坏血窦内皮细胞和闭塞瘤体血窦的作用。

常用的栓塞剂有碘化油、鱼肝油酸钠、无水乙醇、平阳霉素、尿素、TH 胶、明胶微粒、真丝微粒等以及多种组合应用。

此外，栓塞治疗对于需要进行外科手术的患者，术前一定范围的肿瘤栓塞对于减少术中出血也有一定的意义。

（2）风险防范：栓塞的严重并发症如肝坏死、纤维化、胆管坏死、胆管狭窄、肝内胆汁瘤、肝脓肿、死亡，以及严重疼痛、发热等栓塞后并发症，都与肝内胆管血供特点相关——如不适当地从肝动脉注入硬化剂后将使肝内胆管毁损、同时引起左右肝管的硬化与闭塞；此外与采用强烈的血管硬化剂作为栓塞剂、肝巨大血管瘤等也密切相关。选择适当病例、采用温和缓慢的平阳霉素碘油乳剂作为栓塞剂等可避免栓塞后严重并发症的发生。目前，经肝动脉栓塞治疗在血管瘤治疗中的应用价值尚未达成共识，应慎重实施；对于巨大肝血管瘤应视为禁忌证。

3. 其他治疗方法　如射频消融术（可经皮、经腹腔镜或经开腹等），经皮注射疗法（采用无水乙醇、鱼肝油酸钠、平阳霉素、放射性核素等），经皮冷冻消融及放射治疗。这些治疗中的风险防范是避免出血、远离大血管与胆管、超声监测硬化剂避免周围组织及管道内渗漏与蔓延、注入硬化剂每次剂量不宜过大等。

第三节　肝脏感染

各种原因所致肝脏感染后，因处理不及时或处理不当而形成脓肿，称为肝脓肿。肝脓肿都是继发的，临床上有细菌性肝脓肿和阿米巴性肝脓肿。

一、细菌性肝脓肿

细菌性肝脓肿常指由化脓性细菌引起的感染，故亦称为化脓性肝脓肿。肝脏由于接受来自肝动脉和门静脉的双重供血，并通过胆道与肠道相通，故发生感染的机会很多。但由于肝脏有丰富的血液供应和网状内皮系统强大的吞噬作用，因而化脓性肝脓肿并不经常发生。

（一）病因

引起化脓性肝脓肿的最常见菌种是大肠杆菌和葡萄球菌，混合感染次之，链球菌、产碱杆菌少见，偶有厌气菌感染。胆管源性者以及经门静脉播散者以大肠杆菌最多见，其次为厌气性链球菌。经肝动脉播散，以葡萄球菌尤其是金黄色葡萄球菌为常见。

化脓性肝脓肿是一种继发性病变。病原菌可由下列途径进入肝脏。

1. 胆道系统　这是目前最主要入侵途径，也是化脓性肝脓肿最常见的原因。胆囊炎、胆管炎、胆管结石、胆管狭窄、扩张或肿瘤阻塞、蛔虫、华支睾吸虫等所致的梗阻，化脓性炎症均可引起上行感染，形成肝脓肿。

2. 门静脉系统　坏疽性阑尾炎、痔核感染、胰腺脓肿、肠炎、脐部感染及化脓性盆腔炎等可引起门静脉炎、脱落的脓毒性栓子进入肝脏，形成肝脓肿。但由于外科诊疗技术的发展和抗生素的临床应用，这种途径的感染已大大减少。

3. 肝动脉　机体内任何部位的化脓性疾病，如急性上呼吸道感染、亚急性细菌性心内膜炎、骨髓炎和痈等，病原菌均可由肝动脉进入肝脏，因机体的抵抗力下降，细菌在肝内繁殖成多发性肝脓肿。

4. 腹内脏器感染的直接蔓延　如化脓性胆囊炎、急性胃十二指肠穿孔、膈下脓肿、肾周围脓肿等，病原菌可经淋巴系统侵袭肝脏。

5. 外伤后继发感染　尤其是开放性肝损伤时，细菌直接进入肝脏发生脓肿，闭合性损伤，肝内血肿容易导致内源性细菌感染，若有胆管断裂则感染的机会更多。

此外，如肝动脉结扎术，介入性肝动脉栓塞，肝动脉及门静脉插管进行化疗药物灌注，均可促成医源性肝组织的坏死感染。

（二）临床表现

细菌性肝脓肿表现为急性炎症过程，但临床表现常被原发疾病的症状所掩盖。由于肝脏的血运丰富，一旦发生化脓性感染后，大量毒素进入血液循环，引起全身脓毒症反应。主要表现为寒战、高热，体温在 38 ~ 40℃，脉率快，伴有大量出汗，肝区疼痛是因为肝被膜呈急性膨胀和炎症刺激的结果。同时由于脓毒症反应，病人有乏力，食欲不振，恶心和呕吐等症状。

检查时常有肝脏肿大，肝区压痛。并发于胆道梗阻的病人，常见有黄疸。其他原因的化脓性肝脓肿，一旦出现黄疸，表示病情严重，预后不良。

（三）诊断

在急性肠道或胆道感染的病例中，突然发生寒战、高热、肝区疼痛以及肝区压痛和叩击痛，应想到有肝脓肿的可能，需进一步检查。

实验室检查，白细胞明显升高，有左移现象或毒性颗粒出现。谷丙转氨酶、碱性磷酸酶升高。肝功能也可出现异常。

X 线检查可见肝脏阴影增大，右侧膈肌升高，活动受限，肋膈角模糊或胸腔有少量积液。

B 超检查在临床上有重要的诊断价值，常可明确肝脓肿的大小、部位，单发还是多发，结合临床表现常是诊断肝脓肿的重要依据。当然还有 CT、磁共振等，但均不及 B 超简单、方便、安全和非介入性，并不给病人带来痛苦。细菌性肝脓肿应与阿米巴肝脓肿、肝癌、右膈下脓肿等相鉴别。结合病史、体征、临床表现和各种检查，鉴别一般并不困难。

（四）治疗

细菌性肝脓肿为一继发性疾病，如能早期确诊，早期治疗原发病灶和加强术后处理，这种疾病是可以预防的。早期肝脏感染，能及时给予大量抗生素，加强支持疗法，及时治疗原发病灶，常可防止肝脓肿形成。

1. 一般治疗　对于急性期肝脏感染，脓肿尚未形成或多发性小脓肿，宜采取非手术疗法，即积极治疗原发病灶，同时使用大量抗生素和全身支持疗法，控制感染，积极补液，纠正水、电解质紊乱，给予多量维生素，多次小量输血、血浆纠正低蛋白血症，改善肝功能，增强机体抵抗力。

2. 手术治疗　脓肿切开引流是治疗脓肿的基本原则，如果脓肿形成，在一般治疗的同时，应积极进行脓肿切开引流术，常用的手术途径有以下几种。

（1）经腹腔切开引流：此种方法最常用，引流充分而有效，同时还可以探查原发的病灶进行处理。对化脓性胆管炎病人，同时可做胆总管引流。

（2）腹膜外脓肿切开引流。位于肝右叶的前侧和左外叶肝脓肿，与前腹膜发生紧密粘连，可采取前侧腹膜外进路引流脓液，可减少对腹腔的污染。

（3）后侧脓肿切开引流：位于肝右叶膈顶部或后侧的脓肿，可采用后侧腹膜外脓肿切开引流。病人取左侧卧位，左侧腰部垫一沙袋。沿右侧第十二肋骨稍偏外侧作一切口，切除一段肋骨，在第一腰椎棘突水平的肋骨床区作一横切口，显露膈肌，用手指沿肾后脂肪囊向上分离，显示肾上极与肝下面的腹膜后间隙直达脓肿。用穿刺针沿手指方向刺入脓腔，抽得脓液后，用血管钳顺穿刺方向插入脓腔，排尽脓液，再用手指扩大引流，冲洗后，置入双腔负压引流管，再缝合伤口。

对于慢性壁厚的肝脓肿，引流后脓壁不塌陷，长期留有死腔者；肝内一叶一段胆管结石反复感染，肝组织已严重毁损无功能者，可考虑作肝叶切除术。

二、阿米巴性肝脓肿

阿米巴性肝脓肿是肠阿米巴病最多见的并发症。其主要并发症为不规则长期发热，肝脏肿大，肝区疼痛，全身逐渐消耗和消瘦等。

（一）病因

阿米巴性肝脓肿是由溶组织阿米巴所引起的。有的在阿米巴痢疾期形成，有的发生于痢疾之后数周或数月，也有长达二三十年之久。当人们吞食阿米巴包囊污染的食物或饮水等经胃液消化，在肠内释放原虫并大量繁殖，侵犯结肠黏膜形成溃疡，常见于盲肠、升结肠等处，少数侵犯乙状结肠和直肠。

寄生于结肠黏膜的阿米巴原虫，分泌溶组织酶，消化溶解肠壁上的小静脉后，原虫侵入静脉，随门静脉血流进入肝脏。原虫也可以穿过肠壁直接侵入肝脏，或经淋巴管到达肝内。一小部分存活原虫在肝内繁殖，引起肝组织充血炎症，继而原虫阻塞门静脉末梢，造成肝组织局部缺血坏死，又因原虫产生溶组织酶，破坏静脉壁，溶解肝组织而形成脓肿。

（二）病理变化

阿米巴性肝脓肿多为单发，脓腔多较大。脓肿分三层，外层早期为炎性肝细胞，随后有纤维组织增生形成纤维膜；中间层为间质；内层中央为脓液。脓液内充满溶解和坏死的肝细胞碎片和血细胞，典型的阿米巴肝脓肿呈果酱色，较黏稠，无臭，一般是无菌的。阿米巴滋养体在脓液中很难找到，但在脓肿壁上常能找到阿米巴滋养体。

（三）临床表现

本病的发展过程一般比较缓慢，急性阿米巴肝炎期较短暂，继之为较长时期的慢性期。主要为发热，肝区疼痛及肝肿大。体温多持续在 38 ~ 39℃，常为弛张热或间歇热，在肝脓肿后期，体温可正常或仅低热。如继发细菌感染，体温可达 40℃以上，伴有畏寒、多汗、食欲不振、腹胀、恶心、呕吐，甚至腹泻、痢疾等症状。病人伴体重减轻，衰弱乏力，消瘦，贫血等亦常见。约 10% ~ 15% 出现轻度黄疸。

肝区有明显叩击痛，较大的右肝脓肿可出现右下胸部膨隆，肋间饱满，局部皮肤水肿与压痛，肋间隙增宽，肝右下脓肿时可见右上腹膨隆，有压痛，右上腹肌紧张或扪及包块。少数病人可出现胸水。

（四）诊断

对有长期不规则发热，出汗，食欲不振，体质虚弱，贫血，肝区疼痛，肝脏肿大有压痛或叩击痛，特别是伴有痢疾病史时，应疑为阿米巴性肝脓肿。当然缺乏痢疾病史，也不能排除本病的可能性。下列几点对确诊具有重要意义。

（1）新鲜大便反复检查，寻找阿米巴包囊或滋养体。

（2）乙状结肠镜检查，发现结肠黏膜有特征性凸凹不平的坏死性溃疡，或愈合后的瘢痕，自溃疡面取材，可能找到阿米巴滋养体。

（3）B 超检查，在肝脏发现不均质的液性暗区，与周围肝组织分界清楚。

（4）超声定位肝穿吸得典型的果酱色无臭脓液，有重要诊断价值。

（5）血液检查，白细胞增高，肝功能可正常，偶见谷丙转氨酶、碱性磷酸酶轻度升高，少数病人胆红素可增高。

（6）血清学检查，间接血凝法较灵敏，阳性率可达 90% 以上，故对阿米巴性肝脓肿的诊断有一定价值。

（7）诊断性治疗，经上述检查，高度怀疑本病者，可试用抗阿米巴药物治疗，如治疗后临床症状，体征迅速改善，则可确诊。

阿米巴肝脓肿与细菌性肝脓肿的鉴别要点，参见表 7–1。

表 7–1 原发灶、病原体、入颅途径及脑脓肿定位

鉴别项目	阿米巴肝脓肿	细菌性肝脓肿
病史	有阿米巴病史	常继发于败血症、腹部化脓性疾病，如化脓性胆管炎等
症状	起病缓，病程长。体温多在 38 ~ 39℃，畏寒	起病急，全身脓毒血症明显，体温在 40℃以上，伴寒战
肝脏	肝大、压痛明显，有局部隆起	肝大不显著，一般无局限性隆起
脓肿	脓肿大，多位于右侧肝	脓肿小，多发性
脓液	脓液量多，呈巧克力色，无臭味，可找到阿米巴滋养体，细菌培养阴性	脓液量少，黄色，细菌培养大多阳性，肝组织为化脓性病变
血象	白细胞总数增多，不明显，以嗜酸性者为多	白细胞总数及中性粒细胞明显增多
血培养	细菌培养阴性	细胞培养可阳性
粪便检查	可查到阿米巴滋养体或包囊	无
诊断性治疗	抗阿米巴治疗有效	无效

（五）治疗

阿米巴性肝脓肿病程长，消耗大，病人全身情况差，常有贫血和营养不良，在治疗上应给高碳水化合物、高蛋白、高维生素和低脂肪饮食，纠正贫血，同时给予抗生素治疗。最重要的是用抗阿米巴药物治疗，并结合穿刺抽脓，必要时采用外科治疗。

1. 药物治疗　灭滴灵对肠道阿米巴病和肠外阿米巴原虫有较强的杀灭作用。对阿米巴性肝脓肿和肝炎均有效。毒性小、疗效高，成人每次 400 ~ 800mg，一日 3 次，连服 5 ~ 7 日为一疗程。儿童每日每千克体重 50mg，分 3 次服，连服 7 日。疗效可达 96%。服药期间应禁忌饮酒，偶有恶心、腹痛、皮炎、头昏及心慌，不需特殊处理。

盐酸吐根碱（依米丁）对阿米巴肝脓肿有良好效果。吐根碱对阿米巴滋养体有较强的杀灭作用。成人每日 0.06g，肌肉注射，连续 6 ~ 10 日为一疗程，总剂量不超过 0.6g。必要时可重复应用，但需隔 30 日。本品毒性大，可引起心肌损害，血压下降，心律失常等。此外还有胃肠道反应，肌无力，神经闪痛及吞咽、呼吸肌麻痹。由于该药毒性大，目前多用灭滴灵或氯喹啉。

氯喹啉对阿米巴滋养体有杀灭作用。口眼后肝内浓度较高，排泄也慢，毒性小，疗效高。成人每次口服 0.5g，一日 2 次；2 日后改为 0.25g，一日 2 次；14 ~ 20 天为一疗程。偶有胃肠道反应，头昏，皮肤瘙痒。

2. 穿刺抽脓　对脓腔较大，积脓较多，或病情较重者，应在抗阿米巴药物治疗下进行穿刺排脓。穿刺次数视脓量而定，一般在脓液转为稀薄，且不易抽得，超声检查脓腔很小，体温降至正常时可停止穿刺。

3. 手术治疗　下列情况可考虑手术切开引流。

（1）经抗阿米巴药物治疗及穿刺排脓后高热不退者。

（2）脓肿伴有继发细菌感染，经综合治疗不能控制感染者。

（3）脓肿穿破入胸腔或腹腔并发脓胸或腹膜炎者。

（4）左外叶肝脓肿，抗阿米巴药物治疗不见效，穿刺易损伤腹腔脏器或污染腹腔者。

三、肝结核

肝结核是一种继发性疾病，常继发于体内其他脏器的结核。肝结核因缺乏较典型的临床症状和特异性的检查技术，常常在手术中或尸检时发现和证实。术前常诊断为肝占位性病变，影像诊断难以与其他肝实质性占位性病变相鉴别。常误诊为肝癌。

粟粒性肺结核病人，肝结核的并发率为 50% ~ 80%。有人统汁还高于此数字。有人说近年来由于抗结核药物的发展，结核病已有了很大的控制，肝结核在临床上少见。然而同济医科大学附属同济医院 1992 年一年中因肝占位病变剖腹探查中，经病理切片证实有 6 例为肝结核，看来并不少见。

（一）病因

本病主要继发于肺、肠道或其他部位结核经肝动脉、门静脉等播散到肝脏。有时原发病灶深在、较小或已痊愈，往往不易发现。此外，还可通过淋巴系统或从肝邻近器官结核病灶侵入肝脏。

（二）病理

肝结核按发病部位可分两类：

1. 肝浆膜结核　肝浆膜结核又称结核性浆膜炎，即肝脏包膜被结核病浸润，呈广泛肥厚性改变，形成所谓“糖皮肝”；或在肝包膜上发生粟粒性病灶，有人也把这归属于结核性腹膜炎的一部分。

2. 肝实质结核

（1）肝脏粟粒性结核：此型最多见，为全身血行播散性粟粒性结核的一部分，病变为小而孤立呈灰色结节散布于全肝。其病理特点是含有明显的多核巨细胞，外周有淋巴细胞浸润。

（2）肝结核瘤：当粟粒性结核融合成单个或多个结节时，称肝结核瘤，临床上少见。肝结核瘤中心为干酪样坏死，色黄，类脂质增多，状如奶酪。镜下组织细胞先呈混浊肿胀，继而细胞质发生脂肪变性，细胞核溶解碎裂，直到组织完全坏死。病灶周围逐渐出现肉芽组织，形成纤维包围。在一定条件下可发生软化或液化，形成结核性肝脓肿。

（3）肝内胆管结核：是肝结核病中最少见的一种，主要患者是儿童，其来源可能足结核性肝脓肿破入胆道所致。病变为局限性，也可沿胆管播散。

（三）临床表现

肝结核临床表现仍为一般结核感染的常见表现，如畏寒，发热，夜间盗汗，乏力，纳差等，肝脏肿大同时伴肝区疼痛，在肿大的肝上可触及结节性肿块，有压痛，少数病人可出现黄疸。此外，还有原发灶的结核病症状和体征。

（四）诊断

肝结核常无特殊症状和体征，临床上诊断比较困难。因此本病只有通过详细了解病史，反复分析症状和体征，结合寻找身体其他部位的结核病灶，再结合实验室检查和一些特殊检查的资料，加以综合分析，才能作出判断。最终诊断常依赖于病理切片检查的结果。

（五）治疗

肝结核的治疗一般以内科治疗为主，供给高蛋白、高碳水化合物、高维生素、低脂肪饮食，在提高机体抵抗力的支持疗法的基础上给予抗结核药物。常用的抗结核药物有链霉素、异烟肼（雷米封）、乙胺丁醇、利福平等。

结核瘤引起的肝占位性病变，如病变局限于肝的一叶或一段，而无全身其他器官活动性结核病（如肺结核），肝功能良好，可考虑剖腹探查，作肝叶或段切除术，同时进行抗结核治疗，防止结核菌扩散和恢复。

第八章

原发性肾小球疾病

第一节　急性链球菌感染后肾小球肾炎

一、急性链球菌感染后肾小球肾炎

（一）概述

急性链球菌感染后肾小球肾炎（acute post-streptococcal glomerulonephritis，PSGN），简称急性肾炎，是由于链球菌感染后诱发的急性肾炎综合征（血尿、蛋白尿、水肿和高血压），可伴一过性肾功能损害。其他病原微生物如细菌、病毒及寄生虫等亦可致病，但临床表现一般不如链球菌感染所致的急性肾炎典型。

（二）病因与发病机制

发病机制：①免疫复合物沉积于肾脏；②抗原原位种植于肾脏；③肾脏正常抗原改变，诱导自身免疫反应。

A 组链球菌表面的 M 蛋白与肾小球成分存在交叉抗原。抗肾小球皮质抗体可以与 M 蛋白中的 6 型和 12 型起交叉反应，而抗 1 型 M 蛋白氨基端的抗体可以与肾小球系膜细胞的骨架蛋白起交叉反应。近年来，在 PSGN 患者肾组织的沉积物中提纯出两个主要的抗原，一个是肾炎相关血纤维蛋白溶酶受体，甘油醛 -3- 磷酸脱氢酶（GAPDH），另一个为阳离子链球菌抗原，即阳离子蛋白酶链球菌致热性外毒素（BSPEB）和它的具免疫原性的酶原（zymogen）。在急性 PSGN 患者肾组织中已经鉴定出 GAPDH 和 SPEB，在大多数恢复期患者的血清中也检测出这两种抗原的抗体。GAPDH 在肾小球中产生类似血纤维蛋白溶酶的作用，表明肾小球局部的直接炎症损伤，但它不与补体或免疫球蛋白共同沉积。而 SPEB 与补体和 IgG 共同沉积，提示免疫介导的肾小球损伤参与疾病的发生发展。SPEB 是至今唯一提纯的链球菌致病原，并在电镜下证实存在于上皮侧驼峰。在拉丁美洲裔及中欧的急性 PSCN 患者肾组织中只发现 SPEB 而没有 GAPDH，血清中也只发现 SPEB 抗体，这与日本的研究不尽一致，可能在不同的种族中，由不同的链球菌片断导致急性肾炎。

持续的链球菌感染产生抗原血症，形成循环免疫复合物，沉积于上皮侧和系膜，触发炎症反应，激活局部补体，促进中性炎症细胞和单核巨噬细胞聚集。由于肾小球中存在 CD4T 淋巴细胞，因此存在细胞介导的免疫反应。细胞因子和血管活性物质也介导了局部炎症和损伤。尿中 MCP-1 与 PSGN 急性期蛋白尿严重程度相关。

（三）病理

急性期肾脏体积常较正常增大，病理改变为弥漫性毛细血管内增生性肾小球肾炎。除肾小球内皮细胞和系膜细胞增生外，肾小球内可见较多炎细胞浸润，主要为中性粒细胞和单核细胞，嗜酸细胞和淋巴细胞偶见。部分毛细血管袢可见轻度增厚，Masson 染色高倍镜下有时可见上皮侧小结节状嗜复红物沉积。鲍曼囊腔中有时可见红细胞及中性粒细胞浸润。若是在急病的恢复期，则光镜下可仅表现为系膜增生，而肾小球肿胀、炎细胞浸润和上皮侧嗜复红物沉积均可消失，毛细胞血管袢也恢复正常厚度。肾小管间质病变一般较轻，当蛋白尿较多时，有时可见近端小管上皮细胞胞浆内的蛋白吸收颗粒，间质可有轻度水肿或散在炎细胞浸润。免疫荧光检查（在疾病最初的 2 ~ 3 周内）可见 IgG 和 C3 沿毛细血管壁呈弥漫粗颗粒样沉积，半数患者可见 IgM 沉积，一般无 IgA 和 Clq 沉积。电镜检查最特征性的表现是上皮细胞下“驼峰状”电子致密物沉积。PSGN 病理改变呈自限性，可完全恢复。若起病 1 个月后仍有较强 IgG 沉积，则可致病变迁延不愈。

（四）临床表现

本病主要发生于儿童，高峰年龄为 2 ~ 6 岁，2 岁以下或 40 岁以上的患者仅占所有患者 15%。发作前常有前驱感染，潜伏期为 7 ~ 21 天，一般为 10 天左右。皮肤感染引起者的潜伏期较呼吸道感染稍长。典型的急性 PSGN 临床表现为突发的血尿、蛋白尿、高血压，部分患者表现为一过性氮质血症。患者的病情轻重不一，轻者可无明显临床症状，仅表现为镜下血尿及血 C3 的规律性变化，重者表现为少尿型急性肾损伤。

1. 尿液改变　多数患者有肾小球源性血尿，2/3 的患者表现为镜下血尿，半数患者为肉眼血尿。血尿常伴有轻、中度的蛋白尿，少数患者表现为肾病综合征水平的蛋白尿。尿量在水肿时减少，一日尿量常在 400 ~ 700mL，持续 1 ~ 2 周后逐渐增加，少尿时尿比重稍增高。少数病例尿量明显减少，少于 300mL，甚至无尿，为严重的表现。在恢复期每天尿量可达 2 000mL 以上。尿量减少者常见，但无尿较少发生。若尿少持续存在，则提示可能形成新月体肾炎。

2. 水肿　90%PSCN 患者可发生水肿，常为多数患者就诊的首发症状。水肿的原因是水钠潴留。典型表现为晨起时颜面水肿或伴双下肢凹陷性水肿，儿童严重患者可出现腹水和全身水肿。急性 PSGN 的水肿和高血压均随利尿后好转，通常在 1 ~ 2 周内消失。

3. 高血压　75% 以上患者会出现一过性高血压，一般为轻、中度。其主要原因是水、钠潴留，经利尿治疗后可很快恢复正常，约半数患者需要降压治疗。儿童患者偶见头痛、意识模糊、嗜睡甚至惊厥等脑病表现。这可能不仅为严重高血压所致，而是中枢神经系统血管炎所致。

高血压脑病是指血压急剧增高时出现的以神经系统症状，如头痛、呕吐、抽搐及昏迷为主要表现的综合征。一般认为在全身性高血压基础上，脑内阻力小血管自身调节紊乱，导致发生缺氧及程度不等的脑水肿所致。多与严重高血压有关，有时血压可突然升高而发病，不一定与水肿严重程度相平行。

高血压脑病发生于急性肾小球肾炎病程的早期，一般在第 1 ~ 2 周内，平均在第 5 天。起病较急，发生抽搐，昏迷前患者的血压急剧增高，诉头痛、恶心、呕吐，并有不同程度的意识改变，出现嗜睡、烦躁等。有些患者还有视觉障碍，包括暂时性黑矇。神经系统检查多无定位体征，浅反射及腱反射可减弱或消失，踝阵挛可阳性，并可出现病理反射，部分重症患者可有脑疝征象，如瞳孔变化、呼吸节律紊乱等。眼底检查除常见广泛或局部的视网膜小动脉痉挛外，有时或可见到视网膜出血、渗出及视盘水肿等。脑电图检查可见一时性的局灶性紊乱或双侧同步尖慢波，有时节律性较差，许多病例两种异常同时存在。脑脊液检查外观清亮，压力和蛋白质正常或略增，偶有少数红细胞或白细胞。

一般经过适当抢救后可恢复。个别重症患儿，特别是呈癫痫持续状态者，虽经有效治疗免于死亡，但可因脑缺氧过久造成器质性损害而留下后遗症。

4. 心功能衰竭　心功能衰竭是临床工作中需紧急处理的急症。可表现为颈静脉怒张、奔马律、呼吸困难和肺水肿。全心衰竭在老年 PSGN 患者中发生率可达 40%。心力衰竭最主要的原因是容量过多。由于肾小球滤过率降低，水、钠排出减少，但肾小管再吸收并未相应地减少，导致水、钠滞留于体内，加上肾缺血肾素分泌可能增加，产生继发性醛固酮增多，加重了钠的滞留，使血浆容量扩大。高血压、心肌本身的病变也是一个促进因素。心功能衰竭常发生于急性肾小球肾炎起病后的第 1 ~ 2 周内。起病缓急轻重不一。少数严重病例可以急性肺水肿突然起病，而急性肾小球肾炎的其他表现可能完全被掩盖。出现急性肺水肿的原因与正常肺循环中肺动脉低阻力、低压力及大流量有关。还与肺组织结构疏松、胸腔内负压等因素有关。急性肾小球肾炎时全身呈充血状态，血容量增大，而肺循环对容量扩张的储备能力远较体循环小。在小儿，血容量增加 100 ~ 200mL 时即可致肺微血管压力增加而发生肺水肿。X 线检查发现早期即可有心影增大，甚至在临床症状不明显者 X 线检查也有此改变；有时还可见少量胸腔及心包积液。心力衰竭病情常危急，但经积极抢救并获较好利尿效果后，可迅速好转，扩大的心脏可完全恢复正常，唯心电图 T 波改变有时需数周才能恢复。

5. 肾功能异常　部分患者在起病的早期由于肾小球滤过率降低，尿量减少而出现一过性氮质血症，多数患者予以利尿消肿数日后恢复正常，仅极少数患者发展至严重的急性肾损伤。

（五）实验室检查

1. 尿液检查

（1）血尿：几乎所有患者都有镜下血尿或肉眼血尿。尿中红细胞多为畸形红细胞。肉眼血尿持续时间不长，大多数天后转为镜下血尿，此后可持续很久，但一般在 6 个月以内消失，也有持续 2 年才完全恢复。

（2）蛋白尿：患者常有蛋白尿，半数患者蛋白尿少于 500mg/d。约 20% 的患者可出现肾病综合征范围的蛋白尿，成人多见。一般于病后 2 ~ 3 周尿蛋白转为少量或微量，2 ~ 3 个月多消失，成人患者消失较慢。若蛋白尿持续异常提示患者为慢性增生性肾炎。

（3）尿沉渣：早期除有多量红细胞外，白细胞也常增加，小管上皮细胞及各种管型也很常见。管型中以透明管型及颗粒管型最多见，红细胞管型的出现提示病情的活动性。

（4）尿中纤维蛋白降解产物（FDP）和 C3 含量常增高，尤其在利尿期。

2. 血常规检查　可有轻度贫血，常与水钠潴留、血液稀释有关。白细胞计数可正常或升高，血沉在急性期常加快。急性期，出凝血功能可出现异常，血小板减少。血纤维蛋白、血纤维蛋白溶酶、Ⅷ因子降低，循环中见高分子的血纤维蛋白复合物，往往提示疾病活动且预后不良。

3. 肾功能及血生化检查　在 PSGN 的急性期，肾小球滤过率（CFR）可下降，表现为一过性氮质血症，多见于老年患者。肾小管功能常不受影响，浓缩功能多正常，但尿中钠、钾排泄下降。由于肾小球滤过率下降，血容量增加，部分患者出现低肾素、低血管紧张素血症，从而产生轻至中度的高钾血症。利尿治疗后高钾血症可纠正。

4. 有关链球菌感染的细菌学及血清学检查

（1）咽拭子和细菌培养：急性 PSGN 自咽部或皮肤感染灶培养细菌，其结果可提示 A 组链球菌的感染。但试验的敏感性和特异性同试验方法有关，一般阳性率仅 20% ~ 30%。相比血清学检查结果，受影响的因素较多。

（2）抗链球菌溶血素“O”抗体（ASO）：在咽部感染的患者中，90% ASO 滴度可 > 200U。在诊断价值上，ASO 滴度的逐渐上升比单纯的滴度升高更有意义。在上呼吸道感染的患者中 2/3 会有 ASO 滴度上升。ASO 滴度上升 2 倍以上，高度提示近期曾有过链球菌感染。

5. 免疫学检查　动态观察 C3 的变化对诊断 PSGN 非常重要。疾病早期，补体（C3 和 CH50）下降，8 周内逐渐恢复到正常水平，是 PSGN 的重要特征。血浆中可溶性补体终末产物 C5b-9 在急性期上升，随疾病恢复逐渐恢复正常。若患者有大于 3 个月以上的低补体血症常提示其他疾病的存在，如膜增生性肾小球肾炎、狼疮性肾炎、潜在感染或先天性低补体血症等。

（六）诊断与鉴别诊断

链球菌感染后 1 ~ 3 周出现血尿、蛋白尿、水肿和高血压等典型临床表现，伴血清 C3 的动态变化，8 周内病情逐渐减轻至完全缓解者，即可作出临床诊断。若起病后 2 ~ 3 月病情无明显好转，仍有高血压或持续性低补体血症，或肾小球滤过率进行性下降，应行肾活检以明确诊断。

急性肾小球肾炎应与以下疾病鉴别。

1. 系膜增生性肾小球肾炎（IgA 肾病和非 IgA 系膜增生性肾小球肾炎）　可呈急性肾炎综合征表现，潜伏期较短，多于前驱感染后数小时到数日内出现血尿等急性肾炎综合征症状。患者无血清 ASO 滴度进行性升高，无补体 C3，病情反复，迁延。IgA 肾病患者的血尿发作常与上呼吸道感染有关。

2. 其他病原微生物感染后所致的急性肾炎 其他细菌、病毒及寄生虫等感染所引起的肾小球肾炎常于感染的极期或感染后 3 ~ 5 天出现急性肾炎综合征表现。病毒感染所引起的肾炎临床症状较轻，血清补体多正常，水肿和高血压少见，肾功能正常，呈自限性发展过程。

3. 膜增生性肾小球肾炎（MPGN） 又称系膜毛细血管性肾小球肾炎。临床表现类似急性肾炎综合征，但蛋白尿明显，血清补体水平持续低下，8 周内不恢复，病变持续发展，无自愈倾向。鉴别诊断困难者需作肾活检。

4. 急进性肾小球肾炎 临床表现及发病过程与急性肾炎相似，但临床症状常较重，早期出现少尿或无尿，肾功能持续进行性下降。确诊有困难时，应尽快作肾活检明确诊断。

5. 全身性疾病肾脏损害 系统性红斑狼疮、系统性血管炎、原发性冷球蛋白血症等均可引起肾损害，亦可合并低补体血症，临床表现类似急性肾炎综合征，可根据其他系统受累的典型临床表现和实验室检查来鉴别。

（七）治疗

PSGN 以对症支持治疗为主，同时防治各种并发症、保护肾功能，以利于其自然病程的恢复。

1. 一般治疗 急性期应休息 2 ~ 3 周，直至肉眼血尿消失、水肿消退及血压恢复正常。水肿明显及血压高者应限制饮食中水和钠的摄入。肾功能正常者无须限制饮食中蛋白的摄入量，氮质血症时应适当减少蛋白的摄入。

2. 感染灶的治疗 上呼吸道或皮肤感染者，应选用无肾毒性的抗生素治疗 10 ~ 14 天，如青霉素、头孢菌素等，青霉素过敏者可用大环内酯类抗生素。抗生素的应用主要是预防患者亲属及接触者感染致肾炎链球菌，而由于 PSGN 是免疫介导的疾病，抗生素的应用对于 PSGN 治疗作用不大。与尿异常相关反复发作的慢性扁桃体炎，可在病情稳定 [尿蛋白≤（+），尿沉渣红细胞 < 10 个 /HP] 后行扁桃体摘除术，手术前、后使用抗生素 2 周。

3. 对症治疗 限制水、钠摄入，水肿仍明显者，应适当使用利尿药。经上述处理血压仍控制不佳者，应给予降压药，防止心、脑并发症的发生。高钾血症患者应用离子交换树脂或透析，此时一些保钾制剂如氨苯蝶啶、安体舒通、阿米洛利等不能应用。

4. 激素冲击及透析治疗 若肾活检提示有较多新月体形成，病程呈急进性进展，则治疗同新月体肾炎类似，可用大剂量甲泼尼龙冲击治疗。对于有容量过多、心功能衰竭、肺瘀血，经利尿疗效不佳的患者或发生急性肾衰竭有透析指征者应及时行透析治疗。成人患者可行血透或连续性静脉血滤，儿童患者可行腹透治疗。由于本病呈自愈倾向，透析治疗帮助患者度过危险期后，肾功能即可恢复，一般不需维持性透析治疗。

5. 持续蛋白尿的治疗 对于成人 PSCN 患者，若起病后 6 个月仍有蛋白尿，甚至尿蛋白 > 1.0g/24h，则需应用血管紧张素转换酶抑制药（ACEI）或血管紧张素受体拮抗药（ARB）。

（八）预后

本病急性期预后良好，尤其是儿童。绝大多数患者于 2 ~ 4 周内水肿消退、肉眼血尿消失、血压恢复正常。少数患者的少量镜下血尿和微量白蛋白尿可迁延 6 ~ 12 个月才消失。血清补体水平 4 ~ 8 周内恢复正常。

PSGN 的长期预后，尤其是成年患者的预后报道不一。但多数患者的预后良好，仅有少部分患者遗留尿异常和（或）高血压。若蛋白尿持续，往往提示患者病情迁延至慢性增生性肾小球肾炎。也有些患者在 PSGN 发生后 10 ~ 40 年才逐渐出现蛋白尿、高血压和肾功能损害。影响预后的因素主要有：①年龄：成人较儿童差，尤其是老年人；②散发者较流行者差；③持续大量蛋白尿、高血压和（或）肾功能损害者预后较差；④肾组织增生病变重，有广泛新月体形成者预后差。

二、非链球菌感染后肾小球肾炎

非链球菌感染后肾小球肾炎（nonstreptococcal postinfectious glomerulonephritis）的病因以细菌引起者较常见，包括菌血症状态、各种病毒性和寄生虫性疾病，肺炎双球菌、金黄色及表皮葡萄球菌、肺炎杆菌、脑膜炎球菌、伤寒杆菌等均有报道。若感染时间短，或疾病有自愈倾向，则临床表现为急性肾炎；若长期不愈，则按患者免疫状态可转变为急进性肾炎或膜增生性肾炎。其他感染如梅毒、钩端螺旋体病、组织胞浆菌病、弓形体病以及恶性疟疾中也有发生；病毒感染如传染性单核细胞增多症、流感病毒、艾可病毒、麻疹病毒、乙型肝炎病毒、丙肝病毒、巨细胞病毒等感染后均可发生肾炎。主要的感染相关肾脏综合征见表 8-1。

表 8-1 主要的感染相关的肾脏综合征

类型	病程	临床表现	其他	举例
系膜增生性肾小球肾炎 IgM，C3 沉积为主 IgA 沉积为主	急性 急性或慢性	亚临床，镜下血尿，非肾性蛋白尿	以 IgA 沉积为主的病例常伴有肝病	急性伤寒热，急性疟疾
弥漫增生性肾小球肾炎 IgM；IgG，C3 仅有 C3	急性	肾功能异常，高血压，蛋白尿，水肿	偶见新月体或者血栓	心内膜炎或者肺炎球菌性肺炎相关的肾小球肾炎，链球菌感染后肾小 球肾炎
膜增生性肾小球肾炎 I 型（± 冷球蛋白血症）	慢性	肾性或者非肾性，GFR 下降	偶伴硬化	丙肝相关性肾小球肾炎，血吸虫性肾小球肾炎（Ⅲ型），疟疾（三日疟）性肾病
膜性（肾病）	慢性	肾病综合征	偶伴系膜区沉积	乙肝相关性肾小球肾炎，梅毒
局灶阶段性肾小球硬化	急性或者慢性	肾病综合征，GFR 下降		HIV 或者细小病毒 B19 感染

（一）其他细菌感染后肾小球肾炎

骨髓炎、腹内、盆腔浆膜腔和肠道脓肿与肾小球肾炎相关。这些情况的共同特征是一般感染出现数月后才被确诊和治疗。肾脏病变从轻的尿检异常至快速进展性肾炎均可出现，但最常见的表现是肾病综合征。补体通常正常，常见多克隆丙种球蛋白病，这可能与许多微生物具有超抗原相关。肾组织学病变包括膜增生性肾小球肾炎、弥漫增生性肾小球肾炎或系膜增生性肾炎。可以出现新月体。治疗是根治感染。只有早期治疗，肾功能才能完全恢复。

先天性和继发性（或早期潜伏）梅毒可能与肾小球肾炎相关。在先天性梅毒，患儿出生 4 ~ 12 周出现全身水肿。8% 的患者出现肾病综合征，为最主要的临床表现。0.3% 获得性梅毒患者累及肾。成人可表现为肾病综合征或偶见急性肾炎。梅毒血清学检查阳性（快速梅毒血浆素检测，VDRL 和荧光密螺旋体抗体吸收试验）。膜性肾病是最常见的病理类型。但也可见其他组织学类型，如弥漫增生性肾小球肾炎伴或不伴新月体，MPGN 和系膜增生性肾小球肾炎。在免疫沉积部位分出密螺旋体抗原。治疗梅毒也可治疗梅毒相关的肾小球疾病，4 ~ 18 周后肾脏病变有可能完全缓解。

急性伤寒热（沙门菌感染）的特点是发热、脾肿大和胃肠道症状。严重者出现弥散性血管内凝血或溶血尿毒综合征，休克或急性肾损伤。2% 的患者为有临床症状的肾小球肾炎，25% 的患者为无症状镜下血尿或轻的蛋白尿。诊断需从血液或粪便中培养出致病菌或 Widal 试验示抗体滴度升高。尿道中沙门菌和血吸虫共同感染可产生特殊类型的肾小球肾炎。

麻风（分枝杆菌）感染可能与肾小球肾炎、间质性肾炎、淀粉样变相关。文献报道，尸检淀粉样变占 4% ~ 31%，间质性肾炎占 4% ~ 54%。具有临床表现的肾小球肾炎 < 2%，但肾活检病理检查中 13% ~ 70% 患者有肾小球肾炎。临床表现多为肾病综合征，少见的为急性肾炎综合征，快速进展性肾小球肾炎更为罕见。最常见的病理类型是 MPGN 和弥漫增生性肾小球肾炎。免疫荧光示 IgG、C3、IgM、IgA 和纤维素沉积。不同患者麻风相关的肾小球疾病对麻风治疗反应不一。红斑结节麻风伴急性肾损伤可用短程泼尼松（40 ~ 50mg/d）治疗。

急性葡萄球菌感染性肺炎可出现镜下血尿和蛋白尿，为免疫复合物介异的肾损伤，病理表现为系膜增生性或弥漫增生性肾炎，免疫荧光和电镜表现类似于链球菌感染后肾炎。已在免疫沉积中发现肺炎球菌抗原，细菌囊壁抗原可以激活补体替代途径。很罕见的，在肺炎球菌神经胺酶的作用下，肺炎球菌 Thomsen-Friedenreich 抗原暴露导致溶血尿毒综合征。

胃肠炎症可能与系膜增生或弥漫增生性肾炎相关。其他细菌如大肠埃希菌、脑膜炎球菌和支原体都有报道诱发肾炎。

（二）病毒感染

肾小球肾炎可由一些病毒感染所致。最常见的乙型肝炎、丙型肝炎和 HIV 感染。少见的肾小球肾炎也可因黄热病、腮腺炎、疟疾，疱疹或水痘感染所致。发病机制包括外源性免疫复合物沉积于肾脏或形成原位免疫复合物；病毒损伤后导致机体针对内源性抗原产生自身抗体；病毒诱导前炎症因子、化学趋化因子、黏附分子、生长因子释放以及病毒蛋白产生的直接的细胞损伤作用。

1. 甲型肝炎病毒相关性肾病　严重甲型肝炎病毒感染相关肾衰竭可能是由于诱发间质性肾炎或者急性肾小管坏死所致。极少数也可表现为免疫复合物相关的弥漫增生性肾炎伴免疫球蛋白和补体 C3 沉积，临床表现为肾炎或肾病综合征。肝炎病情改善时，肾炎通常也可以缓解。

2. 乙型肝炎病毒相关性肾病　急性乙型肝炎病毒感染可能与短期的血清病样综合征相关：荨麻疹或斑丘疹、神经病变、关节痛或关节炎，镜下血尿和非肾病综合征范围蛋白尿。肾活检病理检查示系膜增生性肾炎。当肝炎缓解时，肾脏病临床表现可自行恢复。急性乙肝病毒感染后约 10% 的成年人以及大多数的儿童患者会成为慢性携带者。在中国和东南亚地区，50% 的慢性携带孕妇会通过垂直传播传给婴儿，而在中东、印度、非洲，儿童和年轻患者更多的是横向传播。欧洲和美国乙型肝炎的患病率低，大多数携带者是由于药物滥用、输血或性传播后天感染所致。乙型肝炎病毒携带者最常见的乙肝相关性肾炎是膜性肾病、膜性增生性肾小球肾炎、结节性多动脉炎和 IgA 肾病。

（1）膜性肾病：膜性肾病在亚洲人群中常见。已证实它与患者携带乙肝病毒表面抗原相关。患者年龄一般为 2 ~ 12 岁，男性好发，表现为肾病综合征、镜下血尿，肾功能正常。其他临床症状包括无症状性蛋白尿，慢性肾衰竭少见。儿童乙型肝炎病程平稳，有时可自动缓解。而成人往往不易缓解，出现慢性活动性肝炎或肝硬化等严重的肝脏病变，同时伴有慢性肾脏疾病。肾组织病理检查示毛细血管袢 IgG、IgM、C3 颗粒状沉积，电镜下上皮侧、系膜区和内皮侧有免疫复合物沉积，有时肾小球中可见病毒颗粒。现认为 HBV 相关膜性肾病发病机制是 HBeAg 和抗 HBe 抗体被动沉积或形成原位复合物。因为抗 HBe 抗体带阳离子，基底膜带阴离子，因此易于穿过基底膜到上皮下侧。

（2）膜增生性肾小球肾炎：成人 HBV 相关肾炎最常见的肾小球病理改变是膜增生性肾小球炎（membraneoproloferative glomerulonephritis，MPGN）。54% 的患者伴有高血压，20% 出现肾功能减退，镜下血尿常见。HBV 相关膜增生性肾小球肾炎的发病机制是肾小球系膜区和内皮下沉积 HBsAg 和抗 HBs 抗体免疫复合物。肾组织类似于原发性 MPGN，但内皮轻度增生伴内皮下较多沉积。少见的病理类型是类似于Ⅲ型冷球蛋白血症伴上皮下和系膜区沉积。

（3）系膜增生性肾小球肾炎伴 IgA 沉积：患者肾活检为 IgA 肾病，但肾组织中有 HBV-DNA。

（4）结节性多动脉炎：HBV 相关血管炎（HBV 相关结节性多动脉炎，HBV-PAN）主要见于因滥用药物或经输血的成年男性，通常发生于轻型肝炎的恢复期。垂直感染的患者或儿童患者则无此病报道。典型的 HBV-PAN 患者在轻度或无症状感染肝炎时表现为血清病样改变。HBV 相关血清病，随着 HBsAg 的清除，疾病可自动缓解，而 HBV-PAN 患者，随疾病进展可累及多脏器。小动脉和中动脉血管炎可表现为心肌缺血、肠系膜绞痛、变应性肉芽肿（Churg-Strauss）性肺综合征、哮喘、嗜酸性粒细胞增多、脑缺血或多发性单神经炎。肾血管炎表现为镜下血尿、肾病或非肾病性蛋白尿，肾素依赖性高血压以及肾功能减退。现认为 HBV-PAN 的发病机制是 HBsAg 和抗 HBs 抗体免疫复合物沉积于血管壁，激活补体，激活炎症反应。血管上常见 IgM 和 HBsAg 沉积，表明损伤是由 HBsAg/IgM 复合物介导。血清检测发现 HBsAg 和抗 HBV 核心抗原抗体。通常血清补体正常，ANCA 阴性。肾活检病理除有小动脉血管炎病变外，肾小球可见不同程度的毛细血管袢塌陷，如同缺血性病变。与特发性显微镜下多动脉炎不同，坏死性病变和新月体形成罕见。系膜增生性肾炎、弥漫增生性肾炎、MPGN 或 MN 均有报道。HBV-PAN 可予激素冲击和细胞毒药物环磷酰胺治疗，能显著增加短期生存率，但长期研究证实加速患者的肝脏病变。近来研究显示短程激素 [泼尼松 1mg/（g·d）×2 周] 和血浆置换（3 周以上，9 ~ 12 次）治疗，继以 IFN-α 和（或）拉米夫定治疗患者长期预后良好。

3. 丙型肝炎病毒相关肾炎

（1）膜增生性肾炎：丙型肝炎相关肾脏疾病通常为 MPGN，表现为蛋白尿（轻度或大量），镜下血尿及轻度至中度肾功能不全。冷球蛋白血症（约 90% 混合性冷蛋白血症患者有抗 HCV 抗体，50% 的 HCV 患者有冷球蛋白血症）和非冷球蛋白血症 HCV 相关 MPGN 患者肾组织病理表现类似，但后者炎细胞浸润和免疫聚集不如前者严重。丙型肝炎病毒感染可能导致严重的肾小管间质损伤。偶见严重的血管炎，包括急进性肾炎，见于长期丙型肝炎病毒感染（> 10 年）的成年女性患者。

（2）其他丙型肝炎病毒相关肾小球肾炎：丙型肝炎病毒感染可能与其他伴或不伴冷球蛋白血症肾小球疾病相关。HCV-MN 类似于特发性 MN，但 HCV RNA 和抗 HCV 抗体阳性，有报道肾小球上皮侧免疫沉积中可检出 HCV 抗原。其他 HCV 相关肾脏疾病包括纤维丝状肾炎、局灶性肾小球硬化（尤其是非洲裔美国人）和血栓性微血管病与抗心磷脂抗体综合征（尤其是肾移植后）。

4. 人免疫缺陷病毒相关性肾脏疾病　HIV 感染与一些肾脏综合征，包括 HIV 相关性肾病（HIVAN）、免疫复合物肾小球肾炎、血栓性微血管病、血管炎、急性肾损伤和电解质紊乱相关。此外，HIVAN 可以与其他感染所致肾病共存，如 HBV 或梅毒相关性膜性肾病、HCV（MPGN 伴冷球蛋白血症），也可合并糖尿病。此外，多种治疗 HIV 感染的药物也可导致肾功能减退。

（1）人类免疫缺陷病毒相关性肾病（HIVAN）：HIVAN 是 HIV 感染最常见的肾脏病变。在非裔美国人，发病率为 3.5%（蛋白尿患者肾活检）~ 12%（尸检）。HIVAN 为肾细胞感染 HW-1 病毒所致。在人肾小管和肾小球细胞中不仅发现 HIV-1 mRNA 和 DNA，而且在肾组织中发现了病毒复制。因此肾脏可能是 HIV 攻击的靶器官。HIVAN 通常是 HIV 感染晚期表现，偶可见于早期感染患者。黑人多见，可能是环境因素和遗传因素共同作用的结果。典型临床表现为肾病范围蛋白尿和进行性氮质血症。外周水肿和高血压少见，可能 HIVAN 易于丢失盐分。尿常规常见小管上皮细胞，超声检查示肾脏体积正常或增大。随着治疗进展，HIV-ESRD 患者的死亡率与其他透析患者无显著差异，腹膜透析和血液透析疗效相近，HIV 感染患者肾移植后短期生存率与无感染患者类似。

（2）人类免疫缺陷病毒相关的免疫复合物肾小球肾炎：HIV 相关肾小球肾炎多表现为膜增生性肾小球肾炎，在系膜区、内皮下、上皮侧均可见免疫复合物沉积，大量沉积时类似狼疮性改变。膜性肾病少见。临床表现从轻的镜下血尿至肾衰竭均可见。蛋白尿一般为肾病范围，但通常无高脂血症，与 HIVAN 不同，高血压常见。30% ~ 50% 患者有低补体血症和冷球蛋白血症。HCV 相关免疫复合物肾炎一般快速进展至肾衰竭，若合并 HCV 感染，则疾病进展更为迅猛。

（3）人类免疫缺陷病毒相关的血栓性微血管病：HIV 感染偶见诱发溶血尿毒综合征。临床特征为高血压、溶血性贫血、血小板减少和出现精神症状。可能是由于血管内皮细胞损伤所致。肾脏损伤的特征是小动脉和肾小球毛细血管血栓形成，肾小球系膜溶解。本病预后较差，生存期一般短于 2 年。

5. 其他病毒感染相关的肾小球疾病　健康人重症巨细胞病毒（cytomegalovirus，CMV）感染罕见。CMV 感染与 IgA 肾病和移植肾肾病可能并无因果关系。极少报道成人和新生儿免疫复合物肾炎性弥漫增生性肾小球肾炎，颗粒状免疫沉积物中包含 CMV 抗原。CMV 感染可累及移植肾，其特点是肾小管细胞和间质巨噬细胞中有病毒包涵体，它可能导致肾小管功能障碍。但无证据表明它可导致肾小球损伤。例外的是，巨细胞病毒合并 HIV 感染时，可出现塌陷性肾小球病及终末期肾脏病。

细小病毒 B19 感染可导致镰状细胞病患者出现再生障碍危象，极少数危象患者 3 天至 7 周后发生肾病综合征。急性期肾组织病理改变为弥漫增生性肾小球肾炎或 MPGN，后期为塌陷性 FSGS，类似于海洛因肾病和 HIVAN。少数无镰状细胞病患者发生细小病毒 B19 感染相关肾小球肾炎。临床体征包括短暂出现皮疹、关节痛或关节炎和贫血。塌陷性肾小球肾炎患者血清抗细小病毒 B19 抗体升高，表现为 FSGS 的肾组织中可发现病毒 DNA。

其他病毒，特别是导致上呼吸道感染的病毒可诱发短暂的蛋白尿，肾组织学改变为系膜增生。这表明，发热性疾病引起的轻度蛋白尿并不总是通过改变肾小球内跨膜压，即通过血流动力学改变引起肾小球滤过率改变所致，而可能是由未诊断的、短暂的、轻的肾小球肾炎所致。例如超过 25% 的流行性腮腺炎患者可以出现短期的镜下血尿和非肾病蛋白尿，肾功能正常。肾活检提示系膜增生性肾小球肾炎，IgM、IgA、C3 沉积，在系膜区发现腮腺炎抗原。麻疹感染偶见与之相关的毛细血管内增生性肾炎。早期也有报道微小病变患者麻疹感染后肾病综合征缓解。极少数水痘感染患者可出现相关的肾病综合征，肾组织病理改变类似于腮腺炎感染时病变，在肾小球毛细血管壁和系膜区可发现水痘病毒。腺病毒、甲型和乙型流感病毒感染也可致短暂的镜下血尿、蛋白尿，3% 的患者出现补体下降。肾组织病理为 MPGN 伴免疫沉积，主要是 C3 及少量的 IgM 和 IgC 沉积。上呼吸道柯萨奇病毒 B-5 和 A-4 株感染有时与镜下血尿、轻度蛋白尿和弥漫增生性肾炎相关。严重登革出血热患者，可出现急性肾损伤，在一些非重症患者，可出现急性毛细血管内增生性肾炎伴系膜增生，临床表现为镜下血尿和蛋白尿。在系膜区和毛细血管袢有粗颗粒 IgG、IgM 和 C3 沉积，在毛细血管袢沉积强度较系膜区弱。10% ~ 15% 急性 EB 病毒感染的患者可出现镜下血尿和蛋白尿。急性间质性肾炎最为常见，但也可为肾小球弥漫增生和 MPGN。EB 病毒不仅在浸润的巨噬细胞中复制，还可在近端小管细胞内复制。EB 病毒感染可能是导致慢性间质性肾炎的主要原因。

（三）寄生虫感染

1. 疟疾相关的肾脏疾病　疟疾是由感染疟原虫的按蚊叮咬所致，是主要的世界卫生问题。全球患者达 3 亿 ~ 5 亿，每年 150 万 ~ 270 万人因患此病而死亡。疟疾相关的水、电解质紊乱和急性肾损伤常见。疟疾性急性肾损伤、肾衰竭的死亡率为 15% ~ 45%。卵形疟、三日疟和恶性疟感染可致短暂的急性肾小球肾炎。恶性疟感染常见急性肾炎和肾病综合征，肾组织病理多表现为系膜增生，IgM 和 C3 细颗粒状沉积，电镜下系膜区电子致密物沉积，患者临床表现为镜下血尿，轻度蛋白尿和低补体血症（低 C3 和 C4 水平）伴循环免疫复合物。三日疟感染特点是慢性肾小球肾炎。临床表现除每 4 天出现疟疾症状外无特殊。儿童（高峰年龄 6 ~ 8 岁）和年轻患者可有肾病综合征。血清补体正常，因伴营养不良，故血胆固醇正常，晚期可出现高血压。肾脏病理表现为 MPGN，IgG、IgM 和 C3 粗颗粒状沉积，电镜见内皮下电子致密物，膜内空泡（免疫复合物吸收所致）形成，罕见新月体形成。三日疟引起慢性肾病而恶性疟不导致慢性肾病的原因可能与它们的发病机制相关。恶性疟感染所有的红细胞，患者病情重，就诊早，而三日疟只感染敏感红细胞，病情较为平稳。与恶性疟感染后主要由 Th1 介导不同，三日疟主要是由 Th2 介导的。由于感染三日疟后病程更长，机体有更长的时间产生体液和细胞介导的反应，患者可出现肝脾肿大、瘀血。即使治疗三日疟成功，患者仍将在 3 ~ 5 年后进展至慢性肾功能不全。激素的免疫抑制剂治疗不能改变三日疟肾脏损伤的病程。

2. 丝虫感染相关性肾脏疾病　盘尾丝虫病感染肾病为 MPGN，罗阿丝虫感染诱发 MN 或增生性肾小球肾炎，班氏吴策线虫和马来丝虫可诱发系膜增生性肾炎、MPGN 或弥漫增生性肾小球肾炎。肾小球毛细血管内可见微丝蚴。除盘尾丝虫外，在肾小球中未发现丝虫抗原。抗丝虫治疗不能改善肾病综合征，抗丝虫药乙胺嗪可能加重蛋白尿。内脏利什曼病通常表现为镜下血尿和间质性肾炎或弥漫增生性肾小球肾炎或 MN。间质性肾炎的发病机制尚不明确。旋毛虫病常见肾组织学病变为 MPGN，临床表现为镜下血尿和非肾病综合征蛋白尿。系膜区和毛细血管袢可见免疫沉积，但在肾小球内并未发现特定的抗原。美洲锥虫病和先天性弓虫病相关性肾小球肾炎的报道罕见。

第二节 快速进展性肾小球肾炎和新月体肾炎

快速进展性肾小球肾炎（rapidLy progressive glomerulonephritis，RPGN）又称急进性肾小球肾炎（急进性肾炎），是一组表现为血尿、蛋白尿及短期内进行性肾功能减退的临床综合征，是肾小球肾炎中最严重的类型，病理通常表现为新月体肾炎。

一、病因

按照病因、临床和病理表现，新月体肾炎可以分为 3 大类（表 8-2）。

表 8-2 导致新月体肾炎的疾病（新月体肾炎的临床分型）

临床分型	常见疾病
1. 原发性新月体肾炎	抗 GBM 肾炎 免疫复合物型新月体肾炎 寡免疫型新月体炎，常为 ANCA 相关性血管炎
2. 其他原发性肾炎基础上的新月体肾炎	膜增生性肾炎、IgA 肾病等
3. 继发性新月体肾炎	狼疮性肾炎、紫癜性肾炎，感染（细菌性心内膜炎、内脏脓肿）、冷球蛋白血症、肿瘤、药物等

1. 原发性新月体肾炎 包括：①病因不明者；②肾脏是唯一或最主要病变部位，如抗基底膜肾炎（抗 GBM 肾炎）、抗中性粒细胞胞浆抗体（ANCA）相关性血管炎等。

2. 在其他原发性肾小球肾炎基础上发生的新月体肾炎 如系膜毛细血管性肾炎、IgA 肾炎、膜性肾病、链球菌感染后肾炎等。

3. 继发性新月体肾炎 指有明确原发病或明确病因者。常见者包括：①系统性疾病，如狼疮性肾炎、过敏性紫癜、结节性多动脉炎、变应性血管炎、冷球蛋白血症、恶性肿瘤等；②感染性疾病，如感染性心内膜炎、内脏化脓性病灶引起的败血症、人类免疫缺陷病毒（HIV）感染；③药物，如青霉素、青霉胺、肼屈嗪、别嘌醇及利福平等。

二、病理分类

目前普遍采用 Couser 分类法将新月体肾炎分为 3 型。

Ⅰ型：又称抗基底膜抗体型新月体肾炎，血抗 CBM 抗体阳性。根据免疫荧光病理检查显示免疫球蛋白（常为 IgC）沿肾小球基底膜呈线性沉积，电镜下下无线条状沉积伴抗肾小球基底膜抗体（抗 GBM 抗体）的形成电子致密物。可分为两类：①伴肺出血（Goodpasture 病）；②无肺出血的抗 GBM 肾小球肾炎。

Ⅱ型：又称免疫复合物型新月体肾炎。免疫荧光镜检查显示颗粒沉积型，以 IgG 为主，电镜下可见电子致密物在系膜区呈颗粒样沉积。

Ⅲ型：又称寡免疫复合物型肾小球肾炎。Ⅲ型中 70% ~ 80% 患者血清中存在抗中性粒细胞胞浆抗体（antineutrophil cytoplasmic antibodies，ANCA），故又称为 ANCA 相关性肾小球肾炎。

近年来，又有学者将新月体肾炎分为 5 型，即将 Couser 分类中的Ⅰ型分成Ⅰ型（ANCA 阴性）和Ⅳ型（ANCA 阳性）；原Ⅲ型患者中，ANCA 阳性者为Ⅲ型，ANCA 阴性者为Ⅴ型。这种分型可能更有利于治疗方案的确定及随访。

三、发病机制

RPGN 患者肾活检病理通常表现为新月体肾炎。新月体的形成对肾小球的结构和功能有重要影响。新月体的形成过程和机制如下：①肾小球基底膜的损伤和断裂。抗体的直接作用、补体系统 C5b-9（膜攻击）成分的激活、活化的巨噬细胞蛋白水解酶活性以及系膜细胞增生挤压等均可导致基膜的损伤和断裂。②炎症细胞和血浆蛋白进入 Bowman 囊。基膜断裂破坏了肾小球毛细血管的完整性，导致循环细胞、炎症介质及血浆蛋白通过毛细血管壁而进入 Bowman 囊。③新月体形成。凝血因子，尤其是纤维蛋白原刺激肾小球壁层上皮细胞不断增生，并形成新月体，巨噬细胞和间质成纤维细胞在新月体形成中也发挥了重要作用。新月体的发展与转归主要取决于 Bowman 囊的完整性及其组成成分，分为三个阶段：①细胞性新月体：发病初期在新月体细胞间仅有少许纤维素、红细胞及白细胞渗出；②细胞纤维性新月体：随着病程进展，细胞间纤维组织逐渐增多；③纤维性新月体：后期纤维组织持续增多，于数日至数周形成以纤维组织为主的新月体。三种新月体可在同一肾标本中出现。新月体一方面与肾小球囊腔粘连，造成囊腔闭塞，另一方面压迫毛细血管丛，造成毛细血管袢萎缩、坏死、出血，结构严重破坏，整个肾小球纤维化。肾小管上皮细胞早期表现为变性、间质水肿、炎性细胞浸润，后期肾小管萎缩、间质纤维化。

四、临床表现

RPGN 患者可见于任何年龄，男女比例为 2 ∶ 1。该病呈急性起病，前驱期可有链球菌感染症状。发病时患者全身症状较重，如疲乏、无力、体重下降，可伴发热、腹痛，病情进展急骤，出现严重的少尿、无尿、高血压、贫血。

实验室检查常见血尿、异形红细胞尿和红细胞管型。常伴蛋白尿，尿蛋白量不等，尿中可发现纤维蛋白降解产物。血清肌酐、尿素氮快速进行性升高，常伴代谢性酸中毒和水、电解质平衡紊乱。抗 GBM 肾炎、ANCA 相关性血管炎、系统性红斑狼疮等有相关特征性抗体阳性。

五、诊断与鉴别诊断

临床表现为血尿、蛋白尿及短期内肾功能进行性减退者应考虑本病，详细了解病史和体检，包括感染和用药史，系统性疾病的表现如关节痛、发热、皮疹、光过敏以及肺部有无病变等，对诊断有重要意义。特殊的抗体检查和肾活检病理是确诊本病的关键。

（一）与表现为 AKI 的其他疾病鉴别

1. 急性肾小管坏死　常有明确的病因，如休克、手术、外伤、中毒（药物、鱼胆中毒等）、异型输血等，一般无明显的血尿和蛋白尿等肾小球肾炎的表现。鉴别有困难时，需做肾活检病理检查明确诊断。

2. 尿路梗阻性肾衰竭　常见于肾盂或双侧输尿管结石、膀胱或前列腺肿瘤压迫或血块梗阻等。患者常突发无尿，有肾绞痛或明显腰痛史，超声波检查、膀胱镜检查或逆行尿路造影可证实存在尿路梗阻。

3. 急性间质性肾炎　可以急性肾损伤起病，常伴发热、皮疹、嗜酸性粒细胞增高等表现。常可查出过敏的原因，包括可疑药物用药史。鉴别有困难时，需做肾活检病理明确诊断。

4. 其他肾小球肾炎合并 AKI　包括肾小球疾病严重的活动性病变，伴或不伴新月体形成；肾病综合征严重水肿或浆膜腔积液导致有效血容量不足，肾静脉血栓形成或肾梗死，肾间质水肿压迫肾小管，加之蛋白管型阻塞肾小管，导致肾小球滤过率下降。

（二）新月体肾炎的病理诊断和病因诊断

一般情况下，临床诊断为 RPCN 的患者均需要做病理检查以明确病理类型及病变程度、新月体性质等，并指导治疗。对于抗 GBM 肾炎、ANCA 相关性血管炎等疾病通过某些特殊抗体检查已经确诊者，一般也需要通过病理检查来明确肾脏病变的程度和性质。

1. 病理诊断　新月体肾炎的诊断标准：①新出现的新月体为闭塞肾小球囊腔 50% 以上的大新月体，

不包括小型或部分性新月体；②伴有大新月体的肾小球数超过或等于全部肾小球数的 50%。

2. 病因诊断

（1）其他原发性肾小球肾炎伴新月体形成：系膜毛细血管性肾炎、IgA 肾炎、膜性肾病、链球菌感染后肾炎的重症患者可伴有新月体形成，甚至表现为新月体肾炎，但这些疾病在光镜、电镜及免疫荧光有相应特征性表现。

（2）继发性新月体肾炎：主要依靠临床表现及血清学检查，如狼疮性肾炎患者多伴有多脏器损害，抗核抗体及 dsDNA 抗体阳性；紫癜性肾炎伴有皮肤紫癜；恶性肿瘤及某些药物引起的新月体肾炎应有相应临床表现和用药史。

（3）原发性新月体肾炎：排除以上两种情况后可以确诊为原发性新月体肾炎，然后作分型诊断，分型诊断的要点见表 8–3。

表 8–3　原发性新月体肾炎的鉴别诊断要点

	抗肾小球基底膜型（Ⅰ型）	免疫复合物型（Ⅱ型）	寡免疫型（Ⅲ型）
免疫病理特点	IgG 沿 GBM 呈线状沉积	IgG 及补体颗粒状沉积	阴性或少量 IgG 沉积
光镜及电镜特点	肾小球炎症反应轻，无电子致密物	肾小球细胞增生及渗出明显，常伴广泛蛋白沉着及电子致密物	肾小球节段性坏死，无蛋白沉着及电子致密物
临床特点	见于 20 ~ 30 岁及 60 岁以上两个高峰年龄，贫血较突出（小细胞性）	肾病综合征较多见，有些患者有前驱感染性疾病	乏力、体重下降、发热、肌痛等全身症状较重，多见于中、老年人
血清学特点	抗肾小球基底膜抗体（+）	循环免疫复合物（+）、冷球蛋白血症、低补体血症	ANCA（+）

六、治疗

RPGN 是一组病理发展快、预后差的疾病，近年来该病治疗上进展较多，疗效明显提高。

1. 肾上腺皮质激素　甲泼尼龙 0.5 ~ 1.0g 静脉滴注，每日或隔日 1 次，3 次为 1 个疗程，间隔 3 ~ 7 日可再用 1 ~ 2 个疗程，再改为泼尼松或泼尼松龙口服，泼尼松（龙）起始剂量为 1mg/（kg · d），4 ~ 6 周后开始减药，6 个月内逐渐减至 10mg/d 维持，服半年至 1 年或更久。

2. 免疫抑制药物　常用环磷酰胺，静脉注射（每月 1 次，0.5 ~ 1g/m^2）共 6 个月，累积量达 6 ~ 8g 停药。而后可以再用硫唑嘌呤 100mg/d 继续治疗 6 ~ 12 个月巩固疗效。注意骨髓抑制及肝脏损伤等不良反应。麦考酚吗酸酯疗效肯定，不良反应较轻，已被广泛应用于肾病治疗。起始剂量 1 ~ 2g/d（常为 1.5g/d），以后每半年减 0.5g/d，最后以 0.5g/d 剂量维持半年至 1 年。

3. 血浆置换　用膜血浆滤器或离心式血浆细胞分离器分离患者的血浆和血细胞，然后用正常人的血浆或血浆成分（如白蛋白）对其进行置换，每日或隔日置换 1 次，每次置换 2 ~ 4L。

4. 免疫吸附治疗　此法清除致病抗体和（或）循环免疫复合物的疗效肯定，但是价格较昂贵。

5. 大剂量丙种球蛋白静注　具体方案是：丙种球蛋白 400mg/（kg · d）静脉滴注，5 次为 1 个疗程，必要时可应用数个疗程。

6. 替代治疗　如果患者肾功能急剧恶化达到透析指征时，应尽早进行透析治疗（包括血液透析或腹膜透析），以维持生命、赢得治疗时间。如果疾病已进入不可逆性终末期肾衰竭，则应予患者长期维持透析治疗或肾移植。肾移植应在病情静止半年至 1 年、血中致病抗体（抗 GBM 抗体、ANCA 等）阴转后才进行，以免术后移植肾再发 RPGN。

7. 生物学靶向干预药物　其可能靶向包括肿瘤坏死因子、γ 干扰素、基质金属蛋白酶和氧自由基、血小板衍生生长因子和血管内皮生长因子等。这一治疗方法为今后尝试治疗系统性血管炎甚至其他自身免疫性疾病，提供了一种新的特异性途径。

七、预后

患者如能及时行肾活检明确诊断和早期强化治疗，预后可得到显著改善，其中影响患者预后的主要因素有：①免疫病理类型，Ⅱ型、Ⅲ型预后较好，Ⅰ型较差；②强化治疗是否及时，在临床无少尿、血清肌酐低于 530μmol/L，病理尚未显示广泛不可逆病变（纤维新月体、肾小球硬化或间质纤维化）时即开始的治疗者预后较好，否则预后差；③老年患者预后相对较差。

第三节　抗肾小球基底膜肾炎

抗肾小球基底膜（glomerular basement membrane，GBM）病是循环中的抗 GBM 抗体在组织中沉积所引起的一组自身免疫性疾病，肾、肺为主要受累器官，表现为肾炎和肺出血。如病变局限在肾脏称为抗肾小球基底膜肾炎（antibasemet membrane nephritis），当肺、肾同时受累时称为 Coodpasture 病。多数抗 GBM 肾炎患者起病急、病情进展快、预后差，肾功能常在几天或几周内进入肾衰竭阶段，少数患者早期即死于肺出血和呼吸衰竭。

Goodpasture 综合征（又称肺出血 - 肾炎综合征）泛指有肺出血及急进性肾炎并存的一大组临床症候群，抗 GBM 病、原发和继发性血管炎、系统性红斑狼疮等一系列疾病临床均可表现为 Goodpasture 综合征。

一、发病机制

人类Ⅳ型胶原是基底膜的重要组成成分，构成基底膜骨架结构。基底膜Ⅳ型胶原是由 6 条不同的 α 链组成（α1 ~ α6）的三螺旋结构，抗 GBM 抗体的靶抗原位于Ⅳ型胶原 α3 链羧基端的非胶原区 1[a3（Ⅳ）NC1]。靶抗原分布存在局限性，肺、肾为主要受累器官。由于肾小球内皮细胞间存在裂孔，因此血液中的抗 GBM 抗体容易结合到肾小球基底膜上。

抗 GBM 肾炎是一种原位免疫复合物性肾炎。生理情况下肾小球基底膜 α3（Ⅳ）NC1 区域上的抗原决定簇处于遮蔽位置，机体对自身抗原表现为耐受状态，而天然抗 GBM 抗体在血液循环中的滴度和亲和力均很低，不足以引起自身免疫反应，但在环境变化或某些因素如感染、吸烟、有毒的有机溶剂等刺激诱发下，Ⅳ型胶原的结构发生改变，α3（Ⅳ）NC1 区域的抗原决定簇暴露，与抗 GBM 抗体结合诱发免疫反应。目前认为，体液免疫和细胞免疫共同参与了抗 GBM 肾炎的发病过程。

二、病理

1. 光镜检查　抗 GBM 肾炎的特征性改变是肾小球毛细血管管壁破坏及球囊中新月体形成。细胞性新月体、纤维细胞性新月体和纤维性新月体可同时存在，但很多抗 GBM 肾炎患者新月体往往处于同一发展阶段，这是由于单一的、共同的免疫病理因素同时作用的结果。极少数轻症病例也可呈现局灶性肾炎，甚至光镜下基本正常（仅免疫荧光阳性）。

2. 免疫荧光　免疫荧光检查具有诊断性价值，肾小球基底膜显示强的、线性的 IgG 荧光染色，C3 几乎在所有的病例均为阳性，但通常较 IgG 弱，而且可能为不连续的，甚至是颗粒状的。极为罕见的有 IgA 或 IgM 呈线性沉积。少数情况下抗 GBM 抗体可与肾小管基底膜发生交叉反应，产生肾小管基底膜的线性荧光染色，这种改变可能引起间质性肾炎和肾小管损伤。

3. 电镜　抗 GBM 肾炎的电镜超微结构改变不具有特异性，典型抗 GBM 肾炎较少有电子致密物，较多电子致密沉积物则可排除抗 GBM 疾病。

三、临床表现

1. 流行病学　人群发病率约在 0.1/100 万。国外报道抗 GBM 抗体疾病占肾活检病例的 1% 或略多，我国近年来诊断的病例数有逐年上升趋势。过去认为本病多发于男性青壮年，但近年报道的抗 GBM 肾炎有两个发病高峰，第一个高峰在 20 ~ 30 岁之间，男性多见，多表现为 Coodpasture 综合征，第二个高峰在 60 ~ 70 岁，女性多见，多为肾脏局限型。在老年患者中，合并 ANCA 阳性的比例明显高于年轻患者。

2. 一般表现　常有疲乏、无力、体重下降等表现。贫血见于 98% 的患者，为小细胞性贫血伴有血清铁下降。

3. 肾损伤表现　大多数表现为急进性肾炎综合征，起病后短时间内即需进行透析治疗。尿检有不同程度镜下血尿，肉眼血尿少见，大量蛋白尿呈典型肾病综合征者较少，多伴有轻、中度高血压。近年来有报道，一些患者起病较慢、肾功能正常，原因可能为循环抗 GBM 抗体滴度较低、肾小球抗 GBM 抗体沉积较少。

4. 肺部受累表现　肺部损伤见于 30% 的患者，表现为肺出血。约 2/3 患者肺出血出现在肾损伤之前数日至数年，也可出现在肾损伤之后，临床上常以咯血为最早症状，轻者痰中略带血丝，重者大量咯血甚至窒息死亡。患者多伴气急、咳嗽、胸痛，肺叩诊呈浊音，听诊可闻及湿啰音，痰中可见大量含铁血黄素细胞。肺 X 线检查早期所见与肺水肿相似，应注意鉴别。如反复出血，肺内含铁血黄素沉积数量增多，X 片显示网状结节的典型改变。

5. 实验室检查　特征性表现是循环中存在抗 GBM 抗体。目前国际通用的检测方法是应用可溶性人肾小球基底膜抗原的酶联免疫吸附法，敏感度和特异度均在 90% 以上。抗 GBM 抗体最常见的类型是 IgG 型，其中以 IgC1 亚型最常见，少部分可以是 IgG4 亚型（女性相对多见），极少数是 IgA 型。此外，部分患者同时合并血清 ANCA 阳性。

四、诊断与鉴别诊断

（一）诊断

青年男性或老年女性出现血尿、蛋白尿、肾功能迅速减退，伴或不伴肺出血要考虑本病，如血清抗 GBM 抗体阳性，肾活检示新月体肾炎，免疫荧光见 IgG 沿肾小球毛细血管袢呈线状沉积可做出本病诊断。

（二）鉴别诊断

1. 肾小球假性抗 GBM 沉积　在线状沉积物的患者中应进一步鉴别真性与假性抗 GBM 沉积物。在真性线状 GBM 沉积的患者中，除经典的伴或不伴肺出血的原发性抗 GBM 病外，一部分膜性肾病和膜增生性肾炎患者也可出现线状抗 GBM 沉积物。同样值得注意的是糖尿病肾病、极少数局灶节段性肾小球硬化、感染后肾炎和微小病变可出现假性抗 GBM 沉积物。

2. 其他类型新月体肾炎　根据病理特征性表现，与免疫复合物型及寡免疫型新月体性肾炎的鉴别不难。

3. 同时伴有肾炎及肺出血的相关疾病　即 Goodpasture 综合征。由于抗 GBM 肾炎常伴有肺出血，因此临床需与其他原因造成的肾炎伴肺出血相鉴别。常见有 SLE、各种类型系统性血管炎（如 WG、MPA 等）、类风湿关节炎合并全身血管炎、过敏性紫癜、冷球蛋白血症、混合结缔组织病及部分药物相关性肾损伤等（表 8-4）。SLE 主要为育龄女性好发、WG 常有上呼吸道症状等多种临床症状，但更重要的是从血清学指标的差异来鉴别，如 ANA、抗 dsDNA 抗体阳性及血清补体 C3、C4 水平的下降主要见于 SLE，血清冷球蛋白检测有助于冷球蛋白血症性肾炎的鉴别，而 ANCA 主要见于原发性小血管炎。

表 8-4 Goodpasture 综合征（肺出血及急进性肾小球肾炎）病因

抗 GBM 病（20% ~ 40% 的病例）
Goodpasture 病
系统性血管炎相关疾病（60% ~ 80% 的病例）
韦格纳肉芽肿病（WG，常见）
显微镜下型多血管炎（MPA）
系统性红斑狼疮（SLE）
变应性肉芽肿性血管炎（CSS）
过敏性紫癜（HSP）
白塞综合征
原发性混合性冷球蛋白血症
类风湿性血管炎
药物：青霉胺，肼屈嗪，丙硫氧嘧啶

4. 其他　除疾病本身导致肺出血外，还需注意与急、慢性肾炎合并肺部感染、急性肺水肿及肺梗死导致的咯血相鉴别。

（1）急性肾炎伴左心衰竭：由于严重高血压、水钠潴留而产生的充血性心力衰竭时，也可有血痰和呼吸困难，抗 GBM 抗体检测和肾活检病理检查可资鉴别。

（2）肾炎伴肺炎：常见于各种原发或继发性肾炎本身或免疫抑制剂治疗后并发的重症肺炎，胸部 CT 均可表现为肺出血和肺间质改变，但肾炎伴重症肺炎患者常伴高热，血白细胞和中性粒细胞显著升高伴核左移，而肾功能迅速减退不明显，抗 GBM 抗体阴性，积极抗感染及对症治疗有效。

（3）肾炎伴肺梗死：可见相应的心电图及 X 线表现，必要时作核素肺扫描。

五、治疗

鉴于该疾病病理生理过程中抗 GBM 抗体的作用及疾病的进展特征，早期积极血浆置换治疗及免疫抑制剂治疗是重要的治疗原则与改善预后的关键。同时，应告诫患者戒烟，避免接触各种挥发性有机溶剂，减少呼吸道感染的发生。抗 GBM 肾炎一旦确诊即应争分夺秒进行治疗，以尽量恢复肾功能、阻止病变向慢性化发展。

（一）急性进展期强化治疗

1. 强化血浆置换或免疫吸附（immunoadsorption treatment，IA）　可清除患者循环中的抗 GBM 抗体，联合使用免疫抑制剂则可阻断抗体的再产生，该种治疗方案已经日趋成熟，并使大多数抗 GBM 肾炎患者得以存活。

2. 冲击治疗　常采用甲泼尼龙和（或）环磷酰胺冲击治疗。甲泼尼龙 0.5 ~ 1g/d 静滴 3 ~ 5 天，继以口服剂量 1mg/kg 维持 1 个月后继续减量治疗。CTX 冲击使用 0.5 ~ 1g/m^2，每月 1 次静脉滴注，或 1 ~ 2mg/（kg·d）口服。

（二）长期维持期治疗

1. 免疫抑制治疗（激素合并免疫抑制剂）　免疫抑制剂最常使用环磷酰胺和硫唑嘌呤，中成药有雷公藤多甙片等。新型免疫抑制剂如霉酚酸酯（MMF）、来氟米特、FK-506 等临床应用越来越广泛，且均有不少治疗成功的报道。

2. 抗凝治疗　目前，低分子肝素使用最为广泛，也可使用华法林抗凝。使用过程中必须密切注意患者症状及监测凝血功能，尤其是对于合并肺出血的抗 GBM 肾炎患者需评估出血风险后再考虑抗凝治疗。

（三）支持和替代治疗

对于肾功能进入衰竭阶段或是治疗无效、肾功能急速恶化的患者，应尽早行透析治疗以维持生命、赢得治疗时间。肾移植治疗主张在抗 GBM 体转阴半年以上进行，以防再次因自身免疫作用发生抗 CBM 肾炎。

第四节　免疫复合物介导的新月体肾炎

免疫复合物介导的新月体肾炎(immune complex mediated basement membrane nephritis)即 RPGN Ⅱ型，指光镜表现为新月体肾炎，免疫荧光见免疫复合物沉积于肾小球毛细血管袢和（或）系膜区。该型在我国最为常见，约占新月体肾炎的 40% ~ 70%(在国外则以 RPGN Ⅲ型为主)。RPGN Ⅱ型可为原发或继发，继发病因常见于 SLE、感染性心内膜炎、过敏性紫癜等全身系统性疾病。

本型的病理和免疫病理特点极类似于免疫复合物介导的动物实验性肾炎，提示本型与抗原（感染性或自身抗原）抗体形成的循环免疫复合物和（或）原位免疫复合物有关。

一、病理

光学显微镜检查多表现为毛细血管内增生性病变，毛细血管袢细胞及系膜细胞增生明显。免疫荧光检查可见系膜和毛细血管壁散在 IgG 和（或）IgM，常伴 C3 沉积。电镜主要特征为系膜区有散在的、内皮下有不规则的电子致密物沉积。沉积物的位置、范围和程度，有助于不同病因Ⅱ型 RPCN 的鉴别。链球菌感染后新月体性肾炎常有 IgG 和 C3 在毛细血管袢沉积；如果系膜区内以 IgA 沉积为主，则更可能是 IgA 肾炎或过敏性紫癜；存在较强的 C3 沉积伴少量或无免疫球蛋白沉积时，可见于Ⅱ型膜增生性肾炎；三种免疫球蛋白伴全部补体同时沉积时，常为 SLE 或细菌性心内膜炎，在后者 IgM 沉积尤为突出。

二、临床表现

Ⅱ型 RPGN 除急进性肾炎综合征表现外，特异性临床表现取决于引起该病的原发病。如链球菌感染后肾炎常伴有水肿、高血压及上呼吸道感染病史；合并 SLE、心内膜炎或过敏性紫癜等疾病时，可出现这些疾病相应症状。值得关注的是，近年来发现，新月体性肾炎（尤其是Ⅱ、Ⅲ型）临床上并不总是表现为急进性肾炎综合征，有的仅表现为“缓慢”肾功能减退，少尿、水肿、高血压、蛋白尿、血尿可均不严重。因此，必须高度重视相关临床表现，及时肾活检是早期诊断和积极治疗的关键依据。

三、实验室检查

病情活动期循环中常可测得抗核抗体阳性、循环免疫复合物、血清冷球蛋白阳性和血清补体水平下降，并可有抗 DNA 抗体、IgA 纤维连接蛋白，抗链球菌溶血素 O 升高等。如病情改善，上述指标可逐渐恢复正常。一般情况下，免疫指标与病情的活动性有一定的相关性，但并不一定与病情的严重性相关。

四、诊断与鉴别诊断

根据患者临床表现和实验室检查，肾脏病理显示新月体肾炎，免疫荧光见免疫复合物沉积于肾小球，免疫复合物介导的新月体肾炎诊断确立。Ⅱ型新月体肾炎临床要除外 SLE、感染性心内膜炎、过敏性紫癜等继发性疾病。

五、治疗

同新月体肾炎。近年来，体外循环技术（血浆置换和免疫吸附）的日趋成熟，新型免疫抑制剂（霉酚酸酯、来氟米特等）的临床应用，均为其治疗提供新的有力武器，疾病预后也大为改善。

第五节　寡免疫复合物新月体肾炎

寡免疫复合物新月体肾炎（pauci-immune crescentic glomerulonephritis）即新月体肾炎Ⅲ型，指光镜显示为新月体肾炎，而免疫荧光无或仅见少量免疫复合物沉积。通常认为本病是系统性小血管炎的肾脏受累典型表现，80% 患者血清中可检测到抗中性粒细胞胞浆抗体（anti-neutrophil cytoplasm antibodies，ANCA）。系统性血管炎可分为原发性和继发性，其中原发性占 70%，继发性占 30%（可继发于系统性红斑狼疮、类风湿关节炎、过敏性紫癜及混合性冷球蛋白血症等）。韦格纳肉芽肿（WG）、Churg-Stauss 综合征（CSS）、显微镜下多血管炎（MPA）为一组原发性小血管炎，并常与 ANCA 相关，故又称为 ANCA 相关性小血管炎。

一、发病机制

ANCA 是一类对中性粒细胞嗜天青颗粒及单核细胞溶酶体成分的抗体，其对应的抗原已发现有多种。应用间接免疫荧光（IIF）技术观察酒精固定的中性粒细胞可发现 ANCA 有两种分布形式：抗体在胞浆呈均匀分布，称胞浆型 ANCA（C-ANCA），这些抗体通常直接对抗蛋白酶 3（PR3）；另一种呈环核分布称核周型 ANCA（P-ANCA），通常直接对抗髓过氧化酶（MPO）。除 PR3 和 MPO 外，ANCA 还对应其他类型的抗原。

现已明确 ANCA 与 WG、MPA 及局限于肾脏的血管炎之间存在密切关系。ANCA 可激活中性粒细胞，导致脱颗粒反应，产生氧自由基和释放各种蛋白酶，从而造成血管内皮的损伤。

二、病理

光镜下表现为局灶节段性肾小球毛细血管袢坏死和新月体肾炎，无明显细胞增殖，20% ~ 50% 肾活检标本显示肾小球以外的肾小动脉呈纤维素样坏死。有不同程度范围不一的间质炎症病变，偶可见上皮样细胞和巨细胞形成的以血管为中心的肉芽肿样病变。免疫荧光和电镜检查一般无或微量免疫复合物或电子致密物。

三、临床表现

1. 肾外表现　几乎所有患者均可出现感冒样症状伴不规则发热、不适、肌痛、关节痛等。大约 50% 患者伴有肺部病变，其病变可由短暂的肺泡浸润至严重的可致命的肺出血。皮肤血管炎表现为紫癜、瘀斑、溃疡、结节等，荨麻疹亦十分常见。神经系统通常表现为周围神经病变，偶可有中枢神经系统累及。1/3 的患者可有胃肠道病变，表现为十二指肠溃疡、肠出血或穿孔。虹膜炎、葡萄膜炎及巩膜炎会导致红眼、眼痛等症状。

2. 肾脏表现　几乎均有血尿（肾小球源性血尿），可伴有红细胞管型，肉眼血尿占 1/3。不同程度蛋白尿，国内报道大量蛋白尿可达 1/2 ~ 1/3，国外报道肾病综合征 < 10%。高血压较轻，偶有出现急进性高血压。半数出现急进性肾炎综合征，早期出现少尿、无尿、肾功能进行性减退至肾衰竭水平。

四、实验室检查

除 ANCA 外缺乏特异性，可出现血沉增快，C- 反应蛋白升高，γ 球蛋白增高，类风湿因子阳性等。

五、诊断与鉴别诊断

中老年患者出现急进性肾炎综合征，伴全身症状（如发热、肌肉痛、关节痛、皮疹及消化道症状等）和（或）肺出血时应高度怀疑本病的可能，若出现血清 ANCA 阳性，肾活检光镜下显示肾小球纤维素样坏死或伴新月体形成，免疫荧光阴性或少量免疫复合物沉积，则 ANCA 相关性血管炎及其肾损害的诊断成立。ANCA 阴性并不能排除 ANCA 相关性血管炎的存在，约 40% 的 WG、30% 的 MPA 和 50% 的 CSS 为 ANCA 阴性。

鉴别诊断包括狼疮性肾炎、抗基底膜肾炎及其他类型的肾小球肾炎。ANCA 可出现于 20% 抗基底膜肾炎中，但这些患者同时会出现抗 GBM 抗体，有助于鉴别。当患者为免疫复合物型肾小球肾炎包括膜性肾病伴新月体形成时，MPO 或 PR3-ANCA 亦可阳性，在这些患者中需要寻找肾外血管炎表现以助诊断。不同类型的小血管炎有不同临床表现和血清学特征，需注意鉴别（表 8-5）。

表 8-5 不同类型小血管炎诊断特征

特征	显微镜下多血管炎	韦格纳肉芽肿	变应性肉芽肿性血管炎	过敏性紫癜	冷球蛋白血症
血管炎症状和体征	+	+	+	+	+
IgA 为主的免疫沉积	−	−	−	+	−
冷球蛋白	−	−	−	−	+
抗中性粒细胞胞浆抗体	+	+	+	−	−
坏死性肉芽肿	−	+	+	−	−
哮喘和嗜酸性粒细胞增多	−	−	+	−	−

六、治疗

同新月体肾炎，分为诱导治疗和维持治疗两个阶段。肾血管炎是一类极易复发的疾病，药物减量后约有 30% ~ 50% 病例复发。故在强烈诱导治疗后减量应密切监测，一般推荐不要中断所有的治疗（包括泼尼松），直到疾病持续缓解至少 1 年。ANCA 持续性高滴度或滴度上升，通常提示病情活动或疾病复发，但也有例外，故 ANCA 滴度不能作为治疗监测的唯一标准，必须结合临床病程、体检及其他的血清学指标综合考虑。

第六节 微小病变肾病

微小病变肾病（minimal change disease，MCD）是指临床表现为肾病综合征、光镜下无明显病理改变、电镜下以足细胞足突融合为特点的一类肾小球疾病。本病最早在 1913 年由 Monk 最早报道。

MCD 是儿童肾病综合征最常见的病理类型，约占 10 岁以下儿童肾病综合征 90% 以上，10 岁以上未成年人肾病综合征 50% ~ 70%，成人肾病综合征 10% ~ 20%。儿童 MCD 患者男女比例为 2 ~ 3 ∶ 1，成年患者接近 1 ∶ 1。MCD 在亚洲发病率较高，欧洲和北美相对较低，其中黑人又较白种人发病率低，这可能与环境、人种、不同单位肾活检指征掌握的差异有关。

一、病因与发病机制

微小病的发病机制可能为 T 淋巴细胞功能异常及循环中存在多种使毛细血管通透性增加的循环因子，损害了肾小球的电荷屏障，产生选择性蛋白尿。因为激素和烷化剂治疗 MCD 有效，病毒如麻疹病毒感染时由于抑制了细胞免疫，可使 MCD 缓解。此外，从来源于 MCD 患者的 T 细胞杂交瘤中提取到的肾小球通透因子可引起类似 MCD 症状。T 细胞产生的某些淋巴因子，使肾小球毛细血管壁通透性增加，当去除这些通透因子，则肾脏毛细血管的通透性恢复正常。临床也观察到反复发作的 MCD 患者肾脏移植给其他患者后，蛋白尿消失，证实循环中可能存在使毛细血管通透性增加的因子。部分 MCD 与病毒感染、药物、恶性肿瘤及变态反应有关。某些患者发病前有药物反应史。非甾体类抗炎药（NSAID）尤其是布洛芬可引起 MCD，其他相关药物还有干扰素、青霉素和利福平等。MCD 偶尔与淋巴瘤有关，通常是霍奇金病；也可伴实质性肿瘤发生，出现明显的副肿瘤综合征现象。MCD 还与变态反应有关，去除致变态原可缓解蛋白尿。MCD 还与造血干细胞移植后的移植物抗宿主反应相关。

二、病理

光镜：肾小球形态结构大致正常，毛细血管壁不增厚，开放良好。近端小管上皮细胞中可见双折光的脂质小滴和 PAS 染色阳性的蛋白小滴。间质水肿罕见，即使在严重肾病综合征和全身水肿的患者亦如此。若 MCD 伴可逆性急性肾衰竭综合征，则可见局灶性近端小管上皮扁平化。

免疫荧光：MCD 大部分患者无免疫球蛋白和补体沉积，偶可见系膜区 IgM 和 C3 弱阳性 [一般不超过（+）]，如果电镜下没有看到系膜区电子致密物沉积，仍符合微小病变诊断。

电镜：微小病变在电镜下的特征表现为广泛的足细胞足突消失（effacement of podocyte foot processes），肾小球脏层上皮细胞足突消失、融合、空泡变，裂孔闭塞，微绒毛形成，但这并非特异性的，因为任何导致严重蛋白尿的疾病肾小球均有此改变。病变程度与尿蛋白量并不一致，但与肾小球滤过率（GFR）下降程度一致。病变活动时足突广泛消失，融合；病情缓解时足突消失程度减轻。其他电镜表现还有足突细胞肥大、胞饮泡增多、胞浆内脂质和蛋白小滴增多、游离面微绒毛变形等。毛细血管袢上的内皮细胞裂孔常正常，小球基底膜不增厚。

三、临床表现与并发症

儿童发病高峰年龄在 2 ～ 6 岁。成人以 30 ～ 40 岁多见，60 岁以上患者的肾病综合征中，微小病变性肾病的发生率也不低。儿童中男性为女性 2 倍，成人男女比例基本相似。约 1/3 患者患病前可有上呼吸道感染或其他感染。起病大多较急，临床表现为单纯性肾病综合征即严重蛋白尿、低蛋白血症、高脂血症和水肿，占儿童肾病综合征的 90%，成人的 20%。儿童 MCD 常出现胸腔积液和腹水，出现腹痛时可能合并腹膜炎，常有肝脏增大伴疼痛，水肿严重时甚至累及外生殖器。儿童中有中度高血压者占 13% ～ 30%，成人较儿童多发。血肌酐在发病时可有轻度上升。高血压和血肌酐升高均可随肾病综合征的缓解而恢复正常。但在 60 岁以上成人，可出现严重的高血压，肾功能不全也更为多见。MCD 常有脂尿，偶见镜下血尿（尤其是成人），肉眼血尿罕见，无红细胞管型。由药物所致的 MCD 患者不仅有蛋白尿，而且大部分有因急性小管间质性肾炎所致的脓尿和肾功能不全，停药后大部分患者蛋白尿即能缓解，但脓尿和肾功能完全恢复可能需花数周甚至数月的时间。变态反应相关的 MCD 常伴有过敏表现如皮疹、IgE 水平升高等。

MCD 的并发症有可逆性急性肾衰竭综合征，成人发病率高于儿童。研究显示出现此综合征的 MCD 患者一般年龄偏大，血压较高，发病时尿蛋白量高，尿中可出现肾小管细胞管型和颗粒管型。肾活检显示动脉粥样硬化，可出现灶性小管上皮细胞扁平化，类似于缺血性急性肾衰竭的病变。患者肾功能均能恢复，但其中一部分可能需要透析支持后才能恢复。因此在治疗老年 MCD 患者时要注意是否伴急性肾衰竭，在糖皮质激素治疗的同时可能还需要给予透析支持以帮助患者顺利度过。另一并发症是骨密度降低，可能是由于糖皮质激素的作用及维生素 D 缺乏所致。

四、实验室检查

MCD 特点为严重的蛋白尿。小于 15% 的患者出现镜下血尿，肉眼血尿罕见。部分患者随着血浆蛋白的迅速降低出现血液浓缩，血红蛋白和血细胞比容增高。由于高纤维蛋白原和低白蛋白血症，血沉增快。血清总蛋白降至 45 ～ 55g/L，白蛋白浓度通常低于 20g/L，甚至低于 10g/L。血总胆固醇、低密度脂蛋白、甘油三酯水平升高，由于高脂血症，可以出现假性低钠血症，而低白蛋白血症使血钙降低。病情严重患者出现血液黏滞度升高，红细胞聚集，血纤维蛋白溶原酶和抗血栓因子Ⅲ减少，从而促进血栓形成。患者肾功能一般正常（部分患者发病时血肌酐可轻度升高），但老年患者可出现急性肾衰竭。发作期 IgG 浓度一般很低，复发患者更为明显，故易于感染。IgM 在发作期及缓解期均轻度增高，IgA 亦升高。

半数以上患者 IgE 升高，表明疾病与过敏相关。血补体正常。

五、诊断与鉴别诊断

根据患者临床表现及实验室检查结果，诊断肾病综合征并不困难。微小病变的明确诊断有赖于肾组织活检。在成年人肾病综合征，微小病变并不是最主要的病理类型，为进行鉴别及指导治疗，肾活检是必要的。在儿童肾病综合者患者，常常不首先进行肾活检，即按照微小病变进行激素正规治疗。但对于激素依赖、激素抵抗、频繁复发及需要应用免疫抑制剂的儿童患者，也应进行肾活检。

诊断原发性微小病变之前应当排除继发性微小病变，常见的继发性因素包括病毒感染、药物、肿瘤及过敏反应，见表 8–6。

表 8–6　致继发性微小病变的相关因素

药物
NSAID
α 干扰素
锂：罕见（通常导致慢性间质性肾炎）
金：罕见（通常导致膜性肾病）
过敏
花粉
屋尘
昆虫叮咬
免疫接种
恶性病
霍奇金病
蕈样肉芽肿
慢性淋巴细胞性白血病：不常见（通常与膜增生性肾小球肾炎相关）

与微小病变肾病关系较密切的是淋巴瘤，尤其是霍奇金淋巴瘤。有些实体瘤伴发微小病变，有时甚至出现在肿瘤发现前。因此不论是儿童还是成人患者，进行肿瘤方面的筛查是很有必要的。

部分微小病变与过敏反应存在联系，常见的如花粉和食物。在这些患者，最重要的是去除过敏原，往往可以显著减轻蛋白尿。但寻找过敏原是困难的，尤其存在于食物中的过敏原，因此应详细询问患者过敏史，找出可能的过敏原。

六、治疗方案

微小病变很少能自动缓解，因此必须积极治疗，否则易因脂质紊乱、动脉粥样硬化、感染等产生较高的死亡率。治疗的目的是达到尿蛋白缓解。儿童微小病变对糖皮质激素非常敏感，首选治疗是正规激素口服治疗。在未行肾活检时，激素敏感甚至可以作为诊断微小病变的证据。治疗方案同儿童肾病综合征激素敏感或抵抗的治疗方案（图 8–1），治疗疗效判断见表 8–7。成人 MCD 则疗效较儿童差，糖皮质激素治疗后起效慢，部分患者起始激素治疗 3 ~ 4 个月才起效，且只有约 75% 的患者激素治疗有效。超过半数的患者尿蛋白缓解后会复发，超过 1/3 的成人患者会频繁复发可成为激素依赖型。40% 儿童 MCD 至成人时会复发。与儿童相比，成人 MCD 的治疗时间更长。成人 MCD 糖皮质激素治疗的前瞻随机对照研究较少，多是参考儿童激素治疗方案（图 8–2）。2012 年 KDIGO 指南推荐用激素治疗。泼尼松或泼尼松龙 1mg/kg（最大剂量 80mg/d）每日顿服或 2mg/kg 隔日顿服。在患者能耐受的情况下，若尿蛋白缓解，则起始剂量的激素最少应用 4 周，若尿蛋白不缓解，可延长足量激素应用时间，但最长不超过 16 周。尿蛋白完全缓解后，激素每周减量 5 ~ 10mg，整个疗程为 6 个月。如果患者有应用激素的相对禁忌证或不耐受足量的激素治疗（如未控制的糖尿病、精神症状、严重的骨质疏松），建议应用口服环磷酰胺或钙调磷酸酶抑制剂治疗（CNI）。对于频繁复发的成人 MCD，可再次重复应用上述的足量激素诱导和逐渐减量的治疗方案。

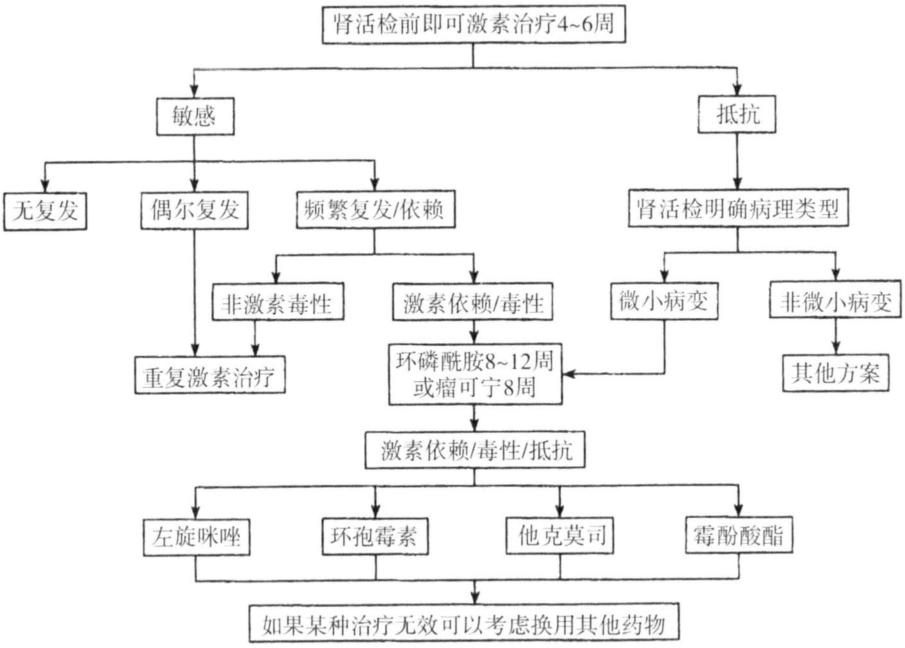

图 8-1　儿童肾病综合征治疗方案示意

表 8-7　微小病变对糖皮质激素治疗后的反应

完全缓解：尿蛋白定性转阴或定量 <0. 3g/24h	激素抵抗：对足量激素治疗无反应（儿童 8 周，成人 >12 周）
部分缓解：尿蛋白下降至≤基线值 50%	非频繁复发：在激素治疗缓解后 6 个月内有 1 次复发
激素敏感：足量激素治疗 8 周内缓解	频繁复发：在激素治疗缓解后 6 个月内有 2 次及以上复发
激素依赖：足量激素治疗缓解，在激素减量时或停激素后 2 周内复发	首次发作时激素治疗可缓解，复发时对激素无反应

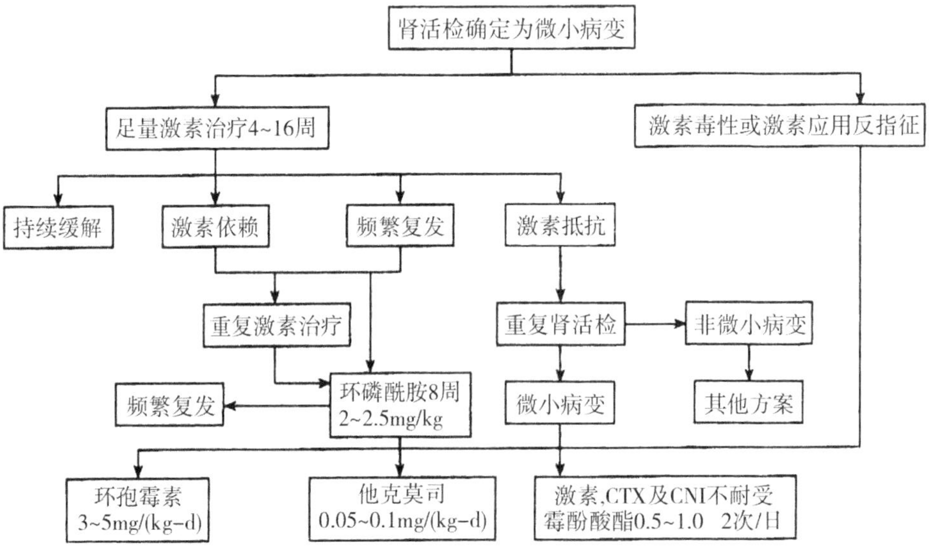

图 8-2　成人微小病变肾病治疗方案示意

对于频繁复发或激素依赖的成人 MCD，建议口服 CTX 2 ~ 2.5mg/（kg · d），治疗 8 周。对于应用 CTX 后仍复发或希望保留生育功能的患者，建议 CNI 环孢素 3 ~ 5mg/（kg · d）或他克莫司 0.05 ~ 0.1mg/（kg·d），分 2 次用，应用 1 ~ 2 年。对于不耐受激素、CTX 和 CNI 治疗的患者，建议用 MMF 每次 0.5 ~ 1.0g，每日 2 次，应用 1 ~ 2 年。

约 10% 的成人 MCD 经足量激素治疗 16 周尿蛋白不缓解，称为激素抵抗 MCD。对于激素抵抗的患者 MCD 患者要重新评估病情，应重新进行肾活检明确是否为局灶节段肾小球硬化（FSGS），FSGS 的疗效和预后均差于 MCD。对于激素抵抗的 MCD 的治疗目前尚缺乏足够的 RCT 研究，治疗原则同 FSGS 的治疗。

如果 MCD 患者病情严重，甚至出现 AKI，需要透析治疗时，仍需同时使用糖皮质激素作用为一线治疗。一小样本的研究显示，儿童 MCD 患者至成人时 MCD 复发，但这些患者的心血管风险并未升高，因此儿童期间短暂的高脂血症并不意味着远期心血管风险增加。故对于 MCD 伴高脂血症的患者，不建议应用他汀类降脂药物。严重 NS，积极利尿治疗的 MCD 患者应用 ACEI 或 ARB 易出现 AKI，因此对血压正常的 MCD 患者不建议应用 ACEI 或 ARB 降尿蛋白。

CNI 和 MMF 是否可以替代糖皮质激素作用为一线药物治疗成人 MCD 及其疗效目前尚无定论：CNI 如环孢素和他克莫司是否更优于 CTX；利妥昔单抗（Rituximab）、左旋咪唑治疗反复复发及激素抵抗 MCD 的疗效；反复复发及激素抵抗 MCD 患者远期心血管、代谢、感染、骨病的风险及治疗对其的影响也需临床进一步研究。

第七节　局灶节段性肾小球硬化症

局灶节段性肾小球硬化症（focal segmental glomerulosclerosis，FSGS）是一种包括多种病因及发病机制在内的临床病理综合征的诊断。临床主要表现为蛋白尿、肾病综合征，主要病理表现为部分肾小球（局灶）及部分肾小球毛细血管袢（节段）发生硬化性改变。随着病变发展，肾小球逐渐弥漫硬化，甚至出现球性硬化。病变首先累及肾皮质深层的髓旁肾小球；早期就可以出现明显的肾小管 - 间质病变。FSGS 可为原发性或继发于其他各种疾病，随着诊断水平的不断提高，本病发病率有逐年增高趋势。本病对各种治疗的反应均较差，疾病呈慢性进行性过程，最终发生慢性肾衰竭。

一、分类

（一）原发型（特发性）FSGS

（1）非其他类型 FSGS（NOS 型）。

（2）尖端型 FSCS。

（3）塌陷型 FSGS。

（4）细胞型 FSGS。

（5）门周型 FSGS。

（二）继发型 FSGS

（1）HIV 感染。

（2）静脉毒品（海洛因）滥用。

（3）其他药物（帕米磷酸、干扰素）。

（4）基因异常（in podocin、α - 辅肌动蛋白 4、TRPC-6）。

（5）肾小球肥大。

1）病态肥胖。

2）镰状细胞病。

3）发绀型先天性心脏病。

4）缺氧性肺病。

（6）肾单位减少

1）单侧肾发育不全。

2）先天性肾单位减少症伴代偿性肥大。

3）反流间质性肾炎。

4）局灶性肾皮质坏死后。

5）肾切除术后。

在过去20年中，FSGS发病率有所增长。该增长可能由于患该疾病的患者确实增多，也有可能由于疾病定义较前明确，更容易借助肾脏病理诊断而导致。不论何种原因，过去20年原发性FSGS在成人肾脏病中的发病率从低于10%上升到约25%。其中塌陷性FSGS以及继发于肥胖的FSGS的增长占很大的比例。此外，多项研究表明美国黑人患病率明显高于白人。

二、病理

1. 光镜　肾小球病变呈局灶性（仅累及部分肾小球）、节段性（受累肾小球的节段小叶硬化）分布是本病特征性的病变。各个肾小球的病变程度轻重不一，节段性硬化的范围亦不相同，一般肾皮质深层髓旁肾单位的肾小球节段硬化出现最早，也最明显。硬化处组织PAS染色强阳性，嗜银，受损肾小球毛细血管袢的内皮下和塌陷的毛细血管袢可见透明样变的物质，即所谓的“透明滴”。节段硬化的肾小球内可见泡沫细胞（单核巨细胞吞噬低密度脂蛋白形成），并可见节段袢与邻近的囊壁粘连。炎性细胞常聚集在节段硬化处。未硬化的肾小球病变轻微或呈弥漫性系膜基质增生改变。硬化肾小球比例较高时，相对完好的肾小球体积代偿性增大。在肾小管常可见到基底膜局灶增厚和萎缩，伴间质细胞浸润及纤维化。小动脉内膜玻璃样物质沉积和小动脉透明样变亦很常见。

按2004年国际肾脏病理学会FSGS病理分型标准，光镜下FSGS可分为五型：门周型、细胞型、顶端型、塌陷型和非其他类型（NOS型）。

2. 免疫荧光　非硬化性肾小球节段通常不会有免疫荧光着色或补体沉积，硬化节段毛细血管袢通常有C3、Clq、IgM呈不规则颗粒状、团块状或结节状沉积，其他血清成分在硬化区域较少见。

3. 电镜　FSGS的超微结构特点为非特异性，电镜的作用主要是识别易根据光镜误诊为FSGS的肾小球瘢痕的其他病因。肾小球上皮细胞呈广泛的足突融合，这种融合病变不仅见于光镜下有节段硬化的肾小球，也出现于基本正常的肾小球。系膜基质增多，毛细血管塌陷，电子致密物沉积，上皮细胞和内皮细胞空泡变性。

三、发病机制

原发性FSGS机制尚不清楚。本病在不同人种间的发病率具有显著差异，特别是美国黑人发病率高、预后差，提示遗传背景在其发病机制中起重要作用。有报道本病于MHC抗原全部相同的供肾移植后复发率达82%，不完全相同的亲属供肾者复发率为53%，而其他异体供肾复发率仅35%，也提示遗传因素的重要作用。本病在移植肾中较快复发，提示本病是一种全身性疾病。在肾小球硬化区可见IgM及C3颗粒样沉积，支持本病为免疫复合物性疾病，但IgM及C3的沉积也可能是继发性的。切除大鼠5/6的肾则肾脏迅速发生局灶节段性硬化，提示血流动力学改变也是重要的发病因素。在致病因素作用下，肾小球内各种固有细胞都受到不同程度的刺激，产生出大量的细胞因子介导固有细胞的活化，造成细胞外基质产生增多、血浆渗出，进而使毛细血管袢塌陷、闭塞，硬化逐渐形成。在这一过程中，肾小球脏层上皮细胞——足细胞，是主要的参与细胞。另外，有人认为足突细胞受损和足突融合，不仅使小球基膜上阴离子电化学屏障受损，且使小球基膜剥离，与壁层上皮细胞粘连成为节段硬化的前提。此外，有研究认为本病与高脂血症、系膜基质合成与降解失调、病毒或毒素介导的损伤等有关。

四、临床表现

本病临床表现无特异性，所有年龄均可发病，但多数发病年龄在 25 ~ 35 岁，男性高于女性，黑种人多见。

所有患者均有不同程度的蛋白尿，50% 可表现为肾病综合征，占原发肾病综合征的 5% ~ 20%。半数以上患者有血尿，多为镜下血尿，偶有肉眼血尿。约 1/3 患者有不同程度的肾功能不全，1/3 患者可有高血压。

成人和儿童 FSGS 临床表现有所不同，儿童蛋白尿多见，成人高血压多见。不同病理类型临床表现也不尽相同。例如，门周型伴肾小球肥大的 FSGS 患者蛋白尿程度相比不伴肾小球肥大患者要轻；与非特异型 FSGS 相比，塌陷型 FSGS 常有严重蛋白尿和肾功能不全，但高血压比例较少；尖端型 FSGS 则常以急性水肿起病。

五、实验室检查

低蛋白血症在 FSGS 患者中常见，血清蛋白均有不同程度下降，尤其在塌陷型及尖端型 FSGS 患者。FSGS 中血清补体一般正常，免疫球蛋白可降低，高脂血症多见。

六、诊断与鉴别诊断

由于 FSGS 病变呈局灶节段分布的特点，所以容易漏诊，并且应注意除外其他肾小球疾病引起的类似病理改变，如 IgA 肾病、狼疮性肾炎、轻链沉积病、Alport 综合征等，另外本病还应与肾小球轻微病变及轻度系膜增生性肾小球肾炎相鉴别，对于经正规糖皮质激素治疗无效的患者应警惕 FSGS 可能，必要时重复肾活检。确诊 FSCS 后还应注意排除继发因素。

七、治疗

大剂量长期激素治疗是成人及儿童 FSGS 的主要治疗。国际儿童肾脏病研究协会推荐初始用泼尼松 60mg/（m^2·d），最多用到 80mg/d，4 周后减到 40mg/（m^2·d）（最多 60mg/d），疗程分为 7 天、4 周或 4 周以上。大剂量、长疗程的泼尼松有利于诱导缓解。因此为达到缓解，泼尼松需持续 16 周服用。成人完全缓解平均需 3 ~ 4 个月。对于复发患者，重复激素疗程可能再次达到缓解，需延长疗程（> 6 个月）。对于频繁复发的激素依赖性患者，可加用环孢素。

激素抵抗性患者，加用环磷酰胺或环孢素 A（CsA）可能会有一定效果。CsA 治疗 FSGS 有较多的证据支持。一般常用 CsA 剂量为 5 ~ 6mg/（kg·d）口服，大部分患者于 1 个月内起效，但 75% 的患者在减量或停用时复发。CsA 有严重的肾毒性副作用，对于慢性肾功能不全及已有严重小管间质病变的 FSGS 患者，CsA 可加快其进展。肾功能异常者起始剂量宜为 2.5mg/（kg·d），血肌酐在 221 μmol/L（2.5 mg/dL）以上者忌用，若 4 ~ 6 个月后仍无反应，应予停药。通常在 CsA 治疗获得缓解后 12 个月以上缓慢减量，以减少复发。吗替麦考酚酯（MMF）对部分激素或 CsA 不敏感的 FSGS 患者可能有效果，建议剂量为 750 ~ 1 500mg/d，分两次口服。其他免疫抑制剂如他克莫司（普乐可复，FK-506）、西罗莫司尚有待于进一步研究。

ACEI/ARB 在 FSGS 中得到试用，能改善 FSGS 的肾脏病症，且远期预后良好，因此该治疗应在其他抗炎及免疫抑制疗法基础上使用，即使其有高血钾、减少肾小球滤过率等副作用，仍应酌情使用。

八、病程与预后

FSGS 患者一般总体预后相对较差，约半数患者在 10 年内发展为 ESRD。

与预后有关的因素有：①蛋白尿程度。②发病时肾功能：发病时血肌酐水平升高者预后不佳。③病理中的慢性病变：肾间质纤维化或小管萎缩者预后不佳。④患者肾病综合征的临床症状是否得到缓解是有效的预后指标之一，病症缓解的患者肾脏预后远好于未缓解者。完全缓解或部分缓解患者仅有不到15%在5年内发展为ESRD，而有高达50%未缓解者在6年内发展成为ESRD。⑤病理类型：由于很大部分尖端型FSGS患者对糖皮质激素治疗有效，此类患者长期预后一般好于其他类型FSGS，其次是门周型和NOS型，而细胞型和塌陷型预后最差。不足5%的原发性FSCS者可自发性缓解。

第八节　膜性肾病

膜性肾病（membranous nephropathy，MN）是以大量蛋白尿或肾病综合征为主要表现，病理上以肾小球毛细血管基膜均匀一致增厚、有弥漫性上皮下免疫复合物沉积为特点，一般不伴有细胞增殖的一组疾病，分特发性膜性肾病（idiopathic membranous nephropathy，IMN）与继发性膜性肾病两类，导致继发性MN的病因很多，临床诊断时应仔细鉴别。本节主要介绍特发性膜性肾病。

一、病因与发病机制

特发性膜性肾病是一种免疫介导的疾病，目前更倾向于是一种自身免疫性疾病，原位免疫复合物沉积于肾小球基膜的上皮侧，导致免疫损伤和炎症。目前已经明确导致成人IMN的自身抗原包括足细胞抗原M型磷脂酶A2受体（M-type phospholipase A2 receptor，PLA2R）和导致少数新生儿IMN的足细胞中性内肽酶（Neutral endopeptidase，NEP）。在20世纪50年代Walter Hevmann采用大鼠近端肾小管上皮细胞刷状缘提取物（FxIA）免疫Lewis大鼠，建立了类似于人膜性肾病改变的主动型Heymann肾炎模型，此后进一步通过FxIA免疫兔后提取相应抗体注射至大鼠，诱导大鼠肾小球上皮下免疫复合物沉积并出现蛋白尿，建立了被动型Heymann肾炎模型。被动型Heymann肾炎模型的建立表明膜性肾病中免疫复合物系肾小球原位沉积，而非来源于循环免疫复合物或抗原种植，靶抗原应该是肾小球中的某特殊组分。在20世纪80年代初，终于鉴定出此抗原并命名为Megalin。但是Heymann肾炎并不能完全阐明人特发性膜性肾病的发病机制。首先Megalin在人类足细胞并不表达，甚至与Megalin结构相似的抗原在人类足细胞也未被发现。其次，Heymann肾炎肾小球中沉积的IgG抗体很容易激活补体经典途径，但是，在人类MN中沉积的IgG主要为亚型IgG4，它不能激活补体经典途径。2002年，Debiec发现新一组新生儿特发性膜性肾病由于先天性足细胞NEP缺乏的母亲妊娠中产生抗NEP抗体，通过胎盘作用于胎儿肾小球基底膜的NEP产生原位免疫复合物致病，并鉴定出NEP是导致IMN的自身抗体。但抗NEP抗体仅在特定人群中检出，并非是大多数IMN患者的致病抗原。2009年，Beck等发现了足细胞抗原M型PLA2R是成人IMN的靶抗原，70%的患者体内可找到此抗PLA2R抗体，且为IgG4亚型。在继发性膜性肾病和其他类型肾小球疾病中，则少见此抗体存在。免疫复合物形成后激活补体，激活补体，形成膜攻击复合物C5b-9，它可导致足细胞功能和结构受损，释放活性氧，启动脂质氧化应激，花生四烯酸产生增加，足细胞的骨架蛋白和GBM结构遭到破坏，最终形成蛋白尿。在IMN中，上皮下免疫复合物以IgC4沉积为主，它只能激活补体替代途径，而IgC1和IgG3可同时激活经典途径和替代途径。IgG4由B细胞产生，因此，抑制B细胞增殖将来可能成为膜性肾病一个新的靶向性治疗措施。特发性膜性肾病与免疫遗传学指标可能相关，英国等一些欧洲国家特发性膜性肾病患者HLA-DR3检出率较高，而日本特发性膜性肾病患者HLA-DR2检出率居多，美国、英国本病患者有B18-BfFI-DR3单型阳性者往往较其他类型预后差。特发性膜性肾病患者的足细胞的结构、数目及足细胞相关蛋白分布异常，提示膜性肾病也是一种足细胞病。

继发性膜性肾病主要由循环免疫复合物所致。

二、病理

早期肾脏肿大、苍白，慢性肾衰竭晚期肾脏大小仍正常或略小。本病光镜和电镜下病理特点为上皮下免疫复合物沉积和基底膜增厚及变形。IMN 的免疫复合物只分布在毛细血管袢而不分布在系膜区，一般无内皮或系膜细胞增生。继发性膜性肾病由循环免疫复合物引起，免疫复合物除分布于毛细血管袢外，还可在系膜区沉积，系膜区有电子致密物沉积。免疫荧光检查可见 IgG、C3 呈细颗粒状弥漫性沉积于肾小球毛细血管袢，IMN 以 IgG4 沉积为主，而继发性 MN 则以 IgG 的其他亚型沉积为主。有时可见 IgM 及纤维蛋白。肾间质可见以淋巴细胞为主的细胞浸润，其程度与其肾病综合征和肾功能程度损害明显相关。根据光镜和电镜所见，本病可分为四期，见表 8-8。

表 8-8 膜性肾病的病理分期

分期	光镜	免疫荧光	电镜
Ⅰ期	HE、PAS 染色时肾小球毛细血管壁基本正常，PASM 染色时可见节段分布的细小的上皮下嗜复红物，未见“钉突”，内皮细 胞、系膜细胞及袢腔多不受累	免疫球蛋白 IgG 及补体 C3 沿基膜颗粒状分布	上皮下电子致密物小，形态不规则，稀疏分布，基膜致密层正常，钉突不明显，壁层上皮细胞改变明显，胞浆富细胞器，邻近致密物的脏层上皮足突增宽，内见较多聚集微丝
Ⅱ期	肾小球毛细血管袢基膜弥漫均匀一致性增厚，上皮侧梳齿状“钉突”形成，弥漫分布	免疫复合物呈颗粒状弥漫分布于基膜上皮侧，有时呈假线状。继发性膜性肾病如 SLE 时，系膜区免疫复合物沉积不仅包括免疫球蛋白和补体，而且强度明显大于上皮侧。IMN 沉积的免疫复合物沉积主要是 IgG、C3，占 20% ~ 40%IgA 及 IgM 少见	上皮侧电子致密物及钉突显而易见，其大小、形态多较规则，均匀一致分布。脏层上皮细胞胞浆丰富，含较多细胞器，足突融合，系膜区尚属正常
Ⅲ期	肾小球毛细血管袢基膜明显增厚，“钉突”较大，多数区域融合，连接成片，形成一层类似于基膜样的物质将沉积物包绕	肾小球毛细血管袢上皮侧沉积物体积增大，散在分布，逐渐融合于基膜之中，废弃的肾小球中也可见阳性的免疫球蛋白和补体	肾小球基膜致密层明显增厚，外侧缘（上皮侧）不规则，增厚的致密层中及上皮侧仍可见电子致密物。脏层上皮细胞足突融合，微绒毛化均较Ⅱ期病变明显
Ⅳ期	肾小球废弃增多，除肾小球基膜明显增厚外，袢腔变狭窄。半薄切片 PASM - Masaon 染色有时可见明显增厚的基膜呈“链条”或假双轨样改变。有时可发生局灶透明变性或硬化，罕见新月体形成	同Ⅲ期	致密层明显增厚，被包绕至膜中的电子致密物有的已开始溶解，出现透亮区。内皮下沉积和系膜区增殖多见于继发性膜性肾病

三、临床表现

特发性膜性肾病可见于任何年龄，但以成人多见，平均发病年龄 35 岁左右，男：女为 2 ∶ 1，占成人肾病综合征的 20% ~ 40%，在原发性肾小球疾病中约占 10%。起病隐匿，少数有前驱感染史。15% ~ 20% 以无症状性蛋白尿为首发症状，80% 表现为肾病综合征。蛋白尿为非选择性。30% ~ 50% 成人患者有镜下血尿，肉眼血尿罕见。早期血压多正常，随病程进展约 50% 出现高血压，可随肾病缓解而恢复正常。80% 有不同程度水肿，重者可有胸水、腹水等体腔积液。本病早期肾功能多正常，约 30% 缓慢进展为慢性肾功能减退，部分进入终末期肾病，需要透析或移植治疗。本病较易合并抗肾小球基底膜型新月体肾炎，可能由于基底膜受损引起膜抗原裸露或释放，导致抗基底膜抗体形成。血清中可能检测到抗基底膜抗体和抗中性粒细胞抗体。因此，如果病情稳定的患者出现迅速的肾功能减退和快速进展性肾炎样表现，应高度警惕此并发症的可能。

特发性膜性肾病的另一显著特点是易合并静脉血栓，发生率各报道差异颇大，此可能与各报道中患者的病情、诊断血栓的方法等因素有关。血栓形成可见于任何部位，但以肾静脉血栓相对多见，为40% ~ 52%。急性肾静脉血栓形成表现为突然出现的腰痛，伴肾区叩击痛。尿蛋白突然增加，常出现肉眼血尿、白细胞尿和高血压，超声波检查见病侧肾脏增大。双侧肾静脉血栓形成可致少尿和急性肾损伤。慢性肾静脉血栓形成表现为肾病综合征加重，并出现肾小管功能损害表现如肾性糖尿、氨基酸尿和肾小管性酸中毒等。核素肾图及 CT 亦有助于诊断，确诊需作肾静脉造影。肺、脑、心和下肢等部位血栓可有相应表现，需特别警惕的是，栓子脱落可导致猝死。

四、辅助检查

蛋白尿是膜性肾病最显著的特点。80% 以上的患者尿蛋白 > 3g/d，部分患者甚至可 > 20g/d。严重患者出现低白蛋白血症及其他蛋白如 IgG 的丢失。血脂蛋白升高，常见 LDL 和 VLDL 升高二 30% ~ 50% 的患者发病时可有镜下血尿，但不足 4% 的成人患者会出现肉眼血尿，但儿童肉眼血尿的发生率较成人高，发病时患者的肾功能正常或仅轻度减退。补体 C3 和 C4 水平通常正常，在一些活动性膜性肾病患者，尿中可检测出膜攻击复合物 C5b–9，病变静止时，其排出减少。膜性肾病患者有高凝倾向。血纤维蛋白原升高，循环中前凝血因子升高，抗凝因子如抗凝血酶Ⅲ降低。静脉血栓形成时静脉造影、Doppler 超声和磁共振检查可发现栓子。

继发性膜性肾病，行乙肝标志物、丙肝抗体、抗核抗体（ANA）、抗双链 DNA（SLE 标志）、补体 C3、C4 及冷球蛋白等检查可能有阳性发现。部分患者抗肾小球基底膜抗体（抗 GBM）和抗粒细胞胞浆抗体（ANCA）可阳性，肿瘤相关性者检查胸片、结肠镜、大便隐血、女性乳房 X 线照相等，肿瘤标志物如 CEA 和 PSA 等可能有阳性发现。干细胞移植患者，需明确是否有明确的移植物抗宿主反应，这亦可能与继发性膜性肾病相关。

五、诊断与鉴别诊断

成人以大量蛋白尿尤其是以肾病综合征为主要表现者，应疑及本病，确诊靠肾病理学检查。早期膜性肾病应与轻微病变或局灶性肾小球硬化鉴别，有时在光镜下不能区别，需电镜检查区分。

IMN 诊断之前必须除外继发性者，见表 8–9。

表 8–9　继发性膜性肾病病因

分组	常见	不常见
免疫性疾病	系统性红斑狼疮，1 型糖尿病	类风湿关节炎，桥本病，Graves 病，混合型结缔组织病，Sjogren 综合征，原发性胆管硬化，大疱型类天疱疮，小肠肠病综合征，疱疹样皮炎，强直性脊柱炎，移植物抗宿主疾病，吉兰 – 巴雷综合征，骨髓和干细胞移植，抗肾小球基底膜和抗中性细胞胞浆抗体（ANICA）阳性新月体性肾小球肾炎
感染或寄生虫疾病	乙型肝炎	丙型肝炎，梅毒，丝虫病，血吸虫病，疟疾，麻风病
药物和毒素	金制剂，青霉胺，NSAID	汞，卡托普利，甲醛，碳氢化合物类，布西拉明
混杂因素	肿瘤，肾移植	肉瘤，镰刀细胞性贫血，木村病，血管滤泡性淋巴结增生症

无论是初诊的还是复诊的膜性肾病患者，都要警惕是否有并发症，如临床上出现急性腰腹痛、难以解释的血尿、蛋白尿增加、急性肾功能损害伴单或双侧肾体积增大等，应高度怀疑肾静脉血栓形成，并

作CT、MRI、B超或多普勒超声血流图、肾静脉造影术等检查，经皮股静脉穿刺选择性肾静脉造影术发现血管充盈缺损或静脉分支不显影即可确诊，若仅观察到某一局部造影剂引流延迟也应怀疑该部位有小血栓存在。慢性型（尤其发生在左肾时）有时还能见到侧支循环。

六、治疗

（一）一般治疗

1. 休息　大量蛋白尿、水肿明显时应卧床休息。

2. 限钠　成人每日摄钠2～3g，儿童适当减少。尿少而血容量偏多时，还应限制水摄入。

3. 蛋白和热量摄入　高蛋白饮食可致肾小球高负荷、高滤过而致肾损伤，对无明显肾功能损害者，蛋白质摄入以1～1.5g/（kg·d）为宜，应以含必需氨基酸的优质蛋白为主。必要时适当静脉输入白蛋白，以提高胶体渗透压和循环血流量，增进利尿。每日摄入热量应达1 800～2 000kcal，足够的热量摄入可减少蛋白质分解。

4. 利尿　水肿明显又无低血容量的少尿患者，在限制钠盐无效时，可适当应用利尿药。

（二）激素及其他免疫抑制剂

对激素及其他免疫抑制剂的疗效仍有争议。多数学者主张根据其预后危险程度而有选择地加以治疗，以避免对低危患者过于积极地使用免疫抑制剂而引起药物的不良反应。对于无肾病综合征、无高危因素、肾功能正常的年轻患者，不需用免疫抑制剂，可给予血管紧张素酶抑制药和（或）血管紧张素Ⅱ受体拮抗药类药物，控制血压在125/75mmHg，并长期随访肾功能和尿蛋白，定期评估风险。对于有肾病综合征，尿蛋白持续>4g/d，超过基线水平的50%，即使经抗凝和ACEI或ARB抗蛋白治疗6个月以上尿蛋白仍未进行性下降的；或出现严重的、致残或致命的肾病综合征相关的并发症时，或6～12个月内Scr升高超过最初诊断时的30%，但eGFR≥25～30mL/（min·1.73m^2），且这种改变不能用上述药物或感染等原因解释的，推荐开始应用激素及免疫抑制剂治疗。但对于Scr>309μmol/L（>3.5mg/dL）或eGFR<30mL/（min·1.73m^2），超声示双肾缩小（长径<8cm），或有严重的或致命的感染，不应用免疫抑制剂治疗。

需用激素和免疫抑制剂的IMN的初始治疗：激素与烷化剂联合应用则可诱导长期缓解。

1. 推荐初始治疗　包括6个月的交替周期性口服和静脉应用糖皮质激素及口服烷化剂。治疗方法：甲泼尼松龙每天静脉滴注1g，连续3天，继以泼尼松0.5mg/（kg·d），晨顿服，连用27天，下月用苯丁酸氮芥0.1～0.2mg/（kg·d）或CTX 2mg/（kg·d），共30天。如此交替，共6个月。只要患者未出现肾功能减退或严重的致残或潜在致死的与NS相关的并发症出现，则至少完成6个月的上述周期性交替治疗。经6个月治疗病情无缓解才考虑为治疗无效。治疗中需根据患者的年龄和eGFR调整CTX或苯丁酸氮芥的剂量。每天（非周期性的）应用口服烷化剂治疗也可能是有效的，但药物相关的毒性风险的发生可能更高，尤其是应用超过6个月时。

2. IMN的其他初始治疗方案　神经钙调蛋白抑制（CNI）治疗：符合初始治疗标准的IMN，但不愿接受周期性激素和烷化剂治疗或存在治疗禁忌证的患者，推荐应用环孢素或他克莫司治疗至少6个月，建议CNI剂量在治疗4～8周内减至起始剂量的50%，达到缓解且无CNI治疗相关的肾毒性出现，可持续治疗至少12个月。CNI治疗中需常规监测CNI浓度，当治疗中出现无法解释的Scr升高（>20%），也需监测CIIN浓度。

3. 初始治疗中不推荐应用的药物　在初始IMN治疗中，不推荐单独应用糖皮质激素和MMF治疗。

4. 对初始治疗抵抗的IMN治疗　对初始烷化剂/激素治疗抵抗的患者，建议应用治疗CNI治疗。对初始应用CNI治疗抵抗的患者，建议应用烷化剂/激素治疗。

5. 成人IMN肾病综合征复发的治疗　可再次应用初始达缓解的治疗方案，初始应用6个月周期性烷化剂/激素治疗的患者，当复发时，此治疗方案仅可再用1次。

6. 儿童IMN的治疗　建议儿童IMN治疗同成人IMN治疗，但儿童周期性烷化剂/激素治疗不要超过 1 个疗程。

7. 其他免疫抑制治疗　合成的肾上腺皮质激素（ACTH）和抗 CD20 单抗治疗 IMN，可以显著减轻患者的蛋白尿，但其长期疗效仍需进一步研究。

只有当 IMN 患者无大量蛋白尿（> 15g/d），但出现快速肾功能减退（1 ~ 2 个月内 Scr 翻倍），需重复肾活检。

（三）高凝血症及肾静脉血栓形成的治疗

建议对 IMN 肾病综合征患者，有显著的低白蛋白血症（< 25g/L）及高血栓形成风险，应考虑应用口服华法林预防性抗凝。肾静脉或其他部位血栓形成的抗凝治疗，常用肝素 1 ~ 2mg/（kg·d）及尿激酶 4 万 ~ 8 万 U 加入 5% 葡萄糖液 250mL 中缓慢静滴，2 ~ 4 周为 1 个疗程。亦可用低分子肝素 5000u 腹壁皮下注射，每日 1 次。对血纤维蛋白原增高者，可用降纤酶 SU 加入生理盐水 250mL 缓慢静滴，每日 1 次，5 ~ 7 天为一疗程。疗程结束后，继以口服华法林 2.5mg/d，双嘧达莫 25 ~ 50mg，每日 3 次。上述治疗尚可减少蛋白尿，改善肾功能。抗凝治疗有潜在出血危险，应加强监护。已有肾静脉血栓形成者，除上述治疗外，可在早期（起病后 3 日内）肾动脉插管给予溶纤药，如尿激酶、降纤酶等。对于急性肾静脉大血栓，在保守治疗无效时，尤其是双肾、孤立肾或右肾大血栓，可考虑手术摘除。在抗凝治疗的同时应积极治疗肾病综合征，防治加重高凝的因素，如合理应用激素与利尿药，防治高脂血症及其他部位栓塞并发症等。

七、病程与预后

膜性肾病进展缓慢，儿童自然缓解率为 30% ~ 50%，未经治疗的成人膜性肾病，其 1 年、2 年和 3 年的完全缓解率分别为 10%、16% 和 22%。

预后与多种因素有关：①持续大量蛋白尿，是长期预后不佳最重要的指标。若患者尿蛋白 > 8g/d，持续 6 个月以上，66% 可能进入慢性肾功能不全；尿蛋白 > 6g/d，持续 9 个月以上，55% 可能进入慢性肾功能不全；若患者尿蛋白 > 4g/d 达 18 个月以上，则进入慢性肾功能不全的风险更高。②就诊时肾功能减低，病程中肾功能进行性恶化的风险高。③年龄：儿童较好，50 岁以上者较差。④性别：女性预后比男性好。⑤肾活检病理分期：Ⅰ期多可缓解、甚至恢复，Ⅱ期亦较好，Ⅲ ~ Ⅳ期预后不佳。肾小管萎缩、肾间质纤维化是预示 IMN 肾功能恶化的独立的危险因素。IMN 伴新月体形成和局灶性节段性肾小球硬化也是预后不良的重要指标。⑥有严重并发症者亦差。在肾移植中，本病很少复发。见表 8-10。

表 8-10　与预后相关的时间依赖性指标

超强指标
肾功能持续减退
持续严重蛋白尿
≥ 8g/d 持续≥ 6 个月
≥ 6g/d 持续≥ 6 ~ 9 个月
合并新月体形成
强指标
持续中度蛋白尿如≥ 4g/d 持续≥ 6 ~ 18 个月
首次体检时存在非常严重蛋白尿如≥ 10g/d
首次体检时肾功能受损
慢性小管间质改变
间质纤维化
小管萎缩
肾病综合征时的动脉粥样硬化或血栓并发症
尿 β2 - 微球蛋白或 IgG 排泄率升高

（续　表）

中等强度指标
男性
老年 >50 岁
控制不佳的高血压
局灶阶段性肾小球硬化
第 3 阶段肾小球损伤
间质单核细胞浸润
透明样血管损伤

第九节　IgA 肾病

1968 年 Berger 和 Hinglais 对长期镜下血尿患者的肾活检标本进行免疫荧光技术检查，发现在肾小球毛细血管襻系膜区有 IgA 或 IgA 为主的免疫球蛋白沉积，并将该类疾病命名为 IgA 肾病。尽管在随后的许多年内，人们对这一新发现的肾脏疾病的重要性表示怀疑，但随着免疫学和分子生物学的发展，对 IgA 肾病的认识越来越深入。目前 IgA 肾病已经被世界公认为是原发性肾小球肾炎中最常见的类型。IgA 肾病也是我国最常见的原发性肾小球疾病，占我国终末期肾病病因的第一位。常在上呼吸道感染后加重，有家族聚集性。主要以聚合体低糖基化 IgA1 的巨大特异性免疫复合物沉积于肾小球为病理特征；以血尿、蛋白尿和肾功能损害为主要临床表现。

随着肾活检的日益普及，IgA 肾病的诊断水平逐步提高，其在原发性肾小球疾病中的比例逐渐上升。由于 IgA 肾病的高发病率和较高的尿毒症发生率，已引起我国乃至世界肾脏病学者的高度关注。

一、流行病学

IgA 肾病是世界范围内引起终末期肾衰竭最常见的原发性肾小球疾病，发病具有明显的地域差异。一般而言，黄种人明显高于白种人和黑种人，在各个不同的国家间存在很大的差别。在行肾活检的患者中，亚洲 IgA 肾病阳性率约为 40%，欧洲为 20qo，北美为 5% ~ 10qc。尽管非洲裔美国人的阳性率和美国某些州的白种人阳性率相同，但是在中非 IgA 肾病的阳性率不足 5%。这些阳性率差异的一部分原因可能是：①对于相对轻度尿异常的患者进行有创性检查的态度不同；②疾病发病机制中基因决定因素的影响。

IgA 肾病在普通人群中预测发病率为 25/10 万 ~ 50/10 万。但新加坡尸检人群中发现为 2% ~ 4.8% 的人肾小球系膜区存在 IgA 沉积。在日本，一项对肾脏捐赠者的研究显示，510 个移植肾脏中有 82 个肾脏（16%）在移植时活检发现有 IgA 沉积，其中 19 个肾脏表现为系膜增生性肾小球肾炎。

IgA 肾病可发生于任何年龄，16 ~ 25 岁居多，男性多于女性，男女比例约 3 ∶ 1。通常情况下，IgA 肾病主要发生在青春期儿童和青年人，但初次发病的时间可以从 4 岁至 60 岁以上，其血尿和蛋白尿的程度也可以有很大差别。肉眼血尿是 IgA 肾病的最初表现，也可以是该病长期迁移过程中的常见症状，多继发于上呼吸道或胃肠道感染，儿童和青年人比较多见，40 岁以上成年人比较少见。

二、病因

IgA 肾病的病因尚未完全阐明，可能与感染、饮食习惯及居住环境、黏膜免疫功能异常及遗传背景等有关。

（一）感染

IgA 肾病无论是初始发病或复发均与感染有密切关系，尤其是合并上呼吸道感染。近年来许多研究证实扁桃体感染与 IgA 肾病发病相关。我们对 IgA 肾病患者腭扁桃体隐窝分泌物进行细菌培养，发现大多数患者培养出的细菌为甲型溶血性链球菌，其次为副流感嗜血杆菌。我们采用灭活的甲型溶血性链球菌刺激体外培养 IgA 肾病及非肾炎患者腭扁桃体单个核细胞后，前者 J 链阳性 IgA 细胞数明显增多；CD_4^+ CD_{25}^+Treg 细胞明显减少；培养上清 IgA 和 IgA1 明显增多；IgA 肾病组 IL-4 及 TGF-β1 表达较非肾炎组明显增高，IFN-γ 则明显降低。在未采用灭活甲型溶血性链球菌刺激时，IgA 肾病组的上述检测结果也明显高于或者低于非肾炎组。我们新近研究证实：在上述同样条件下，β_1，3-半乳糖苷转移酶及其分子伴侣 Cosmc 蛋白及基因表达均降低，低糖基化 IgA1 表达升高。副流感嗜血杆菌也是扁桃体上的一种常见细菌，也有学者认为副流感嗜血杆菌可能在 IgA 肾病患者发病中起重要作用。

（二）饮食习惯及居住环境

亚洲国家 IgA 肾病患病率显著高于欧美，存在明显的地域差异性，去除肾活检适应证的选择和条件的不同等因素外，也有学者认为与饮食习惯及居住环境有关。

（三）黏膜免疫功能异常

IgA 是人体产生最多的免疫球蛋白，在抗原刺激下由黏膜免疫系统 B 细胞分泌，负责黏膜免疫。黏膜免疫系统亦称黏膜相关淋巴组织（MALT），主要是指呼吸道、胃肠道及泌尿生殖道黏膜固有层和上皮细胞下散在的无被膜淋巴组织，以及某些带有生发中心的器官化淋巴组织，如扁桃体、小肠的派氏集合淋巴结及阑尾等。人扁桃体属于黏膜相关淋巴组织，是人体最大的黏膜免疫器官，由腭扁桃体、管状扁桃体、咽扁桃体和舌扁桃体组成，共同构成 Waldeyer 环，是空气和食物进入体内的门户。抵抗病毒、细菌和食物抗原进入上呼吸道及消化道的第一道防线，其功能细胞有 T、B 淋巴细胞、树突细胞等。T 淋巴细胞在网状上皮中占细胞总量的 40%。主要接受抗原提呈细胞传递抗原信息后产生各种细胞因子，促进 B 淋巴细胞成熟。滤泡间区可以产生 IgG、IgA、IgM 和 IgD。树突细胞为扁桃体中主要的抗原提呈细胞。B 细胞产生的分泌型 IgA 二聚体具有亲水特性，能够防止细菌或病毒黏附和侵入上呼吸道黏膜。激活的 T 细胞可产生 Th-1 型和 Th-2 型细胞因子，充分显示了它们既能支持细胞免疫介导的应答又支持体液免疫介导应答的多样性。

已有许多研究证实：IgA 肾病与非肾炎扁桃体炎患者比较，发现前者腭扁桃体组织和单个核细胞中，CD_4^+ 细胞 CD_{25}^+ 细胞、J 链阳性 IgA 细胞、CD_{19}^+ 细胞 CD_{27}^+ 细胞、CD68 细胞、CD21 细胞及 CD3 细胞等明显增多；IgA1、低糖基化 IgA1、IL-4、TLR9、STAT6 和 FcaRI 表达明显增高；IgA 类别转换的相关酶 AID 及 Ia1Cal 基因表达也明显增多；β_1，3 半乳糖转移酶及分子伴侣 COSMC 表达下降。以上研究提示 IgA 肾病患者腭扁桃体黏膜免疫功能存在异常。

新近研究发现患有乳糜泻的患者 IgA 肾病发病风险增高 3 倍，可能与肠黏膜细胞酶活性不足，导致麦粉食物中的麦胶蛋白不能被分解，使得食物抗原反复刺激肠黏膜引起黏膜免疫异常有关。

（四）遗传背景

IgA 肾病大多数为散发，家族性发病可能占 IgA 肾病的 5%。IgA 肾病具有家族聚集性对 IgA 肾病家族成员进行调查，发现其家族成员镜下血尿检出率增高，或部分家族成员可能无症状，却有相似的免疫异常。且已有家族成员先后患 IgA 肾病的报道，提示遗传因素在 IgA 肾病发病中起重要作用。

有学者通过连锁分析将 IgA 肾病致病基因定位于人类 6 号染色体长臂（6q22-23）上，并命名为 IGANI。对 IgA 肾病的遗传学研究主要集中在人类白细胞抗原（HLA）的 IgA 基因片段，特别是基因限制性片段多态性的研究上，但目前尚无一致定论。有报道称 IgA 肾病相关的 HLA 抗原位点，欧美为 BW35 多见，我国和日本以 DR4 多见，也有报道称我国北方汉族以 DRW12 多见。此外还有报道表明 B12、DRI 以及 IL-RN2 等位基因，ACEI/D 基因型与 IgA 肾病相关。megsin2093C 是 IgA 肾病易感基因等。新近研究发现我国南方吸烟者中 TNFSF13 基因与 IgA 肾病易感性相关。

散发的 IgA 肾病遗传因素直到最近还没有被很好地确定。至今为止，仅有数篇关于 IgA 肾病的全基因组关联研究（GWAS）的文献发表。最近有学者进行了一项对中国人群和欧洲人群 IgA 肾病大规模的 GWAS。这项研究确定了 IgA 肾病的五个易感基因位点，包括 3 个在染色体 6p21 的 MHC 基因上的不同信号，但具体机制仍不清楚。在对中国人群的研究中，保护性等位基因存在率显著低于欧洲和非洲人。常见的遗传变异对 IgA 肾病的发生风险有影响。

三、肾脏病理

通过肾活检了解 IgA 肾病的病理学改变，不仅有助于诊断和鉴别诊断，对于制订合理的治疗方案，判断预后也有着重要意义。

（一）IgA 肾病肾脏病理特点

1. 肾脏病理类型多样化　IgA 肾病肾脏病理类型可表现为局灶节段硬化、系膜增生性肾炎、微小病变、新月体肾炎和增生硬化等。

2. 肾脏病理表现多样化　IgA 肾病肾脏病理损害包括肾小球固有细胞的改变，如内皮细胞、足细胞、基底膜及肾小管上皮细胞的病变；同时也可见各种炎性细胞的浸润。可出现小的细胞性和（或）纤维性新月体，也可出现血管性炎症改变。可出现急性炎症样病变，也可出现慢性炎症及纤维化过程。类似于狼疮肾炎的肾脏病理表现。

3. 肾脏病理特点的解释　有学者认为，肾小球组织对 IgA 的沉积有着不同的反应，沉积的 IgA 是否引起 IgA 肾病取决于 IgA 与肾小球的相互作用。肾小球系膜组织对 IgA 沉积的易感性及局部炎症损害后反应的差异，可能是导致 IgA 肾病肾脏病理类型和病理损害多样化的原因。IgA 肾病临床特点是反复血尿和蛋白尿发作，如不有效进行干预，可逐渐出现肾功能损害。我们认为，环境中抗原（细菌或食物等）反复不定期地刺激机体黏膜免疫组织，由于刺激的时相和强度存在差异，黏膜免疫组织和（或）骨髓组织产生聚合体低糖基化 IgA1 的量和持续时间不同，沉积于肾小球的聚合体低糖基化 IgA1 特异性 CIC 的量和持续时间及机体的反应性也存在差异。这可能是 IgA 肾病血尿和（或）蛋白尿反复发作和多样化肾脏病理特点形成的重要原因。

（二）免疫病理检查

1. IgA 或 IgA 为主的免疫球蛋白沉积　IgA 肾病主要通过免疫荧光检查确诊。本病的特点为单纯 IgA 或者 IgA 为主的免疫球蛋白在肾小球系膜区和毛细血管襻弥漫沉积。肾小球沉积的 IgA 主要为 IgA1，以λ链为主，少见于κ链。IgA1 同 IgA2 主要区别点在于 IgA1 存在铰链区，

IgA 肾病肾小球虽未见分泌片沉积，但已证实有 J 链沉积，提示沉积的是多聚体 IgA。单纯 IgA 沉积占 IgA 肾病的 26%；IgA+IgG 沉积占 37%；IgA+IgM 沉积占 13%，IgA+IgG+IgM 沉积占 25%：IgA+IgG+IgM 型组织学改变较重，常伴有广泛的肾小球硬化及明显的肾小管间质损害，慢性肾功能不全的发生率也较高。IgA+IgG 型及 IgA+IgM 型的病理及临床损害介于两者之间。我们总结了 90 例 IgA 肾病单纯性血尿患者免疫病理情况，发现这类患者以单纯 IgA 沉积为主，IgA 荧光强度主要集中在 2+ ~ 3+。

2. 补体成分沉积　补体成分的沉积很常见。C3 沉积占 95%，C3 沉积物的分布常与 IgA 相同。沉积于肾小球的 C3 是 C3 的活性成分（C3b）。在所有肾小球肾炎中，仅见于 IgA 肾病和狼疮肾炎，说明补体替代途径激活在这两类疾病中具有重要意义。补体激活的经典途径的早期补体成分（C1 和 C4）仅占 IgA 肾病的 12%。而在系统性红斑狼疮、人类免疫缺陷病毒（HIV）感染等导致的继发性 IgA 肾病中，Clq 沉积较为显著。IgA 肾病 C4 的沉积多发现与 IgA+IgG+IgM 型，单纯 IgA 型少见。肾小球 C4 的沉积往往意味着 MBL 途径的激活，而非补体经典途径激活。补体和免疫球蛋白很少沉积于 IgA 肾病肾小管和肾间质，伴随间质性肾炎时，IgA 及 IgG（有时合并 C3、Clq 或 IgM）散在沉积于肾间质。

3. 纤维素沉积　多数 IgA 肾病系膜区存在纤维素的颗粒状沉积，在出现新月体或者毛细血管襻坏死等活动性病变的患者中，纤维素呈斑片状或球性分布。纤维蛋白在 IgA 肾病沉积并不多见，大量纤维蛋白沉积局限于坏死灶和新月体。毛细血管襻如有纤维蛋白沉积，则病理损害较为严重。因此纤维蛋白

在毛细血管襻的沉积可能有助于预后的判断。

（三）光镜检查

1. 肾小球病变　IgA 肾病主要累及肾小球，肾小球系膜细胞及基质增多是 IgA 肾病的基本病变。早期肾小球以系膜细胞增多为主，随之系膜基质逐渐增多。IgA 肾病病理改变变异性较大，几乎所有类型的肾小球免疫复合物损伤均可见于 IgA 肾病。如膜增生、局灶性节段硬化、微小病变、新月体形成、增生硬化等。多数病例可见系膜细胞增生和系膜基质增宽。

根据病变的轻重又可进一步分成轻、中、重度系膜增生性肾小球病变。部分病例在 Masson 三色染色下可见系膜区嗜复红物沉积，常呈块状分布。系膜增生严重时可插入内皮下形成毛细血管襻节段性双轨征，很少出现肾小球分叶或弥漫性双轨征。局灶节段硬化多伴有严重蛋白尿及足细胞病变，往往提示预后不良。以往的研究认为 IgA 肾病单纯性血尿患者病变轻微，不需要特殊处理。我们总结的 90 例 IgA 肾病单纯性血尿患者肾脏病理结果发现，这类患者肾脏病理类型以局灶和（或）节段硬化型为主，病理损害程度不一定轻微。IgA 肾病硬化病变不断增加，可出现肾小球轴性硬化和非球性硬化，晚期则表现为广泛分布的球性硬化。一部分患者可出现新月体及毛细血管襻坏死。原发性 IgA 肾病新月体累及 50% 以上的肾小球并不常见，伴有新月体形成的 IgA 肾病患者有 5% ~ 8% 可迅速进展为终末期肾病。新月体的形态多样化，多为小新月体或半月状，

2. 肾间质和肾小管病变　肾小管内红细胞和（或）红细胞管型是 IgA 肾病常见的病理表现。伴有毛细血管襻坏死和新月体的 IgA 肾病患者，肾间质可出现炎性细胞浸润，多数为淋巴细胞、单核细胞及多型核白细胞。小管间质的炎症和纤维化是慢性化的病理表现，是判断预后的肾脏病理学指标。IgA 肾病小管病变很少累及享氏襻和集合管。在部分大量肉眼血尿的患者中，可发现较多红细胞管型阻塞肾小管。大量蛋白尿的患者可见肾小管内有蛋白管型。肾小管间质病变包括炎性细胞浸润及斑片状纤维化加重。肾小球球性硬化往往伴随着邻近的肾小管萎缩和间质纤维化，萎缩小管病灶以外可出现小管腔扩张。

3. 肾血管病变　动脉硬化和动脉透明变性等非炎症性血管病变在成年 IgA 肾病患者中可出现。有学者认为，部分 IgA 肾病患者在出现高血压之前，已经出现小动脉或细小动脉的，这提示血管病变可能先于高血压的发生，而且肾内小动脉病变是影响 IgA 肾病高血压发生及其预后的独立影响因素。肾小球病变时炎症介质通过肾小管和球后毛细血管网，导致小管间质炎性细胞浸润、间质细胞和小管上皮细胞转分化，继而促进肾小管萎缩、间质纤维化和血管病变。同时血管损伤又可影响肾小球和间质血供，造成进一步损伤。已有研究发现，伴有血管病变患者的肾功能不全、高血压发生率以及尿视黄醇结合蛋白水平均高于无血管病变组，肾活检肾小球球性及节段硬化也高于无血管病变组。

（四）电镜检查

肾小球系膜细胞增生、系膜基质增多并伴有巨块型高密度电子致密物沉积，是 IgA 肾病的典型超微病理改变。典型的电子致密物可沿着毛细血管襻系膜区沉积。部分患者系膜区可见半透亮电子致密物沉积。部分患者系膜外也可见电子致密物呈节段分布沉积，毛细血管襻沉积的电子致密物以内皮下常见，其次为上皮下和基底膜。系膜细胞在电镜下表现为数量增多、体积增大、细胞器增多。患者肾脏固有细胞的亚细胞结构如微丝、内质网和线粒体等明显增多。

（五）IgA 肾病肾脏病理评价体系

1. WHO 组织学分类法

（1）Ⅰ级（微小病变）：光镜下肾小球正常，极少部分区域有轻度系膜区增宽，伴或不伴系膜细胞增多。

（2）Ⅱ级（轻度病变）：50% 以上肾小球正常，少部分肾小球可见系膜细胞增多，肾小球硬化、粘连等改变，新月体罕见。

（3）Ⅲ级（局灶节段硬化性肾小球肾炎）：系膜细胞弥漫增生，系膜区增宽，病变呈局灶节段性改变，偶尔可见粘连及新月体。间质病变较轻，仅表现为间质水肿，灶性炎症细胞浸润。

（4）Ⅳ级（弥漫系膜增生性肾炎）：几乎所有的肾小球都可以见到系膜细胞呈弥漫性增生性改变，

系膜区明显增宽，肾小球硬化，常见到废弃的肾小球。50% 以上的肾小球合并有细胞粘连及新月体。间质肾小管病变较重，肾小管萎缩明显，间质可见大量炎性细胞浸润。

（5）Ⅴ级（弥漫硬化性肾小球肾炎）：病变与Ⅳ级相类似但更重。可见肾小球呈节段性和（或）全球性硬化，透明样变及球囊粘连等改变较为突出。新月体较Ⅳ级更多，肾小管间质病变也较Ⅳ级更重。

2. Lee SMK 分级系统　Lee SMK 分级系统完全是根据组织学病变而确立。它包括系膜增生程度、球性硬化、毛细血管外增生及小管间质病变。具体内容，见表 8-11。

表 8-11　Lee SMK 分级系统

分型	肾小球病变	小管和间质病变
Ⅰ	基本正常，偶尔轻度节段系膜增生，伴或不伴细胞增生	
Ⅱ	系膜增生或硬化的肾小球 <50%，很少见有小新月体	
Ⅲ	弥漫性系膜增生和系膜增宽（偶尔呈局灶节段），偶见小新月体和粘连	偶尔局灶间质水肿和细胞浸润，罕见小管萎缩
Ⅳ	显著弥漫性系膜增生和硬化，新月体形成（累及 < 45% 小球），部分或全部肾小球硬化	小管萎缩，间质炎症浸润，偶见间质泡沫细胞
Ⅴ	性质类似Ⅳ级，但更为严重，新月体形成（累及 >45% 小球）	性质类似Ⅳ级，但更为严重

有学者认为在评价Ⅱ级或Ⅲ级组织学分级的患者中，Lee SMK 分级系统存在一些不足，该分级系统没能认识到间质纤维化可以作为预测肾脏存活的一个独立因素。尽管多数情况下，肾小球病变程度与间质纤维化相一致，这是建立 Lee SMK 分级系统的理论基础。

3. Haas M 分类系统　该系统根据肾小球病变的严重程度，将病理类型分为 5 个亚型。Haas M 提出无论肾小球病变属于哪种类型，只要皮质区超过 40% 的小管萎缩或消失，即可归于Ⅴ型，预后不良。其具体分级方法，见表 8-12。

表 8-12　Haas M 分类系统

亚型	肾小球改变	小管和间质改变
Ⅰ型：轻度组织改变	系膜细胞轻度增加，无节段硬化，无新月体	
Ⅱ型：局灶节段肾小球硬化样改变	类似原发性 FSCS 的局灶性、节段性肾小球硬化，伴系膜细胞轻度增加，无新月体	
Ⅲ型：局灶增生性肾小球肾炎	≤ 50% 的肾小球细胞增生，细胞增生可限于系膜区，或是毛细血管内增生导致毛细血管襻阻；可以有新月体；尽管绝大多数Ⅲ型病变的细胞增生呈节段性，但节段分布并非Ⅲ型的必要条件	
Ⅳ型：弥漫增生性肾小球肾炎	> 50% 的肾小球细胞增生，可以有新月体。正如Ⅲ型，细胞增生可以节段分布，也可以球性分布	
Ⅴ型：晚期慢性肾小球肾炎	≥ 40% 肾小球呈球性硬化	和（或）≥ 40% 皮质区小管萎缩或消失（PAS 染色条件下评估）

4. IgA 肾病牛津分类　2004 年由国际 IgA 肾病协作组和肾脏病理学会发起，由全球四大洲，10 个国家 / 地区参加，历时 5 年进行 IgA 肾病分类系统研究（包括中国）。于 2009 年以“IgA 肾病牛津分类”为名发布其研究的结果。工作组制定了对肾组织病变详细评分的评分表，并对可能对患者预后有影响的四项指标：①系膜细胞增多 Mesangialhypercellularity（M）；②毛细血管内细胞增多 En-docapillary proliferation（E）；③节段肾小球硬化 Segmental sclerosis（S）；④肾小管萎缩 / 间质纤维化 Tubular atrophy and interstitial fibrosis（T）。制定了量化标准（Oxford-MEST 评分系统），并推荐了 IgA 肾病的规范病理报告模板。此 4 项病理指标的简单定义见表 8-13。我们以 90 例 IgA 肾病单纯性血尿患者为研

究对象，发现这些患者的牛津分级主要以 MISOEOTO 为主，所有患者均有系膜细胞增生的病理改变，然而同时合并有两种或两种以上病变的病例数也占了 46.67%，提示这类患者的肾脏病理改变并不轻。

表 8-13　IgA 肾病病理分级标准病理指标的定义（IgA 肾病牛津分类）

病理指标	定义	评分
系膜细胞增多[a]	<4 个系膜细胞 / 系膜区 =0 4 ~ 5 个系膜细胞 / 系膜区 =1 6 ~ 7 个系膜细胞 / 系膜区 =2 >8 个系膜细胞 / 系膜区 =3 （系膜细胞增多评分指的是对所有肾小球的平均分）	M0 <0.5 M1 >0.5
节段肾小球硬化	任何毛细血管襻的硬化，但不涉及整个肾小球或存在粘连	S0 － 无 S1 － 有
毛细血管内细胞增多	肾小球毛细血管腔内细胞增多，并导致管腔狭窄	E0 － 无 E1 － 有
小管萎缩 / 间质纤维化	小管萎缩或间质纤维化的皮质区面积比例，选择高的比例值	T0 –0 –25% T1　– 26%　– 50% T2 – >50%

注：a 系膜评分应在 PAS 染色切片做评估，如果有超过 50% 的肾小球系膜区细胞超过 3 个细胞，应该归为 M1，因此，系膜评分并非总是需要正规的系膜细胞计数。

四、临床表现

（一）单纯性尿检异常

尿检异常主要表现为单纯血尿或血尿伴蛋白尿或单纯蛋白尿。如患者不伴有水肿、高血压、肾功能损害和肾病综合征的临床表现，则可称为单纯性尿检异常。单纯性尿检异常仅表现为单纯性血尿或血尿伴蛋白尿或单纯性蛋白尿。IgA 肾病起病隐匿，约超过 50% 的患者因正常体格检查发现尿检异常而来肾内科就诊，经肾活检确诊为 IgA 肾病。约超过 95% 的 IgA 肾病患者以单纯性血尿或血尿伴蛋白尿为尿检异常的主要表现，单纯表现为蛋白尿不超过 5%。

1. 单纯性血尿　单纯性血尿可表现为持续镜下血尿和肉眼血尿，尿蛋白阴性或微量。

持续性镜下血尿可由肉眼血尿转化而来，也可在上呼吸道等感染和（或）劳累时由镜下血尿加重转化为肉眼血尿。出现肉眼血尿时可伴有轻微的全身症状，如肌肉痛、尿痛及腰背痛、低热等。肉眼血尿在早期文献中被认为是一种长期良性的表现，现在已有文献对此提出质疑。在已经诊断为 IgA 肾病的患者中，20% ~ 40% 的患者可以有肉眼血尿的表现，并出现持续性的肾损伤。严重持续性的肉眼血尿患者可出现一过性肾功能损害。尿色呈洗肉水样或呈棕色，有时可见血凝块。尿沉渣检查可见满视野红细胞，以变异性红细胞为主。也有部分 IgA 肾病患者肉眼血尿以均一型红细胞为主。部分患者可表现为反复发作的肉眼血尿。肉眼血尿经抗感染等治疗后可以好转并转化为镜下血尿甚至消失。

2. 血尿伴蛋白尿　是 IgA 肾病患者尿检异常的主要表现。可以在起病时就表现为血尿伴蛋白尿；也可以在上呼吸道等感染和（或）劳累等情况时，由单纯性血尿加重并伴有蛋白尿。尿蛋白超过 500mg/d，是患者预后的不利因素。持续性或间断性镜下血尿和蛋白尿，是肾脏慢性损伤的表现。

3. 单纯性蛋白尿　IgA 肾病仅表现为单纯性蛋白尿的情况少见。单纯性蛋白尿可以是微量蛋白尿，亦可以表现为大量蛋白尿。

4. 影响尿检异常加重的因素　影响 IgA 肾病患者尿检异常加重最主要的因素是感染。以上呼吸道感染最为常见，如并发急性扁桃体炎或慢性扁桃体炎急性发作，患者常常出现咽喉肿痛和异物感。尿检异常加重往往在上呼吸道感染后的 24h 内即可出现，72h 达到高峰。这点与 B 溶血性链球菌（常为 A 组中的Ⅻ型）感染 1 ~ 2 周或以后发生的急性肾小球肾炎不同。经抗感染治疗后尿检异常加重可以明显好转甚至消失。急性胃肠炎等其他部位的感染和劳累等因素也是 IgA 肾病患者尿检异常加重的重要因素。

5. 扁桃体黏膜免疫与尿检异常加重 日本学者曾通过物理、化学和炎症刺激 IgA 肾病患者腭扁桃体，同时观察血清中 IgA 水平及尿检变化来阐明 IgA 肾病与扁桃体的关系。采用腭扁桃体刺激的方法包括超短波照射、按摩及注射透明质酸。采用上述刺激后，IgA 肾病患者血清中循环 IgA 水平升高及血尿明显加重。我们研究同样发现：IgA 肾病患者行腭扁桃体摘除术后 24h 开始出现血清 IgA 和 IgA1 水平升高，尿红细胞和（或）尿蛋白增多，72h 时达到高峰，血清 IgA 和 IgA1 水平升高与尿检异常程度呈正相关。我们研究还发现：IgA 肾病患者腭扁桃体及外周血中存在着记忆 B 细胞（$CD_{19}^{+}CD_{27}^{+}$阳性细胞）的高表达，在腭扁桃体摘除后外周血中上述细胞的表达下降，两者表达呈正相关；腭扁桃体和外周血中记忆 B 细胞表达的百分率高低与尿检异常加重程度呈正相关。可能为 IgA 肾病患者在感染、牵拉、挤压腭扁桃体等刺激情况下，激活腭扁桃体内记忆 B 细胞和（或）将激活信号传递给骨髓相同的记忆 B 细胞，使之活化成为浆细胞，分泌过多的多聚低糖基化 IgA1 进入血流，形成免疫复合物沉积于肾小球导致肾损伤。

（二）高血压

肾性高血压在继发性高血压中占首位。IgA 肾病合并高血压的发生率明显高于正常人。据我国相关资料统计显示，IgA 肾病合并高血压的患者占 37.5%。慢性肾小球肾炎高血压的发病率可随着患者年龄增长而增高。在肾脏功能受损，肾小球滤过率逐渐下降时，往往伴随血压的升高，IgA 肾病患者高血压的发生率也逐渐增高。当患者处于终末期肾病时高血压的发生率可达 80% ~ 90%。血压升高的原因主要与水钠潴留、肾素 - 血管紧张素 - 醛固酮系统激活、肾脏内降压物质减少有关。

（三）肾病综合征

有研究者荟萃了近 30 年 IgA 肾病的临床研究，结果显示蛋白尿高于 3g/24h 的比例是 1% ~ 33%。亚洲国家 IgA 肾病的肾病综合征发生率较西方国家稍高，前者为 10% ~ 16.7%，后者为 5% 左右。还有研究认为，尿蛋白超过 2g/24h 是 IgA 肾病预后不良的因素之一。

IgA 肾病可根据尿检异常情况区分为：单纯蛋白尿型肾病综合征和蛋白尿合并血尿型肾病综合征。前者的肾脏病理损伤类型可为轻微病变和局灶节段性硬化；后者的病理损伤类型更为严重，可为局灶节段性硬化伴或不伴小新月体形成、中重度系膜增生、新月体肾炎和增生性硬化等，常伴血管炎症和广泛小管间质损害。

（四）家族性 IgA 肾病

1978 年 Tolkoff-Rubin 等首次报道了家族性 IgA 肾病。家族性 IgA 肾病的定义，一般认为先证者三代以上经尿液和肾功能检查阳性的家庭成员行肾活检，同一家系中至少两名证实为 IgA 肾病。有研究统计，家族性 IgA 肾病患者约占 IgA 肾病总数的 10% 左右。家族性 IgA 肾病患者的临床和肾脏病理表现无特殊性，但肾功能受损和终末期肾病的发生率较高。

（五）急性肾衰竭

IgA 肾病出现急进性肾炎综合征或者急性肾衰竭并不常见。患者多伴有持续性肉眼血尿，大量蛋白尿。肾功能短时间内急剧恶化，可伴有水肿和高血压。急性肾衰竭在老年人群发生率较高，可能是这一部分通常合并有较多的其他慢性疾病，如高血压、糖尿病等。IgA 肾病患者合并急性肾衰竭的发生常见于两种原因：一是部分肾脏病理损伤表现为肾小球内大量新月体形成，包括细胞性新月体和纤维性新月体，新月体内常可见纤维蛋白原的沉积，可伴有血管炎样改变；二是部分发作性肉眼血尿的 IgA 肾病患者虽然病理损伤并不严重，但肾小管内可见大量红细胞管型堵塞了肾小管，造成小管上皮细胞缺血缺氧，致细胞变性和坏死，在接受抗凝血药物治疗时更容易出现。这样的患者起病急，症状较重，有时需要肾脏替代治疗，但一般预后较好，肾功能损伤多可逆转。

（六）慢性肾功能不全

在我国 IgA 肾病是导致尿毒症的最常见原因，有 30% ~ 40% 的患者在 10 年左右进入终末期肾衰竭。慢性肾功能不全通常是 IgA 肾病长期迁延不愈的必然结局。少数患者以急进性肾炎综合征起病，导致肾单位的丧失而转至慢性肾功能不全。部分 IgA 肾病患者进行正常体格检查时，即发现尿检异常合并高血压和（或）肾功能受损，甚至为终末期尿毒症。这类患者多无临床表现，以致延误病情。

五、实验室检查

IgA 肾病患者治疗周期长，需要长期随访。本节将长期随访过程中需要进行实验室检测的项目介绍如下。

（一）尿沉渣检查

正常人尿液中没有红细胞或仅有极少量红细胞。当尿沉渣用显微镜观察到红细胞总数 > 8 000/mL 或观察 10 个高倍视野平均红细胞数 > 3/HP 时称为血尿。若只能靠显微镜才能检查出的血尿，即称镜下血尿。当血量超过 1mL/L 时，尿液可呈淡红色，洗肉水样色或鲜红色，则称肉眼血尿。进行红细胞形态学分类，对鉴别红细胞来源有较大的临床意义。正常情况下，每日尿中仅有 30 ~ 100mg 蛋白排出。目前一般检查尿蛋白的方法很多，主要有加热、醋酸法、磺柳酸法和干化学试带法等进行定性或半定量测定。尿沉渣检查对肾和尿路疾病的诊断、鉴别诊断与肾疾病严重程度及预后判断提供重要信息，从而具有重要临床意义。

（二）肾功能检查

1. 血清肌酐测定　血清肌酐（Scr）是肌酸代谢的终末产物。正常情况下体内肌酐产生的速度约为 1mg/min。肌酐仅通过肾小球滤过并以同样速度排出，不再为肾小管重吸收。因此，Scr 浓度升高，可反映肾脏肌酐清除率下降和肾小球滤过率（glomerular filtration rate，CFR）的下降。GFR 下降到正常人的 1/3 时，血清肌酐才明显上升。血清肌酐测定并不是敏感地检测肾小球滤过功能的指标。IgA 肾病患者的长期随访过程中，尽管患者的血清肌酐值在正常范围，也应密切注意血清肌酐的上升速率。

2. 血清胱蛋白酶抑制药 C 测定　血清胱蛋白酶抑制药 C（Cyst C）是人体内几乎各种有核细胞均可表达分泌的一种碱性非糖基化蛋白，每天分泌的量较恒定。可自由通过肾小球滤过膜，然后几乎全部被近曲小管上皮细胞重吸收并迅速分解代谢，由于 Cyst C 是被代谢而不是排泌，尿液中含量极微。反映肾小球滤过功能比血清肌酐更敏感。

3. 血清尿素氮（BUN）测定　血清 BUN 是人体蛋白质代谢的终末产物，主要经肾脏排泄，血清 BUN 的测定方法，目前主要有自动生化分析仪测定法（常用酶耦联速率法），因肾有强大的贮备能力，只有当 GFR 降至正常 50% 以下时，BUN 才明显升高，加之受饮食等多种因素影响，均可致 BUN 升高，因而血清 BUN 测定并不是肾功能损害的早期特异性指标。

4. 血尿酸测定（uric acid UA）　尿酸是核蛋白和核酸中嘌呤的代谢终末产物，即可来自体内（内源性），约占体内总尿酸的 80%，也可来自食物中嘌呤的分解代谢（外源性），占体内总尿酸的 20% 左右，肝是尿酸的主要生成场所，除小部分尿酸可在肝脏进一步分解或随胆汁排泄外，其余均从肾脏排泄。尿酸测定往往受到外源性尿酸的干扰，因此若能严格禁食嘌呤类食物 3 ~ 6d 再采血测定，更能反映血 UA 水平改变的意义。

（三）B 型超声检查

超声作为一种成熟的影像学技术，因其无创、无痛苦、简便，在肾脏检查中占有重要地位，随着彩色多普勒及介入超声的迅速发展，超声在肾脏病学的检查及监测、治疗中其优越性更加突出。急性肾衰竭时超声显示肾脏大小可正常或增大，皮质回声通常正常，但也可因水肿或出血而呈低回声；在间质性肾炎时有时因间质细胞浸润而回声增强，肾脏皮质与髓质分界明显；慢性肾衰竭患者随着病程的延长，皮质回声逐渐增强，直至终末期肾衰竭。双肾缩小，皮髓质分界不清，且与肾窦回声差异逐渐消失。彩色多普勒肾脏血流减少，功能代偿期为高速低阻血流，肾衰竭时为低速高阻血流。

六、诊断及鉴别诊断

（一）诊断

1. 临床诊断　IgA 肾病并没有特异性的临床表现。如发现患者存在单纯性血尿，或血尿伴有蛋白尿，或单纯性蛋白尿，或伴有咽喉部不适，但无明显水肿，血压正常或轻度增高，尤其是年轻的患者，应考虑 IgA 肾病的可能。

2. 肾脏病理诊断　IgA 肾病确诊有赖于肾脏活检病理组织切片检查。IgA 肾病患者肾活检穿刺的意义主要是：①明确 IgA 肾病的诊断；②了解肾脏病理损伤程度，为制定治疗方案和评价预后参考。

（1）光镜下肾脏病理形态特点：IgA 肾病的组织病理学特点变异较大，光镜下病理形态改变呈多样性。可以表现为局灶节段性硬化、系膜增生、轻微病变、新月体形成及增生硬化等肾脏病理类型。近期相关资料显示，有 40% ~ 50% 的 IgA 肾病病理表现为局灶节段性硬化。局灶性或弥漫性肾小球系膜细胞及基质增多是 IgA 肾病最基本的病变，可在系膜病变的基础上出现炎性细胞浸润、足细胞病变、细胞和纤维性新月体形成、毛细血管襻坏死及间质血管炎性改变，细胞增生与纤维硬化交织出现。

（2）肾脏免疫荧光及电镜特点：免疫荧光检查在 IgA 肾病诊断上具有重要价值。IgA 肾病可见肾小球系膜区 IgA 呈弥漫性或节段性沉积。多数患者可伴有其他免疫球蛋白和补体成分的沉积。IgG 与 IgM 分布与 IgA 分布相类似，但以 IgA 荧光强度最高。若 IgG 与 IgA 沉积强度相同，应注意排除狼疮肾炎。IgA 肾病常伴有 C3 沉积，若出现 C4 与 Clq 沉积，则应注意排除其他原因。肾小球系膜细胞增生、系膜基质增多伴有团块状高密度电子致密物沉积于系膜区，是 IgA 肾病的典型超微病理改变。若观察到较广泛的内皮下和（或）上皮侧以及基底膜内电子致密物沉积则应排除其他因素存在。

3. 临床表现与肾脏病理联系　IgA 肾病患者如出现肌酐清除率逐渐下降，血清肌酐水平逐渐增高超过正带水平，此时肾脏病理类型大多表现为增生硬化。而尿检异常的程度与肾脏病理形态学改变并不一致。尿检异常程度较重者，可能肾脏病理改变轻微；而尿检异常程度较轻者，可能存在明显的肾小球硬化及肾间质纤维化。

目前对单纯性血尿是否需要行肾活检肾脏病理学检查仍存在争议。国内外部分学者对肾功能正常的单纯性血尿或少量蛋白尿（< 0.5g/d）的患者不建议行肾组织活检。我们近年观察了 90 例 [男 22 例，年龄（29.23 ± 10.14）岁；女 68 例，年龄（31.60 ± 8.88 岁）] 单纯性血尿患者肾活检肾脏病理形态学改变。该研究结果显示：IgA 肾病单纯性血尿患者的病理类型以局灶和（或）节段硬化型为主。46.67% 的单纯性血尿患者存在肾小球全球硬化；30% 的患者存在肾小球节段硬化；同时存在肾小球全球硬化和（或）节段硬化的患者占 58.89%，合并有一个以上小新月体形成的患者占 24.44%。去除年龄因素后进行分析，单纯性血尿患者的肾脏病理类型以局灶节段硬化型占 52.22%、系膜增生型占 31.11%、轻微病变型占 15.56%、增生硬化型占 1.11%。免疫荧光以单纯 IgA 沉积为主，IgA 荧光强度以 2+ 多见。IgA 肾病发病机制的补体途径主要以旁路途径为主。单纯性血尿程度与病理损伤无明显相关性。应重视肾脏病理活检在单纯性血尿患者中的作用。因此，我们建议对年轻的单纯性血尿患者应定期检查排除其他原因，观察 6 个月后血尿仍未消失，应考虑进行肾活检肾脏病理检查，明确诊断及肾脏病理损伤程度。根据肾脏病理类型及肾脏损伤程度予以积极治疗，最大程度延缓疾病的进展。

（二）鉴别诊断

1. 单纯性血尿非肾炎的鉴别诊断　单纯性血尿在临床上非常常见。尽管尿红细胞形态学对血尿的来源有非常重要的帮助，但仍要重视与非肾炎单纯性血尿的鉴别诊断。对单纯血尿尤其是长期镜下血尿的患者要排除：①泌尿生殖系肿瘤，如早期的肾盂、输尿管、膀胱和盆腔肿瘤；②早期泌尿系的结核、结石；③慢性泌尿系感染；④“胡桃夹”现象；⑤长期服用抗凝血药的患者。

2. 易误诊为 IgA 肾病的鉴别诊断　原发性肾小球疾病中，IgA 肾病需要与 G 溶血性链球菌感染后急性肾小球肾炎、非 IgA 系膜增生性肾炎、薄基底膜肾病和继发性肾小球疾病相鉴别；临床上常见的继发性肾小球疾病病因包括过敏性紫癜肾炎、狼疮肾炎、肝病相关性肾病、强直性脊柱炎相关肾损害、人类免疫缺陷病毒（HIV）感染相关性肾损害等。与上述疾病鉴别，需要完善相关血清学指标的检查，如类风湿因子、自身免疫性抗体、肝炎标记物、肿瘤标记物、血清蛋白电泳等。下面就临床上容易误诊为IgA肾病的几种疾病做一简要介绍。

（1）β溶血性链球菌感染后急性肾小球肾炎：儿童多见。常于上呼吸道感染后的1～3周出现血尿、蛋白尿、水肿及高血压等症状，甚至肾功能损害。且持续时间较长，可从数天到数周。与IgA肾病发作性肉眼血尿不同，β溶血性链球菌感染后的急性肾小球肾炎潜伏期相对较长。实验室检查通常有典型的补体C3下降，在8周后多数恢复正常；可出现抗溶血性链球菌“O”抗体阳性、血沉升高。肾脏病理光镜下可见：弥漫性毛细血管内皮细胞及系膜细胞增生伴中性粒细胞浸润，肾小球体积增大，可见少数新月体形成。肾小管细胞发生浑浊肿胀，管腔中有红细胞及白细胞管型，肾间质有水肿。肾小球基底膜一般正常，但在电镜下则可见基底膜上皮侧有呈“驼峰”样的高密度沉积物，在基底膜内侧也可有不规则沉积物，基底膜密度有时不匀，部分可变薄、断裂，上皮细胞足突有融合现象。免疫荧光检查可见C3及IgG在“驼峰”中存在，并沿毛细血管呈颗粒样沉积。

（2）非IgA系膜增生性肾炎：即通常所说的系膜增生性肾小球肾炎，在我国患病率较高。有30%～40%患者起病前有感染症状，多为上呼吸道感染。起病常隐匿，血尿发生率约80%，可呈反复发作表现，也可呈肉眼血尿或镜下血尿。蛋白尿多少不一，但通常为非选择性蛋白尿。肾脏病理光镜下可见：弥漫性系膜细胞及基质增生，小管和间质基本正常。主要鉴别点为免疫荧光可见系膜区为以IgG或IgM为主呈颗粒状弥漫性分布，可伴系膜区C3沉积。

（3）薄基底膜肾病：薄基底膜肾病又称良性家族性血尿、家族性再发性血尿、家族性血尿综合征、家族性复发性血尿综合征。以反复血尿、肾功能正常和阳性家族史为临床特点。绝大多数患者肾功能保持正常。肾脏病理光镜下观察肾小球病变不明显，免疫荧光偶见少量IgA、IgM、IgC等沉积。电镜下可见肾小球基底膜弥漫性变薄，基底膜厚度＜250nm或＜300nm为特征。该病的诊断主要依赖于电镜和阳性家族史，预后良好。

（4）过敏性紫癜肾炎：过敏性紫癜肾炎与原发性IgA肾病的肾脏病理改变有着高度相似性，均有IgA在肾小球系膜区沉积，光镜所表现的肾脏病理类型多样化。由于该病是免疫复合物介导的肾脏小血管炎，新月体、肾小球毛细血管襻坏死及纤维素沉积程度较重。其鉴别主要依赖于临床表现。过敏性紫癜肾炎临床表现除有血尿和（或）蛋白尿外，还有皮肤紫癜、关节肿痛、腹痛、便血等症状。血尿、蛋白尿多发生于皮肤紫癜后1个月内，有的仅是无症状性尿检异常。

（5）慢性肝病相关性肾损害：多种慢性肝病包括病毒性肝炎和酒精性肝病等，以及各种原因导致的肝硬化，均可见IgA沉积于系膜区而导致的肾脏损害。肾脏病理形态学改变与原发性IgA肾病相似，以系膜细胞增生，系膜基质增多为主，可伴有Clq的沉积。临床上出现血尿和（或）蛋白尿，部分患者血清IgA增高。一般隐匿起病，多表现为镜下血尿，蛋白尿较少，肾脏功能受损较轻。可能与慢性肝脏病变时胃肠道黏膜免疫功能下降，病变的肝细胞对从门静脉人肝的多聚IgA清除能力下降有关。

乙型肝炎病毒和（或）丙型肝炎病毒相关性肾炎多表现为蛋白尿或肾脏综合征，可有血尿，起病时肾功能多正常。乙型肝炎病毒相关性肾炎的肾脏病理类型多为膜性肾病；丙型肝炎病毒相关性肾炎则以膜增生性肾小球肾炎常见。

（6）强直性脊柱炎相关肾损害：强直性脊柱炎是一种慢性炎性关节疾病，主要侵犯骶髂关节、脊柱骨突、脊柱旁软组织及外周关节，并可伴发关节外表现。约40%的患者可发生肾脏损害，其肾脏临床表现为血尿和（或）蛋白尿、肾病综合征、肾功能减退、肾小管功能异常等。肾损害病理类型多样，包括继发性IgA肾病、系膜增生性肾小球肾炎、局灶节段性肾小球硬化、膜性肾病、肾淀粉样变等。国内以继发性IgA肾病多见。结合临床表现、实验室及影像学检查可资鉴别。

（7）狼疮肾炎：狼疮肾炎是我国最常见的继发性肾小球肾炎之一。肾脏病理如果伴有包括IgA等多种免疫球蛋白在系膜区的沉积，尤其在系统性红斑狼疮的临床表现及实验室检查缺乏典型改变时，则应予原发性IgA肾病进行鉴别。

（8）Alport综合征：Alport综合征是以肾脏病变为主要临床表现的遗传性疾病。临床上以血尿为常见，大多数表现为肾小球性血尿。在上呼吸道感染或劳累后也可出现肉眼血尿。部分患者可出现蛋白尿，甚至表现为肾病综合征范围内的大量蛋白尿。一般从发现肾功能异常开始至终末期肾病的时间为 5 ~ 10 年。Alport 综合征除肾脏病变外，肾外的临床表现有听力障碍和眼部病变等。电镜检查可见特征性的肾小球基底膜增厚和分层。

七、治疗

（一）治疗原则

由于具有说服力的原发性 IgA 肾病治疗随机临床对照试验较少，对原发性 IgA 肾病的治疗缺乏特异性和系统性共识方案。但可遵循如下原则：①去除诱因；②控制血尿和（或）蛋白尿；③降低尿检异常的发生频率；④保护肾功能，延缓肾功能恶化的进展。

（二）一般治疗

（1）饮食饮食应以清淡为主。少食辛辣食物，如辣椒、芥末和胡椒等。应避免高蛋白饮食。当肌酐清除率下降时，应遵循优质低蛋白饮食的原则。

（2）避免劳累：建议患者可以正常工作，但应避免劳累，如有疲劳感时则应注意休息。过度劳累可能出现血压增高和机体的免疫力下降，患者尿检异常的发生频率增高。

（3）抗感染机体感染尤其出现上呼吸道感染时，患者往往容易出现尿检异常情况加重，部分患者甚至出现肉眼血尿。合并感染时可选用敏感抗生素及时治疗。

（三）控制血尿和（或）蛋白尿

控制血尿和（或）蛋白尿，降低尿检异常发生的频率，是治疗原发性 IgA 肾病及防止肾脏慢性化损伤的关键，也是我们努力的目标。对于肾脏仍有清除功能的患者，控制蛋白尿和高血压是可改变预后的两个重要因素。

1. 单纯性镜下血尿，肾脏病理损伤轻微　对于尿沉渣表现为单纯性镜下血尿，肾活检肾脏病理表现为轻微病变，血压和（或）肾功能正常的患者，可以进行临床观察。此类患者应长期进行随访。应嘱咐患者每月进行尿沉渣检查 1 次，并定期进行肾功能和其他相关检查，以便排除其他疾病。如果过度劳累和合并有上呼吸道感染等征象，应随时进行尿沉渣检查。一旦出现尿检异常加重，则应积极进行干预。

2. 复发性肉眼血尿　肉眼血尿发生时往往存在不同程度的蛋白尿。对于复发性肉眼血尿，无论初次肾活检肾脏病理损伤的程度如何，都应引起高度重视。初期复发性肉眼血尿，肾脏病理损伤可能轻微，但随着肉眼血尿的反复发作，肾脏的损伤可能加重。夏发性肉眼血尿的发生，往往伴随着患者上呼吸道感染和过度劳累等。进行适当的抗感染治疗和休息，肉眼血尿可以消失。如患者存在慢性扁桃体炎症时，可进行腭扁桃体摘除术。

3. 血尿和蛋白尿同时存在　血尿和蛋白尿同时存在，是大部分原发性 IgA 肾病尿检异常的表现形式。综合相关文献和我们的经验，根据不同的肾脏病理类型和临床表现，建议可采用如下治疗方案：①病理损伤较轻的局灶性节段性肾小球硬化（FSGS）等类型的患者，可采用 ACEI 和（或）ARB，和（或）加用口服的免疫抑制药物；②肾脏病理损伤未达到新月体肾炎的标准，但有较多小新月体的患者，可使用糖皮质激素和免疫抑制药；③临床表现为肾病综合征的患者，按肾病综合征治疗；④如患者存在感染征象，应进行抗感染治疗；⑤如果患者存在慢性扁桃体炎症改变，并确认与尿检异常加重有必然联系，建议摘除腭扁桃体，有时可收到较好疗效。

（四）常用的药物

1. 控制高血压的药物　IgA 肾病控制高血压的常用药物包括：ACEI/ARB、钙通道阻滞药、利尿药、β 受体阻滞药、α 受体阻滞药等。IgA 肾病的肾损伤可以导致高血压，而高血压本身又是加重肾损害的重要因素。ACEI/ARB 通过抑制血管紧张素系统（RAS），在减少 IgA 肾病患者的蛋白尿、保护残存肾功能、延缓其进展为终末期肾病等方面优于其他降压药。若患者血压不能达标，可联合使用其他降压药物。应结合患者的血压、肾功能、蛋白尿等临床表现使用该类药物。尽量做到既能控制高血压，又能控制蛋白尿；既能保护肾功能，又不出现低血压状态。对于不同状态的患者应采用不同的治疗方法。

（1）高血压，肾功能正常：对于 IgA 肾病合并高血压，但肾功能和血浆蛋白正常者，首选 ACEI 和和（或）ARB，可加用 CCB。按正常剂量使用，缓慢将血压降到患者能耐受的最低水平，力争尿蛋白转阴。

（2）血压及肾功能均正常：对于此类患者如血浆蛋白正常者，首选 ACEI 和（或）ARB。宜从最小剂量开始，逐渐加量至患者能耐受（无头晕乏力等症状），力争尿蛋白转阴。

（3）同时存在高血压及肾功能不全：对于血清肌酐＜ 265μmol/L 肾功能不全合并高血压但血浆蛋白正常的 IgA 肾病患者，可先予以 CCB+ 小剂量 ACEI 和（或）ARB，逐步将 ACEI 和（或）ARB 加量，并逐步取代 CCB。该方法的前提是患者的血清肌酐水平不增高并能耐受，力争尿蛋白转阴。

（4）血压正常，肾功能不全：对于血清肌酐＜ 265pmol/L 骨功能不全而血压及血浆蛋白正常的 IgA 肾病患者，可先从患者能耐受 ACEI 和（或）ARB 的最小剂量开始，逐步谨慎加量。该方法的前提是血肌酐水平不增高并能耐受，力争尿蛋白转阴。

（5）肾病综合征，低蛋白血症：对于大量蛋白尿，低蛋白血症的肾病综合征 IgA 肾病患者，谨慎或不使用 ACEI 和（或）ARB，以防止急性肾损伤的发生。

2. 糖皮质激素　IgA 肾病的临床和病理表现呈多样化，治疗需要遵循个体化的治疗原则。有观点认为蛋白尿持续 1g/24h 以上，在使用 RAS 系统阻滞药，血压得到良好控制的情况下，仍具备使用糖皮质激素的指征。对于中 – 重度蛋白尿患者，糖皮质激素的使用可以改善预后。但是糖皮质激素的使用剂量、方法、是否合用免疫抑制药，仍然需要根据患者的具体情况，制定合理的糖皮质激素使用方案。

3. 免疫抑制药　IgA 肾病如肾脏病理改变严重，如有广泛肾小球新月体形成时，肾功能进展往往很快，大量血尿、蛋白尿如单用糖皮质激素很难得到有效控制，为了尽可能地保护肾功能，防治疾病进展，需要与免疫抑制药联合使用。

（1）环磷酰胺：环磷酰胺不仅能杀伤增殖期淋巴细胞，也能影响某些静止期细胞，故使循环中淋巴细胞数目减少。B 细胞较 T 细胞对该药更为敏感。临床研究显示环磷酰胺对于组织增生严重的 IgA 肾病（系膜增生，新月体形成）效果明显。但部分患者因为不良反应太大而无法耐受治疗。使用环磷酰胺治疗前应检查血常规、尿常规、肝肾功能，然后每 2 周复查 1 次。在用药过程中，将白细胞控制在不低于 3.5×10^9/L、中性粒细胞不低于 2.0×10^9/L 的水平。环磷酰胺最常见的不良反应为消化道反应、脱发、骨髓抑制、继发性感染、出血性膀胱炎、性腺毒性等。应特别注意不良反应的发生，必要时停药。

（2）硫唑嘌呤：硫唑嘌呤系嘌呤类抗代谢药，是 6– 巯嘌呤的衍生物，通过干扰嘌呤代谢的所有环节，抑制嘌呤核苷酸的合成，进而抑制细胞 DNA、RNA 和蛋白质的合成。能同时抑制细胞免疫和体液免疫反应。IgA 肾病伴大量蛋白尿患者使用激素加硫唑嘌呤能减少蛋白尿及改善预后。但对于肾组织严重慢性化改变的患者，不主张使用激素加硫唑嘌呤的方案。在使用硫唑嘌呤的同时使用别嘌醇，则剂量需减少 25%，因为别嘌醇可抑制黄嘌呤氧化酶，从而影响硫唑嘌呤代谢。

（3）霉酚酸酯：霉酚酸酯是霉酚酸的酯类衍生物。霉酚酸酯口服后在体内迅速水解为活性代谢产物霉酚酸。霉酚酸是次黄嘌呤单核苷磷酸脱氢酶的抑制药，能抑制淋巴细胞的增殖和功能，包括抗体形成、细胞黏附和迁移。该药最大的优点是无明显的肝肾毒性。对于 IgA 肾病治疗效果的评定，还需更多的循证医学证据支持。

4. 雷公藤多苷　雷公藤多苷的主要成分包括雷公藤内酯甲、雷公藤三萜酸 B 和雷公藤三萜酸 A 等。雷公藤多苷具抗炎、免疫抑制、抗生育、抗肿瘤等活性。国内自 20 世纪 70 年代以来开始使用雷公藤治疗肾炎并积累了丰富的临床使用经验。已有许多研究证实，雷公藤多苷治疗微小病变、膜性肾病、IgM 肾病、IgA 肾病、紫癜肾炎、狼疮肾炎等均有疗效。雷公藤多苷对 IgA 肾病患者血尿和蛋白尿均有较好治疗效果。雷公藤多苷治疗肾小球肾炎的确切机制尚不明确，目前已对雷公藤多苷的药理作用进行了大量体内和体外的研究。现有的研究证实雷公藤多苷能抑制 T 细胞的增殖、诱导活化的 T 细胞凋亡。长期服用有可能引起肝功能损害、白细胞减少和性腺抑制等。服药期间要定期复查肝功能和血常规等。对于儿童和未生育的患者，不宜长期和大剂量的使用。

（五）腭扁桃体摘除术

IgA 肾病与黏膜免疫关系密切。IgA 肾病患者扁桃体感染后常常出现肉眼血尿或尿检异常加重。因此，对 IgA 肾病患者合并上呼吸道感染、胃肠道感染或其他部位感染时，应给予抗生素治疗；如尿检异常加重反复发作且与慢性扁桃体炎症关系密切，可考虑使用抗生素控制感染后，择期行腭扁桃体摘除术。国内外许多研究已证实 IgA 肾病患者摘除腭扁桃体后随访其尿检正常率、肾功能稳定率和肾脏生存率均高于对照组；循环中 IgA1 及 IgA 水平降低，重复肾活检示沉积于肾小球系膜区的 IgA 强度减弱，提示腭扁桃体摘除可能是 IgA 肾病治疗的有效手段。由于缺乏严格的随机对照临床试验结果，目前国际上对于腭扁桃体摘除治疗 IgA 肾病的意义仍存在争议。

八、预后

大量临床研究显示在确诊 IgA 肾病后，每年有 1% ~ 2% 的患者进展至终末期肾病。国外已有研究认为，IgA 肾病患者发病 10 年内正常肾功能维持率为 78% ~ 87%。近年已有资料表明，我国维持性血液透析患者中的 60% 以上为慢性肾小球肾炎，而 IgA 肾病几乎占到其中的一半，大多数均为青年和壮年患者。以上这些数据充分说明了 IgA 肾病预后的严重性，已引起我国肾脏病学者的高度重视。IgA 肾病作为一种全球发病率最高的原发性肾小球疾病，是导致终末期肾病的主要病因。控制 IgA 肾病的进展，改善该病的预后具有非常现实的临床意义。

影响 IgA 肾病预后的主要临床因素包括：①尿检异常的程度和复发频率；②发病时的年龄；③是否合并高血压及血压控制情况；④发病时肾功能情况等。

提示预后不良的肾脏病理类型和表现包括：①中、重度的系膜增生；②肾小球硬化及节段性肾小球硬化的比例较高；③新月体形成的数目较多；④小管间质炎症及纤维化范围较大；⑤血管炎症损伤较重；⑥增生硬化等。

改善 IgA 肾病预后主要措施包括：①积极寻找并控制导致疾病加重的各种诱因；②控制尿检异常并降低其发生的频率；③严格控制高血压，保护肾脏功能；④定期进行尿沉渣及肾功能检查，加强患者随访。

第十节　肾病综合征

肾病综合征（nephrotic syndrome，NS）是由一组具有类似临床表现，不同病因、不同病理改变的肾小球疾病构成的临床综合征，其基本特征是大量蛋白尿、低白蛋白血症、水肿和高脂血症。其中大量蛋白尿是肾病综合征的特征性表现和始动因素。一般认为，尿蛋白量在成年人≥ 3.5g/d，儿童≥ 50mg/(kg·d)，或将随机尿的尿白蛋白 / 肌酐（ACR）作为标准，ACR ≥ 2 200mg/g 定为大量蛋白尿的衡量标准。肾病综合征作为一个临床诊断，可以涉及多种不同疾病，既可为某种原发性肾小球疾病，也可为全身疾病的肾脏表现。因此，在诊断肾病综合征之后必须进一步明确其病因和病理类型，进而寻求有针对性的治疗方案。

一、流行病学

肾病综合征作为包括一组疾病的临床综合征，鲜有直接统计其患病率的数据资料，而有关临床表现为肾病综合征的各种原发疾病患病率的分析较为多见。肾病综合征在原发性肾小球疾病中占据重要地位，国外报道原发性肾小球疾病表现为肾病综合征者在 34% ~ 49.5%，国内报道为 40% 左右。其疾病谱存在很大的地区差异性，可能与环境、种族和肾活检指征有关。例如来自美国的报道认为，膜性肾病和局灶性节段性肾小球硬化各占原发性肾病综合征的 1/3，微小病变和 IgA 肾病约占 1/4，膜增生性肾小球肾炎很少见。日本的一项研究显示 IgA 肾病占 1/3 以上，局灶性节段性肾小球硬化仅占 10%。我国的研究显示，原发性肾病综合征中膜性肾病占到 29.5%，微小病变肾病 25.3%，IgA 肾病 20%，系膜增生性肾小球肾炎 12.7%，局灶性节段性肾小球硬化 6%，膜增生性肾小球肾炎 1.5%。目前尚无确切数据显示原发性肾病综合征与继发性肾病综合征的比例，据报道，目前继发性肾病综合征中糖尿病肾病所占比例最高，淀粉样变性肾病也较为常见。

儿童肾病综合征相对单纯，其原发性占 95% 以上，最常见病理类型为微小病变肾病，占到 80% 以上，其次是局灶性节段性肾小球硬化和膜性肾病。继发性因素以系统性红斑狼疮、过敏性紫癜、肝炎病毒感染等为主。

二、病因

一般而言，凡能引起肾小球滤过膜损伤的因素都可导致肾病综合征，遗传、免疫、感染、药物以及环境均可参与其中。根据病因首先可将肾病综合征分为原发性和继发性，其中原发性肾病综合征占主要地位，常见于微小病变、局灶性节段性肾小球硬化、系膜增生性肾小球肾炎、膜性肾病及膜增生性肾小球肾炎等病理类型；继发性肾病综合征指继发于其他系统疾病，肾病综合征仅为原发病的部分临床表现，可见于感染性、药物或毒物损伤，过敏性、肿瘤、代谢性、系统性及遗传性疾病等。其疾病谱也和年龄、地域、人种关系密切。例如西方尤其是黑种人局灶性节段性肾小球硬化所占比例可达 1/3 以上，而亚洲人种则以 IgA 肾病高发；儿童以微小病变肾病为主，老年人则以膜性肾病多见（如表 8-14 所示）。除外继发性肾病综合征，方可诊断原发性肾病综合征。

表 8-14　肾病综合征的好发年龄、分布及常见病因及病理类型

人群分布	原发性肾病综合征	继发性肾病综合征
儿童	微小病变性肾病	过敏性紫癜肾炎 乙肝病毒相关性肾炎 系统性红斑狼疮肾炎 先天性或遗传性肾炎
青少年	系膜增生性肾小球肾炎 膜增生性肾小球肾炎 局灶性节段性肾小球硬化	系统性红斑狼疮肾炎 过敏性紫癜肾炎 乙肝病毒相关性肾炎
中老年	膜性肾病	糖尿病肾病 肾淀粉样变性 骨髓瘤性肾病 淋巴瘤或实体肿瘤性肾病

三、发病机制

由于肾病综合征的病因与病理类型各不相同，发病机制也有所差异，很多引起肾病综合征的疾病本身的发病机制也未完全阐明。但不论原发病如何，肾病综合征的基本病理改变均为肾小球滤过屏障受损，对蛋白通透性增加导致大量蛋白尿的发生。以下仅就蛋白尿的发病机制进行讨论。

大量蛋白尿是肾病综合征最主要的临床特征。任何引起肾小球滤过膜通透性增高的疾病均可引起蛋白尿，即电荷屏障（如足细胞足突病变导致负电荷减少）和孔径屏障（滤过膜病变致其本身孔径变大）的异常，致部分带负电荷的白蛋白或血浆蛋白自肾小球滤过膜滤出，进而导致肾病综合征。

肾小球滤过膜由毛细血管内皮细胞、基底膜和脏层上皮细胞即足细胞构成。三层结构共同维持着肾小球的选择通透性，即对水、小分子物质、离子的通透性极高，而对白蛋白或分子量更大的蛋白分子通透性很低的屏障特性。

1. 足细胞　近年研究发现，足细胞是肾病综合征肾组织病变形成的主要受损靶细胞。它不仅参与构成滤过膜的机械屏障和电荷屏障，而且在维持肾小球毛细血管襻的正常开放、缓解静水压、合成肾小

球基底膜基质及维持其代谢平衡中起重要作用。因此，足细胞损伤不仅导致自身功能及结构异常，还将影响滤过膜其他组成部纷的结构和功能，最终导致肾小球病变进展。足细胞在基底膜上稳定附着和发挥正常功能需要一组足细胞相关蛋白来维持。根据蛋白的分布部位将其分为：裂孔隔膜蛋白、顶膜蛋白、骨架蛋白和基底膜蛋白。

2. 基底膜　基底膜含有大量带硫酸肝素链的蛋白多糖，携带大量负电荷，能阻止带负电荷的蛋白通过，是构成电荷屏障的主要成分之一。

3. 肾小球内皮细胞　在细胞腔侧表面也覆有带大量负电荷的蛋白多糖，如唾液酸糖蛋白和podocalyxin，其构成的电荷选择性在肾小球选择通透性上也发挥了重要作用。

总之，肾病综合征时，肾小球局部和（或）全身免疫、炎症异常反应如膜性肾病时足细胞表面膜攻击复合物 C5b-9 的形成，抑或局灶节段性肾小球硬化时，循环通透因子的影响，最终均导致肾小球滤过膜电子屏障和孔径屏障的损伤，使其出现选择通透性异常，导致大量蛋白尿形成。

四、病理生理

（一）大量蛋白尿

正常成年人每日尿蛋白排泄量 < 150mg。24h 尿蛋白定量 ≥ 3.5g 即可定义为大量蛋白尿。肾病综合征患者尿中出现大量蛋白，使尿液表面张力增高而导致尿中泡沫增多。在正常生理情况下，肾小球滤过膜具有电荷屏障和孔径屏障作用，大于 70kD 的血浆蛋白分子不能通过滤过膜。当发生病变尤其是电荷屏障受损时，肾小球滤过膜对血浆蛋白（多以白蛋白为主）的通透性增加，致使原尿中蛋白含量增多，超过近曲小管回吸收能力而出现蛋白尿。此外，尿蛋白量还受肾小球滤过率、血浆蛋白浓度、蛋白摄入量、高血压、药物（如非甾体类抗炎药、血管紧张素转化酶抑制药）等因素影响。例如，血浆白蛋白明显降低时，尽管肾小球滤过膜病变并无改变，但尿蛋白排出量也可降低。相反，当蛋白摄入量增加或静脉输注白蛋白时，尿蛋白排出量可一过性增加。

通常尿蛋白的排泄量可通过收集 24h 尿液进行检测，也可收集随机尿通过检测尿蛋白和肌酐的比值来进行评估。尿蛋白电泳或尿蛋白免疫电泳可检测尿蛋白的分子量大小，进而判断尿蛋白的选择性，对疾病的鉴别具有一定临床价值。例如低张血尿可导致红细胞溶解破坏，血红蛋白漏出造成假性蛋白尿；多发性骨髓瘤尿中排出大量轻链蛋白导致的蛋白尿等均可通过上述检查加以鉴别。

（二）低白蛋白血症

低白蛋白血症是肾病综合征第二个重要特征，主要是白蛋白从尿中漏出的结果。一般蛋白尿程度越重，血浆白蛋白水平越低，但两者并不完全平行。由于血浆白蛋白水平还与肝合成、肾小管重吸收及降解、饮食中蛋白质摄入等因素有关，因此对于多数患者来说，低白蛋白血症不能单用尿蛋白丢失来解释。一般情况下，大量白蛋白从尿中丢失时，肝脏对白蛋白合成代偿性增加，当增加程度不足以补偿尿中丢失，就会出现低白蛋白血症。例如合并肝脏受累，或是由于肾小管从原尿中摄取肾小球滤过的白蛋白并进行分解的能力增强，导致检测的尿蛋白定量低于实际丢失量。近期有学者提出，肾病综合征时血管壁对白蛋白的通透性增加，致白蛋白漏至组织间隙。此外，肾病综合征患者胃肠道黏膜水肿，食欲缺乏，蛋白摄入不足。还有学者指出消化道也可丢失白蛋白。上述原因均可导致血浆白蛋白水平下降。

低白蛋白血症时，组织间隙的白蛋白浓度下降更明显，以维持毛细血管胶体渗透压梯度差，此时患者血容量可正常，但对任何引起血容量减少的因素（如外科手术或应用利尿药等）敏感性明显增高，可导致肾前性氮质血症甚至低血容量性休克；低白蛋白血症对于以白蛋白结合形式存在于血液的药物药动学有一定影响，此时如常规剂量给药，将使血中游离药物浓度升高，易导致中毒；低白蛋白血症还可导致血小板聚集性增强。

除血浆白蛋白减少外，血浆的其他成分如免疫球蛋白、补体、抗凝血及纤溶因子、金属结合蛋白及内分泌激素结合蛋白也可不同程度地减少，引起患者发生感染、高凝血、微量元素缺乏、内分泌紊乱和免疫功能低下等。例如，少数肾病综合征患者出现甲状腺功能减退，随着糖皮质激素治疗后病情好转而得到纠正。部分患者出现血清 1，25-（OH）$_2D_3$ 水平下降，血清促红细胞生成素下降，凝血系统异常，低锌血症等表现。

（三）水肿

水肿的产生系由于血管内液体经毛细血管壁转移至组织间隙，并在组织间隙积聚所致。传统观点认为，低白蛋白血症时，血浆胶体渗透压下降，使水分从血管腔内进入组织间隙，导致水肿发生，此时患者血液和血浆容量减少，即“充盈不足”学说。同时，由于血容量相对不足，刺激心房和动、静脉等处的压力及容量感受器，反射性地引起交感神经兴奋性增高，肾素－血管紧张素－醛固酮（RAAS）系统及抗利尿激素分泌增加，心房钠尿肽（心钠素，ANP）分泌减少，促使肾脏对钠、水重吸收，进一步加重水肿。近年研究表明，事实上 50% 以上的患者血容量并不减少，血浆肾素活性正常或下降，因此，现在观点即“充盈过度”学说认为，肾小球滤过率下降及肾小管重吸收增加引起的钠水潴留是导致肾病综合征水肿的重要因素。水肿的形成是一个动态过程，以上两种学说可能均起一定作用。肾病综合征性水肿呈指凹性，与体位有关，以组织疏松及低垂部位明显，随重力作用而移动，卧位时以眼睑、枕部或骶部水肿为著，起床活动后则以下肢水肿明显，严重时可引起胸腔、腹腔、心包及纵隔的积液，甚至急性肺水肿。

（四）高脂血症

多数肾病综合征患者可出现高脂血症，一般以胆固醇升高最早，三酰甘油在血浆白蛋白低于 10 ~ 20g/L 时开始升高，并随肾病综合征进展而逐步加重。低密度脂蛋白、中间密度脂蛋白和极低密度脂蛋白在肾病综合征早期即可见升高，但高密度脂蛋白水平可正常、增高或降低。肾病综合征的高脂血症是否增加心血管并发症的危险性取决于高脂血症持续时间以及高密度脂蛋白胆固醇水平或是后者与低密度脂蛋白胆固醇的比值。一般认为，高脂血症是脂蛋白合成速度加快、清除减少或脂肪动员增加等综合因素的结果，例如低白蛋白血症致肝代偿性增加白蛋白合成的同时，脂蛋白合成也增加；肾脏对胆固醇中间代谢产物甲羟戊酸分解减少，使胆固醇前体物质增加，而肝中胆固醇合成限速酶羟甲基戊二酰辅酶 A 还原酶活性增加，加速了胆固醇合成；脂质降解酶如脂蛋白脂酶（LPL）活性下降，低密度脂蛋白受体数目减少致脂质分解受抑等。

高脂血症可引起局灶性肾小球硬化，其机制与肾小球及肾小管间质内脂蛋白沉积、氧化修饰的低密度脂蛋白毒性作用、刺激炎症介质产生、凝血、纤溶功能障碍以及增加基质合成等因素有关。

五、病理类型及临床表现

引起原发性肾病综合征的肾小球疾病主要病理类型包括：微小病变性肾病、局灶性节段性肾小球硬化（FSGS）、系膜增生性肾小球肾炎、膜性肾病及膜增生性肾小球肾炎。现就其不同病理改变和临床特点分别予以介绍。

（一）微小病变性肾病

光镜检查显示，肾小球基本正常，偶见上皮细胞肿胀，空泡样变性及轻度的节段性系膜细胞和基质增生。老年患者偶见肾小球硬化，但不超过肾小球总数的 5% ~ 10%。肾小管上皮细胞尤其是近曲小管上皮细胞可呈现脂肪变性或空泡变性，细胞内可见含有双折光的脂滴。肾小管可伴有小灶状萎缩，间质无明显病变，在成年特别是老年患者中可见到小血管壁内膜增厚。免疫荧光检查一般为阴性，有时可见到少量 IgM 在系膜区沉积。电镜检查显示的是本病特征性改变，即上皮细胞足突广泛融合与假绒毛样变性，也可有空泡变性及脂肪变性。肾小球基底膜正常，沿基膜两侧无电子致密物沉积。

微小病变性肾病占儿童原发性肾病综合征的 80% ~ 90%，占成年人原发性肾病综合征的 20% ~ 25%。男女比例约为 2 ：1，好发于儿童，成年人患病率降低，但老年人患病率又呈上升趋势。大部分患者突然起病，无明显诱因，水肿为首发症状，呈颜面及体位性水肿，严重者出现浆膜腔积液，大量蛋白尿；肉眼血尿极罕见，1/3 患者有镜下血尿；高血压在成年患者相对较多；本型较其他类型更易并发特发性急性肾衰竭，尤其是年龄在 50 岁以上的老年患者。本病 90% 的患者对糖皮质激素治疗敏感，但治疗缓解后复发率高达 60%。成年人治疗缓解率和缓解后复发率均低于儿童患者。

（二）局灶性节段性肾小球硬化

本型光镜检查特征为肾小球病变呈局灶性、节段性分布，表现为部分肾小球或肾小球的部分节段硬化，未受累的肾小球基本正常或仅轻度系膜增生。一般肾皮质深部或皮髓交界处的肾小球首先受累，仅侵及肾小球的 1 ~ 3 个血管襻。脏层上皮细胞增生、肿胀，严重时形成“假新月体”，见于本病的早期。随病变进展，硬化的肾小球逐渐增多，出现球性硬化，其余相对完好的肾小球代偿性肥大。肾小管 – 间质病变较常见，可表现为灶状肾小管萎缩、扩张伴间质纤维化和炎细胞浸润，小动脉管壁可增厚。免疫荧光检查显示，IgM 和 C3 呈粗颗粒状或团块状沉积于受累肾小球的病变部位，无病变的肾小球一般呈阴性或 IgM 和 C3 在系膜区沉积，IgG 和 IgA 沉积少见。电镜下肾小球脏层上皮细胞出现广泛的足突融合，并与肾小球基底膜脱离为本病的早期病变。受累肾小球内皮细胞下和系膜区有电子致密物沉积，在硬化的部位，有毛细血管的萎陷及电子致密物沉积。根据光镜下肾小球病变不同，局灶性节段性肾小球硬化可分为以下几型，如表 8–15 所示。

表 8–15 局灶性节段性肾小球硬化病理分型

病理类型	病理表现
经典型	早期多累及髓旁肾小球，节段病变可位于近血管极或周边襻，或两者同时出现，其中周边襻节段硬化以儿童型 FSGS 较常见，部分病例可伴球性硬化
门部型	近血管极处襻出现节段硬化和透明变性，其累及程度超过丝球体的 50%。与门部硬化相连的入球动脉常见透明变性。足细胞肥大和增生较其他类型少见
细胞型	节段性内皮细胞增生，单核细胞、巨噬细胞、淋巴细胞和中性白细胞漫润，致毛细血管襻腔塌陷、闭塞'可累及肾小球的任何部位，如门部和周边部。足细胞增生、肥大、空泡变性，甚至形成“假新月体”
顶端型	节段性病变位于尿极，可见肾小球毛细血管襻与尿极粘连，内皮细胞及足细胞增生，壁层上皮细胞伸入尿极近端小管中，非顶部病变的肾小球可表现为细胞型或经典型病变，部分病例见球性硬化
塌陷型	肾小球基底膜扭曲、塌陷、皱缩，毛细血管襻腔狭小，以球性塌陷较节段塌陷常见，单纯累及血管极少见，无内皮细胞、系膜细胞及基质增生，但足细胞肥大、增生、空泡变性或脱落至肾小囊腔，形成“假新月体”

局灶性节段性肾小球硬化可发生于任何年龄，但儿童及青少年多见，平均发病年龄为 21 岁，男性略多于女性。临床主要表现为肾病综合征，占原发性肾病综合征的 5% ~ 10%，10% ~ 30% 的病例可为非肾病性蛋白尿。镜下血尿和高血压多见，随病情进展逐渐出现骨功能受损，少数病例在起病时即有肾功能减退，可见肾性糖尿、氨基酸尿、肾小管性酸中毒等肾小管功能异常的表现。上呼吸道感染或预防接种可使临床症状加重。实验室检查为非选择性蛋白尿，免疫学检查血清补体正常，血 IgG 可降低，与大量蛋白尿从尿中丢失有关。

（三）系膜增生性肾小球肾炎

光镜检查显示，肾小球系膜细胞和系膜基质弥漫增生，按照增生程度可分为：轻、中、重度。轻度增生指增生的系膜宽度不超过毛细血管襻的直径，管腔开放良好；中、度增生指增生的系膜宽度超过毛细血管襻的直径，管腔不同程度受压；重度增生指系膜在弥漫性指状分布的基础上呈团块状聚集，伴肾小球节段性硬化。中、重度系膜增生性肾小球肾炎可见节段性系膜插入现象。肾小管 – 间质改变与肾小球病变平行，中、重度系膜增生性肾小球肾炎常伴有灶状肾小管萎缩和间质纤维化。免疫荧光检查根据肾小球系膜区沉积的免疫复合物不同分为 IgA 肾病和非 IgA 系膜增生性肾小球肾炎。前者以 IgA 沉积为主，后者常有 IgM、IgG 的沉积，均常伴有补体 C3 的沉积。呈弥漫性分布于整个肾小球。少数患者仅有 C3 沉积，极少数免疫荧光检查阴性。电镜检查可见肾小球系膜细胞及基质增生，电子致密物在系膜区和（或）内皮下细颗粒样沉积，肾小球基底膜一般正常，有时可见不规则增厚伴节段性足突融合。

本组疾病在我国患病率高，约占原发性肾病综合征的 30%。多见于青少年，男性多于女性。临床表现多样，常隐匿起病，可表现为无症状性血尿和（或）蛋白尿、慢性肾炎综合征、肾病综合征等，有前驱感染史者可呈急性起病，甚至表现为急性肾炎综合征。据报道 IgA 肾病患者约 15% 表现为肾病综合征，几乎所有患者均有血尿，而非 IgA 系膜增生性肾小球肾炎约 30% 表现为肾病综合征，约 70% 伴有血尿，常为镜下血尿。

（四）膜性肾病

光镜病理特点是上皮下免疫复合物沉积，肾小球基底膜弥漫增厚，免疫荧光检查显示，IgG 和 C3 呈弥漫性颗粒状沿肾小球毛细血管壁沉积，很少有 IgM 和 IgA 沉着，特发性膜性肾病几乎无系膜区沉积。早期可仅有 IgG 沉积，晚期可呈阴性，Clq 或 C4 阳性提示补体经典途径激活。随着疾病进展，免疫荧光染色强度减低，逐渐变浅甚至阴性。一般无内皮细胞、系膜细胞及基质或上皮细胞增生，亦无炎细胞浸润。根据病变进展程度分为四期（表 8-16）。

表 8-16　膜性肾病病理改变及分期

分期	光学显微镜检查	电子显微镜检查
Ⅰ期	肾小球基底膜空泡变性，Masson 染色可见上皮下嗜复妞蛋白沉积	肾小球基底膜基本正常，可见较小而分散的电子致密物沉积，主要位于足突间隙
Ⅱ期	肾小球基底膜不均匀增厚，钉突样改变，上皮下嗜复红蛋白沉积，颗粒大而弥漫	多数电子致密物沉积于上皮下及基底膜内，上皮细胞足突广泛融合
Ⅲ期	肾小球基底膜明显增厚，链环状结构形成，上皮下多数嗜复红蛋白沉积	肾小球基底膜高度增厚，多数电子致密物沉积，系膜基质增生，上皮细胞足突广泛融合
Ⅳ期	肾小球基底膜不规则增厚，管腔狭窄，系膜基质增多，节段性或球性硬化	肾小球基底膜重塑，三层基本结构消失，电子致密物吸收使基底膜呈虫蚀样，系膜基质增多，血管腔闭塞，最终发展为肾小球硬化
Ⅴ期	肾组织病变基本恢复正常	

在成年人原发性肾病综合征中膜性肾病占 25% ~ 30%，可发生于任何年龄，30 ~ 50 岁为高发，男性多于女性。常隐袭起病，85% 表现为肾病综合征，20% ~ 25% 呈无症状性蛋白尿，30% ~ 50% 有镜下血尿，20% ~ 40% 有不同程度的高血压及肾功能受损，但约有 25% 的患者可完全自发缓解，缓解大多出现在发病的前 3 年。蛋白尿程度及持续时间是影响自然病情发展的重要因素。本病患者易发生血栓栓塞并发症，尤其是肾静脉血栓形成，发生率在 50% 左右，可为单侧或双侧、急性或慢性起病。

（五）膜增生性肾小球肾炎

光镜下基本病理改变为，肾小球系膜细胞及基质弥漫增生并沿内皮细胞下插入、基底膜弥漫性增厚呈“双轨征”，免疫荧光示 IgG（或 IgM）和 C3 呈颗粒样在系膜区及毛细血管壁沉积，电镜下可见电子致密物在系膜区、内皮下或上皮下沉积，根据电子致密物的沉着部位及基底膜病变的特点可分为三型，见表 8-17。

表 8-17　原发性膜增生性肾小球肾炎的病理分型及特点

	Ⅰ型	Ⅱ型	Ⅲ型
光学显微镜检查	系膜增生最严重，可分隔肾小球呈分叶状，内皮下有嗜复红蛋白沉积，可使毛细血管闭塞	与Ⅰ型相似，但系膜插入现象较轻	与Ⅰ型相似，但内皮下和上皮下均有嗜复红蛋白沉积，并可见基底膜钉突形成
免疫荧光检查	IgG 和 C3 颗粒样或团块样沉积于系膜区和毛细血管壁，肾小球呈花瓣样	以 C3 为主，团块或细颗粒样沉积于系膜区和毛细血管壁 C3 伴或不伴 IgG 及 IgM	毛细血管壁也可在系膜区沉积

（续　表）

	Ⅰ型	Ⅱ型	Ⅲ型
电子显微镜检查	内皮下可见插入的系膜细胞和系膜基质并伴大块电子致密物沉积，襻腔狭窄，足突融合	电子致密物沿肾小球基底膜致密层和系膜区沉积，偶见上皮下呈驼峰状沉积	与Ⅰ型相似，但内皮下和上皮下均可见电子致密物沉积

本病占原发性肾小球疾病的10%～20%，主要见于儿童及青少年，5岁以下及60岁以上的患者少见。50%～60%患者表现为肾病综合征，常伴镜下血尿；20%～30%患者有上呼吸道前驱感染，表现为急性肾炎综合征，Ⅱ型更多见；其余病例可为无症状性血尿和（或）蛋白尿。据报道，起病时30%的患者有轻度高血压，20%出现肾功能损害。病情多持续进展，在导致终末期肾衰竭的肾小球肾炎中，本病占25%以上。

六、并发症

（一）感染

感染是肾病综合征的常见并发症，多隐匿起病，临床表现不典型，是导致肾病综合征复发或疗效不佳的主要原因之一，与患者免疫功能紊乱、全身营养状况下降以及应用糖皮质激素治疗有关。常见感染部位为呼吸道、泌尿道、消化道及皮肤。常见的致病菌有肺炎球菌、溶血链球菌和大肠埃希菌等。其他如结核杆菌、病毒（疱疹病毒等）、真菌的感染机会也明显增加。在严重肾病综合征伴大量腹水时，易在腹水的基础上发生自发性细菌性腹膜炎（spontaneous bacterial peritonitis，SBP）。其发生率在儿童明显高于成年人。严重者可导致死亡，应予高度重视。

导致感染的相关因素有以下几个方面：①血浆IgG水平降低，在非选择性蛋白尿时，IgG从尿中丢失，在肾小管上皮细胞重吸收后分解代谢增加，由淋巴细胞合成IgG减少；②补体成分如B因子及D因子下降，血浆调理素水平下降；③细胞免疫异常，血浆中T细胞活力下降，白细胞趋化能力下降；④低锌血症导致淋巴细胞功能及胸腺素水平下降；⑤浆膜腔及皮下积液导致对感染的易感。⑥糖皮质激素和免疫抑制药的应用加重了对细菌与病毒的易感性。

（二）血栓栓塞

血栓栓塞是肾病综合征最严重的、致死性并发症之一，其发生与血液浓缩、高脂血症造成的血液黏稠度升高以及肝脏合成纤维蛋白原和部分凝血因子增加等因素有关，而且肾病综合征时血小板功能亢进，应用强利尿药及长期大量糖皮质激素均加重高凝血状态。肾病综合征常见的血栓栓塞部位是肾静脉，可为单侧或双侧，膜性肾病者发生率最高，可达50%，大多数为亚临床型，无临床症状，但也可发生严重的蛋白尿、血尿甚至肾衰竭。肾静脉血栓有急、慢性之分。急性肾静脉血栓临床表现为：单侧腹部绞痛、肉眼血尿、尿蛋白增多、肾功能急剧恶化；而慢性肾静脉血栓症往往没有任何症状。肾静脉血栓的诊断以肾静脉造影最为确切，无创伤性的超声检查适用于临床一般性无症状患者的筛查。此外，肾病综合征患者还可出现下肢深静脉血栓，在成年人发生率为6%，表现为两侧肢体不对称性肿胀。腋静脉、锁骨下静脉血栓较为少见。动脉栓塞更为少见，但可累及全身各处大、小动脉，有时可引起严重后果，如心肌梗死、肢体坏死或脑梗死等。文献报道肺栓塞的检出率为10%～20%，但多数患者呈亚临床型。

肾病综合征的血栓倾向可能与以下几方面因素有关：①凝血与纤溶系统失衡：促血栓形成因素增高，如纤维蛋白原水平，凝血因子Ⅱ、Ⅴ、Ⅶ、Ⅷ、Ⅹ水平升高，抗血栓物质减少，抗凝血酶Ⅲ（AT-Ⅲ）减少，蛋白C和S水平下降。纤溶酶原水平下降，纤溶酶与纤维蛋白的交互作用受损。②血液黏滞度增加，血管内皮损伤。高脂血症、血小板增生及黏附度增加，血容量不足，均可进一步加重内皮细胞损伤，使血栓风险增加。

（三）急性肾衰竭

1．肾前性急性肾衰竭　肾病综合征时可因有效血容量不足而致肾灌注减少，导致肾前性氮质血症，经扩容利尿后可恢复。或应用血管紧张素转化酶抑制药类药物导致肾小球灌注压降低。

2. 特发性急性肾衰竭　少数病例可出现急性肾衰竭，表现为无明显诱因的少尿或无尿，扩容利尿无效，多见于微小病变性肾病，可能与一方面肾间质高度水肿压迫肾小管，大量蛋白管型阻塞肾小管腔，管腔内高压引起肾小球滤过率骤然减少，另一方面肾小管上皮细胞缺血和大量重吸收、分解白蛋白而出现重度脂肪变性导致急性肾小管坏死有关。称之为特发性急性肾衰竭，多见于中老年患者。

3. 其他　肾病综合征患者合并感染或用药导致急性肾小管坏死；合并双侧急性肾静脉血栓引起急性肾衰竭；呈肾病综合征表现的急进性肾小球肾炎或病理类型发生转型等导致的急性肾衰竭等。

七、诊断与鉴别诊断

（一）确定是否为肾病综合征

诊断标准：尿蛋白定量≥ 3.5g/24h；血浆白蛋白≤ 30g/L；水肿；高脂血症。其中前两项为必备条件。

（二）确认病因

除外继发性和遗传性疾病后才能诊断为原发性肾病综合征，为及时明确诊断，在无禁忌证的情况下应积极行肾活检以明确病理类型，指导治疗，评估预后。

（三）判断有无并发症及肾功能情况

肾病综合征可为原发性和继发性。如考虑为继发性应积极寻找病因，在排除继发性肾病综合征之后才能诊断为原发性肾病综合征。在儿童应着重除外遗传性疾病、过敏性紫癜肾炎、乙型肝炎相关性肾小球肾炎等；中青年患者应注意除外结缔组织病、感染、药物引起的继发性肾病综合征，如狼疮肾炎等；老年人则应着重除外代谢性疾病、肿瘤继发的肾病综合征，如糖尿病肾病、骨髓瘤肾病等。原发性肾病综合征也并非独立疾病，在肾活检基础上完善病理类型的诊断对于指导治疗，评估预后尤为重要。原发性肾小球肾炎所致的肾病综合征常见病理类型包括：微小病变性肾病、局灶节段性肾小球硬化、系膜增生性肾小球肾炎、膜性肾病、膜增生性肾小球肾炎。

通常一些特异性实验室检查可高度提示特定疾病，有助于肾病综合征的病因诊断。例如一些免疫学指标（抗核抗体、抗双链 DNA、ANCA、免疫球蛋白等）检测对系统性疾病的鉴别意义很大。肿瘤标志物（CEA、AFP、NSE，PSA 等）的检查有助于老年患者实体肿瘤的筛查。病毒指标（HBV、HCV、HIV 等）的检测可除外一些感染相关性肾病。血清及尿液免疫固定电泳、骨髓穿刺活检对血液系统疾病导致肾病的鉴别具有重要意义。如骨髓瘤肾病的尿中轻链蛋白增多，尿液免疫固定电泳可提示异常 M 蛋白。另外，尿蛋白电泳分析尿蛋白性质对推测肾小球滤过膜病变部位具有参考价值，如微小病变性肾病多为选择性蛋白尿，以白蛋白漏出为主，提示主要为电荷屏障受损；而膜性肾病则为非选择性蛋白尿，尿中除白蛋白，还有 IgG 等大分子的蛋白成分，提示滤过膜孔径屏障的损伤。尿常规检测是否合并血尿对病理类型的鉴别亦有帮助，如系膜增生性肾小球肾炎、膜增生性肾小球肾炎常合并血尿。因此，详细的询问病史、查体和实验室检查对于肾病综合征的诊断和鉴别具有重要意义。临床上常见的继发性肾病综合征有以下几种，应积极加以鉴别。

过敏性紫癜：好发于青少年，有典型的皮肤紫癜，可伴关节痛、腹痛及黑粪，多在皮疹出现后 1 ～ 4 周出现血尿和（或）蛋白尿，典型皮疹有助于鉴别诊断。

狼疮肾炎：好发于青中年女性，根据多系统受损的临床表现和免疫学检查可检出多种自身抗体，一般不难明确诊断。

糖尿病肾病：好发于中老年，表现为肾病综合征，患者糖尿病病史常达 10 年以上，有高血压及糖尿病眼底病变，病史及眼底病变有助于鉴别诊断。

肾脏淀粉样变性：肾淀粉样变性是全身多器官受累的一部分，好发于中老年。原发性患者病因不明，主要累及心、肾、消化道、皮肤和神经；继发性患者常继发于慢性化脓性感染、结核、恶性肿瘤等疾病，主要累及肾、肝和脾等器官。肾受累时体积增大，常表现为肾病综合征，需行肾活检确诊。

骨髓瘤肾病：好发于中老年，男性多见。患者可有多发性骨髓瘤的特征性临床表现，如骨痛，血清单株蛋白增高，蛋白电泳 M 带及尿本周蛋白阳性，骨髓象显示浆细胞异常增生达 15% 以上，此类患者可呈肾病综合征，典型的影像学检查有溶骨破坏或病理性骨折等，可助鉴别诊断。

八、治疗

肾病综合征治疗包括特异性（即糖皮质激素、细胞毒药物或其他免疫抑制药）治疗及非特异性治疗，特异性治疗是降低蛋白尿，治疗肾病综合征的核心环节，需根据不同的临床、病理类型制定相应的治疗方案。非特异性治疗包括一般治疗、对症治疗和并发症治疗。

（一）一般治疗

1. 休息　肾病综合征患者立位时肾素 – 血管紧张素 – 醛固酮系统和交感神经系统兴奋，可加重水钠潴留，而卧位时肾血流量增加，有利于利尿，故宜卧床休息，但应保持适度床上及床旁活动，以防肢体血管血栓形成。水肿消失，一般情况好转后可起床活动。

2. 饮食治疗　肾病综合征患者常伴胃肠道水肿及腹水，影响消化吸收，应进食易消化、清淡、高热量、高维生素食物。

3. 钠盐摄入　肾病综合征患者水肿时严格限制钠盐的摄入量，食盐以每日 2 ~ 3g 为宜。应用利尿药尤其是襻利尿药时应注意预防低钠血症的发生。

4. 蛋白质摄入　研究表明高蛋白饮食可加重肾小球高滤过状态，加速肾小球硬化和肾小管 – 间质纤维化，但对于肾病综合征患者是给予高蛋白饮食纠正低蛋白血症还是给予低蛋白饮食保护肾功能，目前尚有争议。一般主张，在肾病综合征早期及肾功能正常时，蛋白摄入以 0.8 ~ 1.0g/（kg · d）为宜，对于慢性肾病综合征患者，蛋白摄入应控制在 0.6 ~ 0.8g/（kg · d），但均应以优质蛋白为主。

5. 脂肪摄入　对高脂血症患者应给予低脂饮食，即胆固醇摄入不超过 200mg/d，脂质供热应少于总热量 30 ~ 35kcal/（kg · d）的 30%，但由于不饱和脂肪酸体内不能合成，且其代谢产物（如 PGE_2、PGI_2、TXA_2）具有血管活性作用，故脂质摄入中不饱和脂肪酸含量应达到总热量的 10%。植物油脂含不饱和脂肪酸较多，胆固醇及饱和脂肪酸较低，深海鱼油富含亚麻酸（不饱和脂肪酸），适合于肾病综合征患者食用。另外，还要多食富含植物纤维的食物，尤其是富含可溶性纤维（燕麦、米糠等）的食物，有助于降低血脂。

6. 其他　铜、锌等元素参与体内许多酶的合成，当从尿中丢失或肠道吸收障碍，可导致蛋白质代谢障碍，生长发育停滞，伤口愈合缓慢及免疫功能降低等，故应注意补充。食物中黄豆、萝卜、大白菜、扁豆、茄子、小麦、小米锌含量较高，而猪肉、芝麻、菠菜、黄豆、芋头、茄子铜含量较高，可选择食用。肾病综合征患者易出现低钙血症，应注意多食含钙多的食物（如奶及奶制品、各种豆类制品等）。

（二）对症治疗

1. 水肿的治疗　一般患者于限盐及卧床之后即可达到利尿消肿的目的，对于上述处理效果不佳者，可选择性应用利尿药治疗。在给予利尿药之前应判断患者的血容量状态。血容量正常或增高的患者可使用利尿药来改善水肿症状，而表现为血容量减少的患者必须在有效扩容的前提下使用利尿药。患者的血容量状态可通过一些临床表现和指标来进行判别，如表 8–18 所示。

表 8–18　患者血容量状态的判别

	低血容量型	高血容量型
尿素氮、尿素氮 / 肌酐比值	增高	降低
尿渗透压	增高	降低
血浆肾素、醛固酮、精氨酸加压素水平	增高	降低
尿钠浓度	$<$ 20mmol/L	$\geq$ 20mmol/L
心率增快、血压降低、血细胞比容升高等血容量不足的临床表现	存在	无

（1）利尿治疗的原则：①利尿治疗不宜过快过猛，以免造成血容量不足，加重血液高黏倾向，诱

发血管栓塞；②渗透性利尿药在少尿时应慎用，因其可导致肾小管上皮细胞变性、坏死，诱发“渗透性肾病”，导致急性肾衰竭；③因血浆制品可增加尿蛋白排泄，加重肾损害，故不主张频繁应用。在患者出现少尿，合并较重感染时，可酌情合理应用。

（2）利尿药的选择：目前常用的利尿药有襻利尿药、噻嗪类利尿药、保钾利尿药及渗透性利尿药。对于轻度水肿，多应用噻嗪类利尿药和（或）保钾利尿药，而对于中、重度水肿患者多选择襻利尿药。利尿效果不好的可联合应用噻嗪类利尿药，以阻断肾单位不同部位钠的重吸收，两类药物具有协同效应。襻利尿药中最为常用的为呋塞米。呋塞米可口服也可静脉给药，对于口服效果不佳的患者可采用静脉给药。静脉给药分为静脉推注和持续滴注，有学者研究指出：持续静脉滴注呋塞米较一次性静脉注射呋塞米更有效、更安全。一次性大剂量静脉推注呋塞米会导致血容量剧烈的波动和血浆呋塞米峰浓度过高，严重影响血循环的稳定性，而持续静脉滴注呋塞米，可避免峰一谷效应，使每小时排尿量相对恒定，更符合正常生理。

渗透性利尿药如右旋糖酐 -40（低分子右旋糖酐）是葡萄糖的聚合物，平均分子质量为 40kD，不易渗出血管，可提高血浆胶体渗透压，扩充血容量，具有渗透性利尿作用。该药还能抑制血小板和红细胞聚集，降低血液黏滞性，并对凝血因子Ⅱ有抑制作用，因而能防止血栓形成和改善微循环，临床可用于血容量相对不足的肾病综合征患者的消肿治疗。但由于其可致肾小管上皮细胞空泡变性、坏死，诱发渗透性肾病，导致急性肾衰竭，少尿的患者应慎用。

另外，对于血容量相对不足的肾病综合征患者在单纯应用利尿药治疗效果不佳的情况下是否给予白蛋白静脉滴注，目前仍有不同意见。有人认为白蛋白可使分泌至肾小管的利尿药的量增加，改善了利尿药抵抗。已有研究证实，联合使用白蛋白可增强呋塞米的排钠作用。但亦有学者提出，白蛋白价格昂贵，有引起血源性感染、过敏性休克等严重并发症的可能。且它的使用并不能达到预期的改善低蛋白血症的作用，反而会造成“蛋白超负荷性肾病”，。白蛋白的使用可能使蛋白尿加重，肾功能进一步减退。有研究显示，输注白蛋白量越多，肾病达到完全缓解所需的时间越长，若每日输注白蛋白超过 209，对肾脏的损伤作用尤为显著。因此，建议肾病综合征合并明确的血容量不足、严重的水肿和低白蛋白血症的情况下可使用白蛋白。但不建议长期连续使用，可重复使用，多为隔天应用。

对于上述利尿治疗无效的全身严重水肿，或伴有浆膜腔积液，影响呼吸、循环功能，或伴有急性左心衰竭、肺水肿的患者可实施单纯超滤或连续性血液净化治疗。对于利尿效果不好的患者暂停利尿药治疗，给予短时间歇血液净化治疗，可为肾损害恢复创造条件，同时为恢复对利尿药的敏感性提供时间。

2. 减少尿蛋白　大量研究已经证实，血管紧张素转化酶抑制药（ACEI）及血管紧张素Ⅱ受体拮抗药（ARB）类药物通过扩张出球小动脉降低肾小球内压，进而减少尿蛋白的排出。还有一些药物也被用来治疗蛋白尿，但其疗效和安全性尚未取得足够证据，一般不作为常规治疗。如肾素 - 血管紧张素 - 醛固酮系统另外两种拮抗药：醛固酮受体拮抗药与肾素拮抗药，有研究显示两药联合 ACEI 和（或）ARB 在减少蛋白尿方面均有叠加作用，但仍需更多循证医学证据予以支持。另如中药雷公藤降尿蛋白效果较为肯定，但其安全剂量与中毒剂量较为接近，应用须谨慎，在肾病综合征治疗一般不作为首选。

3. 降脂治疗　高脂血症不但增加了心血管并发症的发生率，还可加速肾小球硬化，因此目前多认为对于肾病综合征的高脂血症应予积极干预。以羟甲基戊二酰单酰辅酶 A（HMG-CoA）还原酶抑制药为首选，常用制剂有洛伐他汀、辛伐他汀、阿托伐他汀等，该类药物以降低胆固醇为主；对于以三酰甘油增高为主者，可应用苯氧酸类药物，如非诺贝特、苯扎贝特等。用药期间应定期复查肝功能。肾病综合征缓解，低蛋白血症纠正后，高脂血症可自然缓解，此时则无须继续降脂药物治疗。

4. 抗凝血治疗　目前对于肾病综合征是否预防性给予抗凝血药物治疗尚缺乏循证医学证据，也未达成共识。一般认为，对于具有明显的血液浓缩，血脂增高，血浆白蛋白低于 20g/L，纤维蛋白原（FIB）> 400g/L，并应用大剂量糖皮质激素及利尿药的肾病综合征患者有必要给予抗凝血治疗。常用的药物有肝素、双香豆素类及抗血小板聚集类药物。

（三）特异性治疗

免疫抑制治疗是目前肾病综合征的最主要治疗手段，常用药物有三类，包括糖皮质激素（泼尼松、泼尼松龙）、细胞毒类药物（环磷酰胺、苯丁酸氮芥等）以及免疫抑制药（霉酚酸酯、硫唑嘌呤、环孢素、他克莫司、来氟米特等）。治疗用药的选择、组合、剂量以及疗程均应依据病理类型、临床表现等因素而定，目前尚无统一方案。

1. 糖皮质激素　是治疗肾脏疾病的主要药物，可能通过抗炎、抑制免疫反应，抑制醛固酮和抗利尿激素分泌，影响肾小球基底膜通透性等综合作用而发挥其降低蛋白尿的疗效。肾病综合征激素治疗应掌握“始量要足、减量要缓、维持要长”的原则。常用药物为泼尼松，在有肝损害或水肿严重时，可更换为对应剂量泼尼松龙口服或静脉输注。激素治疗期间应密切监测激素副作用的发生，如感染、类固醇性糖尿病、消化道溃疡、生长发育抑制、骨质疏松、股骨头无菌性缺血性坏死等，以便及时预防和处理。根据患者对激素治疗的反应，可分为激素敏感型（足量激素治疗 8 ~ 12 周缓解），激素依赖型（激素减量期间复发 2 次，或停药 1 个月内复发），激素抵抗型（对足量激素治疗无反应），频繁复发（6 个月内复发 2 次以上或 1 年内复发 3 次以上），其后续治疗也要随之调整。

在原发性肾病综合征中，不同的病理类型对激素的治疗反应不尽相同。一般来讲，微小病变性肾病和轻度系膜增生性肾炎单独应用糖皮质激素反应较好，按照正规治疗方案，大部分患者可获得临床缓解。而对于膜性肾病、局灶性节段性肾小球硬化、膜增生性肾小球肾炎，单用激素往往难以获得完全缓解，需要联合使用其他免疫抑制药治疗。

2. 其他免疫抑制药　除糖皮质激素外，肾脏疾病的治疗中常需要联合其他免疫抑制药治疗，主要用于难治性肾病综合征或因激素不良反应难以长期坚持的患者。目的是尽可能减少激素的用量和疗程；对频繁复发、激素依赖及激素抵抗的患者联合用药可能获得较为满意的疗效，改善肾脏病的长期预后。常用药物有以下几种。

（1）环磷酰胺：为氮芥与磷酰胺基结合而成的化合物，能选择性抑制 B 淋巴细胞，大剂量也能抑制 T 淋巴细胞，还可能抑制免疫母细胞，从而阻断体液免疫和细胞免疫反应。给药方法包括口服（100 ~ 150mg/d，分 2 ~ 3 次口服）、小剂量隔日静脉注射（每次 200mg，隔日静脉注射）及大剂量冲击（0.4 ~ 1.0g/m2，每月 1 次静脉滴注，6 个月后改为每 3 个月 1 次）三种，累计总量均达 6 ~ 8g。目前并不能证明哪种方案更为有效，静脉给药副作用较口服相对较小，大剂量冲击治疗由于累积剂量时间长，对于改善疾病远期预后有肯定疗效。主要不良反应为骨髓抑制和肝损伤，以及消化道反应、性腺功能抑制、脱发、出血性膀胱炎、诱发肿瘤等。

（2）苯丁酸氮芥：又名瘤可宁，是一种细胞毒性烷化剂，作用机制与环磷酰胺相同，治疗效果也和环磷酰胺无明显差别，一般用于环磷酰胺的替代治疗。常用剂量为 0.2mg/（kg・d），分 2 次口服，累计总量不超过 10mg/kg。主要不良反应是骨髓抑制、性腺毒性、可诱发血液系统肿瘤，偶见肝损伤和皮疹。无膀胱毒性，亦不导致脱发。

（3）霉酚酸酯（麦考酚酸酯，mycophenolatemofetil，MMF），商品名骁悉，是一种新型免疫抑制药，在体内水解为具有免疫抑制活性的霉酚酸（MPA）而发挥作用。可通过非竞争性可逆性抑制次黄嘌呤单核苷酸脱氢酶（IMPDH），即嘌呤从头合成途径的限速酶，阻断鸟嘌呤核苷酸的从头合成途径，从而选择性抑制 T、B 淋巴细胞的增殖，减少抗体产生，抑制细胞毒 T 淋巴细胞的形成。通过抑制细胞表面黏附分子的表达而发挥抗炎作用。口服吸收完全，个体差异小，无需监测血药浓度。目前已被广泛用于防治各类实体器官移植免疫排斥。近年来的研究表明，其用于难治性肾病综合征的治疗也取得了较好的疗效。国内外多中心观察性研究均证实，对于微小病变性肾病及系膜增生性肾炎中激素依赖或抵抗型，MMF 联合糖皮质激素有肯定疗效，对于膜性肾病、局灶节段性肾小球硬化、膜增生性肾炎中激素抵抗型，亦有一定疗效，可用于环磷酰胺等药物无效或有严重副作用时。但目前仍被作为二线用药，亦不推荐单独使用。起始应用剂量为 1.5g/d（体重≥ 70kg 者推荐 2.0g/d，体重≤ 50kg 者，推荐 1.0g/d），每天分两次空腹服用。其短期副作用较环磷酰胺及环孢素等其他免疫抑制药为轻，主要有感染、骨髓抑制、胃肠道反应等，尤其可发生一些致命性重症感染，应特别引起重视。

（4）钙调磷酸酶抑制药：包括环孢素（CsA）和他克莫司。环孢素是从多孢木霉菌和核孢霉素的代谢产物中提取，其免疫机制主要是选择性抑制 T 辅助细胞的产生和释放，抑制 T 辅助细胞表达 IL-1 受体，抑制 IL-2 的产生及 T 细胞产生干扰素，还可抑制已与抗原或致有丝分裂素作用的淋巴细胞表达 IL-2 受体，环孢素 A 对细胞的抑制作用是可逆的，停药后作用消失，对骨髓造血功能和吞噬细胞的免疫功能没有明显的影响。主要用于原发性难治性肾病综合征，其中对微小病变最佳，对系膜增生性肾小球肾炎、局灶性节段性肾小球硬化及膜性肾病也有一定疗效。通常作为治疗原发性肾病综合征的二线用药，而对于儿童原发性肾病综合征和对糖皮质激素有顾虑者也可作为一线用药。但对于治疗前血肌酐已升高或病理提示明显肾小管间质病变的患者应慎用。药物用法：成年人起始每日剂量 3 ~ 4mg/kg，最大剂量 < 5mg/（kg·d），儿童为 150mg/m^2，最大剂量 < 200mg/（m^2·d），分 2 次口服，1 ~ 2 周起效，最大疗效 1 ~ 3 个月，一般 3 个月后缓慢减量，疗程 6 个月左右，服药期间需监测血药浓度，其谷值维持在 100 ~ 200ng/kg。单用环孢素治疗复发率高，临床常需联合用药。该药不良反应主要有肝肾毒性、高血压、多毛症、震颤、牙龈增生、恶心、腹泻等。其毒副作用多呈剂量依赖性，减量或停用后可以恢复。因此在环孢素的长期使用过程中应注意检测肝肾功能和血药浓度。他克莫司（FK506）与环孢素作用机制相似，已广泛用于防治器官移植后排异，近年来初步用于肾病治疗也取得了较好的疗效，常用剂量为 0.1mg/（kg·d），分 2 次空腹服用，维持血药浓度在 5 ~ 15ng/mL，病情缓解后减量，疗程 6 ~ 12 个月。常见不良反应为肾毒性、血糖升高、感染等。

（5）来氟米特（Leflunorrude）商品名为爱若华，是一种新型免疫抑制药，是具有抗增生活性的异噁类免疫抑制药，其免疫作用机制主要是通过抑制二氢乳酸脱氢酶的活性，选择性阻断嘧啶的从头合成途径，从而影响活化淋巴细胞的嘧啶合成，还可以抑制酪氨酸激酶的活性，阻断炎症细胞信号传导。此外，还可通过抑制核因子 KB（NF-KB）激活，阻断炎症细胞因子的表达；抑制抗体的产生和分泌；抑制细胞黏附；调节 Th1/Th2 平衡等方面来发挥免疫抑制作用。基础和临床试验证实，本药能有效预防、控制急性排异反应，联合用药逆转慢性排异反应，在内科主要治疗自身免疫性和免疫介导的疾病，较为肯定的是用于类风湿关节炎，可以达到长期病情缓解。

来氟米特用于肾脏疾病治疗的研究才刚刚起步，由于其副作用小，价格相对低廉，具有广阔的应用前景。初始负荷剂量为 50 ~ 100mg/d，连续 3d 后改为维持剂量 20 ~ 30mg/d，若副作用大，不能耐受，可降至 10mg/d。该药常见不良反应包括胃肠道反应、皮疹、可逆性脱发、一过性转氨酶上升和白细胞减少等，大多数在减药或停药后恢复。

近年来，根据循证医学的研究结果，针对原发性肾病综合征的不同病理类型，提出相应治疗方案如下。

1. 微小病变性肾病　微小病变肾病大多数对糖皮质激素敏感，往往单用糖皮质激素治疗即可取得较为满意的效果。

儿童常规诱导缓解期常用泼尼松或泼尼松龙 60mg/（m^2·d）或 2mg/（kg·d），每日最大量不宜超过 80mg，连续应用 4 ~ 6 周，随后改维持量，即隔日剂量为 40mg/（m^2·d），维持 4 ~ 6 周，总疗程 8 ~ 12 周，以后泼尼松剂量每月隔日递减 5 ~ 10mg 至停用。糖皮质激素的用法、用量和疗程很不一致，但成功的关键在于起始剂量要足，逐渐减量要缓，维持时间要长。减量过程中出现复发，应立即加量到能维持缓解水平的剂量。

对于成年患者，常规诱导缓解期剂量为泼尼松或泼尼松龙 1mg/（kg·d），最大量一般不超过 60mg/d。因成年人糖皮质激素治疗肾病综合征的缓解率明显低于儿童患者，故诱导缓解期较儿童长，常需 6 ~ 8 周，也有主张 8 ~ 12 周。以后逐渐减量，每 2 ~ 3 周减少原用量的 5% ~ 10%，维持治疗 6 个月，减至每日 10 ~ 15mg，改为隔日顿服，继续减量至最小有效量，维持 6 ~ 12 个月。

微小病变性肾病在初治取得缓解后易复发。对于偶尔复发者，可重复初治方案进行治疗。对于复发频繁或在初治 6 个月内即复发者宜将其他免疫抑制药与激素联合应用，以达到减少复发、增强疗效的目的。大量研究证实，环磷酰胺具有明确的降低微小病变性肾炎复发的作用。而对于激素抵抗的患者合用环磷酰胺效果有限。循证医学证据提示，对于难治性肾病综合征，应用环孢素往往有效，对于激素依赖和抵抗的部分患者可达到完全或部分缓解。蛋白尿缓解后维持治疗 1 ~ 2 年，密切监测血药浓度和肾功能，环孢素治疗 6 个月无效应考虑换用其他药物。霉酚酸酯和他克莫司对于上述治疗无效的部分患者可能有效，仍需大样本随机对照研究予以证实。

2. 局灶性节段性肾小球硬化　目前免疫抑制药仍为治疗局灶性节段性肾小球硬化的主要药物，虽然其疗效明显弱于微小病变性肾病和系膜增生性肾小球肾炎等病理类型，但是近 20 年的大量回顾研究结果显示，激素治疗足够剂量和疗程可增加局灶性节段性肾小球硬化的缓解率达 50% 以上。只是起效较慢，中位数缓解时间在 4 个月左右，因而建议激素治疗应持续 4 ~ 6 个月，超过 4 ~ 6 个月无效才称为激素抵抗。对于频繁复发、初治无效、激素依赖或不适宜应用大剂量糖皮质激素的局灶性节段性肾小球硬化患者最好应用细胞毒药物，可选用环磷酰胺、苯丁酸氮芥。环磷酰胺 2mg/（kg · d）联合激素治疗 2 ~ 3 个月可能获得更稳定的缓解。对激素抵抗的患者，目前最有效的治疗包括环孢素 3 ~ 5mg/(kg·d)，持续治疗 6 个月，可能诱导部分患者取得缓解。目前有限的研究显示，霉酚酸酯联合激素治疗对部分局灶性节段性肾小球硬化有效，可更快诱导临床缓解，降低激素不良反应的影响。他克莫司（FK506）近年来也实验性地用于局灶性节段性肾小球硬化的治疗，对于环磷酰胺和环孢素疗效不佳者可能有效。

3. 膜性肾病　少部分膜性肾病患者可自然缓解，而大多数不能自然缓解的患者经免疫抑制治疗后效果并不理想。2004 年一项关于免疫抑制治疗成年人特发性膜性肾病的 Meta 分析，入选了 8 个 RCT 研究，包括 1 025 例患者，结果显示口服糖皮质激素并未取得好的治疗效果。且多年来大量循证医学研究已得出结论，不支持单独给予特发性膜性肾病患者糖皮质激素治疗，激素联合细胞毒药物可能有一定疗效。在诸多配伍方案中，Ponticelli 的意大利方案备受关注。这是一项设计严谨的前瞻性随机对照研究。结果证实，激素联合苯丁酸氮芥（MP+CH）方案对降低特发性膜性肾病蛋白尿有效，随后，作者又对比了激素联合环磷酰胺（MP+CTX）和 MP +CH 的疗效，结果显示，MP+CTX 方案有效，甚至优于 MP+CH 方案。另外，一些小规模研究提示，环孢素和霉酚酸酯也可用于上述治疗效果不佳的患者，为特发性膜性肾病的治疗增加了一些选择。

4. 系膜增生性肾小球肾炎　当尿蛋白定量在 2.0g/d 以上或表现为肾病综合征的患者，应按微小病变肾病中应用糖皮质激素的治疗方案，50% 左右的患者可完全缓解。对于多次复发、对糖皮质激素抵抗或部分缓解患者，应加用细胞毒药物。

5. 膜增生性肾小球肾炎　本病患者对单纯免疫抑制药治疗基本无效，而同时合用抗血水板聚集药和 ACEI/ARB 类药物有一定效果。一般认为，对于大量蛋白尿或肾病综合征而肾功能正常的膜增生性肾小球肾炎患者可应用标准疗程的糖皮质激素和（或）其他免疫抑制药治疗 1 个疗程后，无论是否有效，均应及时减量。

（四）并发症的治疗

1. 感染　一般不主张应用抗生素预防感染，因为通常效果不佳，且容易导致耐药性和继发真菌感染。一旦发现感染，应给予对致病菌敏感、强效且无肾毒性的抗生素积极治疗，有明确感染灶者应尽快去除。因此，对于肾病综合征，尤其是一些高危易感者，应积极预防感染的发生。

2. 血栓及栓塞并发症　抗凝血是治疗肾静脉血栓的基础，可有效阻止血栓增大，改善蛋白尿和患肾功能，同时预防致命性肺栓塞的发生。在抗凝血治疗的基础上，患者自身的纤溶系统将发挥作用，使肾静脉血栓部分或全部溶解。对已确诊为肾静脉血栓或高度可疑的患者，均应选择抗凝血治疗。抗凝血治疗需长期进行，在肾静脉血栓症状缓解后，仍应口服抗凝血药物（如华法林）至少 6 个月。

肝素是国内目前最常用的抗凝血药物，可加速 AT- Ⅲ凝血酶复合物对部分凝血酶和凝血因子的灭活。应用肝素时应注意剂量的个体化，以使活化部分凝血活酶时间（APTT）延长至正常对照值的 1.5 ~ 2.5 倍为宜。其主要不良反应是出血，多在用药剂量较大时出现，出现后应立即停用，并予鱼精蛋白中和。与肝素相比，低分子肝素具有皮下注射吸收完全、生物利用度高（ > 80%）、半衰期长、副作用小和不需要实验室监测等优点，疗效至少与普通肝素相似，目前在临床应用普遍。

除了上述抗凝血药物，抗血小板药物通过抑制血小板聚集和释放也可用来防止血栓形成。抗血小板药物可防止血栓进展，在肾静脉血栓的治疗中常与抗凝血药物配合使用。常用抗血小板药物包括阿司匹林、双嘧达莫、噻氯匹定等。

对肾病综合征合并急性肾静脉血栓形成的患者，加用溶栓治疗能够较单纯抗凝更快、更彻底地清除血栓，恢复肾血流，保护患肾功能。在发病早期，特别是血栓形成后 1 ~ 2d 溶栓疗效更为理想。近年有学者认为即使不了解血栓形成的确切时间，溶栓治疗仍是有必要的，至少对正在形成的血栓有效。溶栓可通过外周静脉给药和肾动、静脉置管局部给药两种途径完成。一般认为，局部给药在疗效方面优于全身给药。尤其对于合并急性肾衰竭或局部症状（如胁腹部疼痛）严重的患者，应首选局部溶栓。在给药方式上，小剂量持续静脉滴注适用于慢性肾静脉血栓以及临床症状较轻的急性患者，大剂量全身或局部冲击给药则适用于急性、重症静脉血栓患者，如双侧肾静脉血栓或合并其他部位如腔静脉血栓形成。

3. 急性肾衰竭　对已发生急性肾衰竭的患者，首先应尽快明确病因，及时纠正肾功能损害因素，病因不清时应行肾活检。此外，应积极对症治疗，可采取以下措施：加强利尿如应用襻利尿药后，通常可使肾功能显著好转或恢复；但对于由于利尿药治疗导致血容量不足引起肾功能下降的患者，应停用利尿药，并及时扩容纠正血容量不足，尿量多可增加，肾功能恢复。对于扩容利尿无效、已达透析指征的患者应给予血液净化治疗，肾病综合征合并急性肾衰竭者大多数可逆，预后良好，极少数转变为不可逆性肾损害。

九、预后

肾病综合征患者的预后与很多因素相关。根据病理类型、临床表现、并发症以及对治疗的反应不同，存在着很大差异。

微小病变性肾病长期预后较好，50% 可在数月内自发缓解，90% 的患者对激素治疗反应良好，但治疗缓解后复发率高。存在血尿和高血压的患者激素抵抗的发生率高，预后也较差。该病理类型的肾病综合征患者 10 年存活率 > 95%，死亡者大多为老年人，多为不正确使用激素和细胞毒药物，发生感染导致死亡。若反复发作或长期大量蛋白尿得不到控制，病理类型可转变为系膜增生性肾小球肾炎，进而为局灶性节段性肾小球硬化，最终发展为尿毒症者约为 3%。

局灶性节段性肾小球硬化被认为和微小病变性肾病属同一疾病的不同阶段，但其预后却截然不同。有 25% ~ 40% 70 患者在 10 ~ 15 年或以后可进展至终末期肾病，且肾移植后 20% ~ 30% 的患者可复发。一般小儿和对激素治疗有反应或血清 C3 水平升高者预后较好。而持续大量蛋白尿、伴难以控制的持续高血压、发病时肾功能已受损的患者预后不佳。肾脏组织病理改变伴有弥漫系膜增生、肾小球血管极硬化、肾间质炎症细胞浸润伴纤维化、小动脉壁透明样变性者预后差。

特发性膜性肾病对治疗的反应虽然不佳，但多数患者的预后相对较好，约 1/4 患者的病情可自然缓解。与特发性膜性肾病预后有关的因素包括：儿童优于老年人，很少走向肾衰竭；女性优于男性，治疗缓解率高；大量蛋白尿持续时间长伴高血压、起病时肾功能已受损的患者预后差。膜性肾病的病理分期不能反映疾病进展的严重程度，但出现肾小管 – 间质严重病变者预后差。

系膜增生性肾小球肾炎根据免疫病理可分为 IgA 肾病和非 IgA 系膜增生性肾小球肾炎，其中 IgA 肾病是我国最常见的原发性肾小球疾病之一。部分患者可表现为肾病综合征。影响其预后的不良因素有：起病时即伴有高血压或肾功能受损；持续大量蛋白尿 2 年以上；对免疫抑制药治疗效果不明显；肾脏病理改变为重度系膜增生伴肾小球硬化、肾小管萎缩及间质纤维化。

原发性膜增生性肾小球肾炎为慢性进展性疾病，有 6% ~ 20% 的病例临床长期缓解，30% ~ 40% 为持续性尿检异常但肾功能保持正常，25% ~ 50% 的患者在 10 年内进入终末期肾衰竭。一般认为，尿蛋白量大者，预后差；Ⅱ型预后较Ⅰ型差；临床伴有高血压及肾功能损害者预后差；肾脏组织学改变伴有新月体形成或肾小管 – 间质损害者预后差。有报道，肾移植术后Ⅱ型膜增生性肾小球肾炎复发率（75% ~ 100%）明显高于Ⅰ型（20% ~ 30%），但病情进展缓慢，不易发展为肾衰竭。

第九章

继发性肾小球疾病

第一节　ANCA 相关性血管炎肾损害

一、概述

ANCA 相关性血管炎是成人原发性小血管血管炎的最常见类型，因与抗中性粒细胞胞浆抗体（Anti-Neutrophil Cytoplasmic Antibody，ANCA）有关而得名。它包括显微镜下多血管炎（Microscopic Polyangiitis，MPA）、韦格纳肉芽肿（Wegener’s Granulomatosis，WG）、变应性肉芽肿血管炎（即 Churg-Strauss Syndrome），某些药物也可诱导 ANCA 相关性血管炎的发生。MPA、WG 和变应性肉芽肿血管炎肾脏受累分别占 90%、80% 和 45%。血管炎相关性肾损害是指小血管炎和毛细血管炎所致的肾损害，ANCA 相关性血管炎肾损害病理表现主要为局灶节段坏死性肾小球肾炎，临床可出现血尿、蛋白尿及急慢性肾功能不全等肾脏受累表现。其发病机制尚未完全阐明，现在认为 ANCA、T 细胞和其他免疫活性细胞以及它们所分泌的细胞因子共同参与了血管壁的损伤过程。血管炎临床表现变化多端，除肾脏以外，常累及多器官系统，加上其相对较低的发病率，易造成漏诊和误诊，及时的治疗对于避免肾脏等重要器官的进行性损伤及降低患者的死亡率有重要的意义，因此应该尽量做到早期诊断，合理治疗。

二、诊断

（一）病史采集要点

1. 起病情况　患者多为中老年，男性稍多于女性。多数起病隐匿，少数表现为疾病的快速进展。早期可出现一些全身非特异症状，如发热、关节痛、肌痛、乏力、皮疹、纳差、体重减轻等。患者可能因为血管炎肾外表现就诊于相关科室如因听力下降到耳鼻喉科就诊，检查中发现血尿、蛋白尿、肾功能不全。

2. 肾损害表现　ANCA 相关性血管炎肾损害主要症状表现为血尿、蛋白尿、管型尿，尤其是红细胞管型及急慢性肾功能不全，可以表现为急性肾炎甚至急进性肾炎或是慢性肾衰竭，但较少出现肾病综合征范围的蛋白尿。几乎所有患者都有血尿，甚至还有明显的肉眼血尿，后者多见于肾脏受损严重者，如新月体性肾炎。

3. 肾外表现　其他器官系统受累较常见，如皮肤紫癜、皮疹、溃疡；累及肺部可出现咳嗽、咳痰、咯血、胸痛、呼吸困难，过敏性哮喘则是变应性肉芽肿血管炎早期较为特征的表现；韦格纳肉芽肿常最先出现上呼吸道症状，表现为鼻塞、鼻窦部疼痛、鼻腔血性或脓性分泌物，甚至出现耳鸣、耳聋、耳膜穿孔；眼部受累可表现为结膜炎、角膜溃疡及巩膜炎等；神经系统受累常可出现肢体乏力、麻木、疼痛等周围神经炎或颅神经受损表现，甚至可以有中枢神经系统受累的表现，如昏迷、脑膜刺激征等；关节痛也较常见；累及消化道可出现恶心、呕吐、腹痛、腹泻、便血等症状。肝脏、心脏、胆囊、胰腺、甲状腺等可受累出现相应临床症状。

4. 既往病史　应注意近期有无感染史。有无可引起继发性血管炎的其他疾病，如系统性红斑狼疮、过敏性紫癜、类风湿性关节炎、冷球蛋白血症等。过敏性鼻炎及哮喘等变态反应病史对于提示变应性肉芽肿性血管炎有很大帮助。详细询问用药史也是必要的，例如抗甲状腺药物丙硫氧嘧啶可诱发 ANCA 相关性血管炎。因此，对于有甲亢等可能使用上述药物的患者，应详细询问有关病史。慢性丙型肝炎是继发性冷球蛋白血症的主要原因，故尚需询问是否有乙型、丙型肝炎等病史。

（二）体格检查要点

1. 一般情况　可有低热，血压升高，对于肺部受累及者，可能有气促、发绀、呼吸加快。

2. 皮肤、黏膜　最常见的为可触及的紫癜，也可有丘疹、水疱及溃疡形成，好发于下肢。可伴水肿。

3. 头部　一些患者可能最先表现为“红眼”（结膜炎）或“鼻炎”，因此体检时应注意有无结膜炎、角膜炎及视力减退。鼻窦区有无压痛，鼻腔有无脓血性分泌物，有无鼻中隔偏曲。有无听力障碍。

4. 肺部　叩诊注意有无胸腔积液、肺实变的改变，听诊肺部有无异常呼吸音及啰音。

5. 心脏　叩诊有无心界扩大，听诊有无心音改变、附加心音及杂音，注意有无心律失常。

6. 四肢、关节　继发于冷球蛋白血症者可有雷诺现象，注意有无关节肿胀畸形。

7. 神经系统　有无浅感觉异常、麻木、痛觉过敏，有无病理征，

（三）门诊资料分析

1. 尿液检查　血尿、蛋白尿、细胞管型，尿沉渣相差显微镜检查可见多数畸形红细胞，提示肾小球源性血尿。血尿的程度常常与肾脏炎症反应的程度呈正比，而尿蛋白的量通常达不到肾病综合征范围，以少到中等量为主。

2. 血常规检查　伴或不伴正常细胞性贫血，常有血白细胞数增多，中性粒细胞比例增高，易误诊为细菌感染。由于 ANCA 与中性粒细胞关系密切，有人认为中性粒细胞的激活与本病的发病有关，也可能是细菌感染激活中性粒细胞，触发了本病的发生或进展。变应性肉芽肿血管炎多有血嗜酸性粒细胞升高（> 10%），有时伴血小板增多。

3. 血生化检查　常有血尿素氮、肌酐升高，还可有肾功能不全的其他生化改变，如高钾血症、高磷血症、低钙血症、酸中毒（阴离子间隙增大、CO_2 结合力下降、HCO_3^- 浓度降低等）。有呕吐、纳差者可有低钾血症和低钾低氯性碱中毒。

（四）继续检查项目

1. ANCA 检查　结合临床，ANCA 阳性有利于血管炎的诊断，常用间接免疫荧光和 EUSA 两种测定方法。间接荧光法将患者的血清与正常人的中性粒细胞共同孵育，若患者血清中有 ANCA，则血清可和中性粒细胞胞浆结合，利用荧光标记的抗体进行标记，可以检测到患者血清中是否有能与正常人中性粒细胞胞浆结合的抗体，因而称为抗中性粒细胞胞浆抗体。根据免疫荧光的显示模式，可将 ANCA 分为胞浆型 ANCA（cytoplasmic ANCA，cANCA）和核周型 ANCA（perinuclear ANCA，pANCA）。研究发现 pANCA 是在用固定剂固定中性粒细胞过程中人为因素造成的假象，其抗原仍在胞浆中。随后研究表明 cANCA 的主要的相对应的抗原为位于中性粒细胞的蛋白酶 -3（Proteinase 3，PR-3），而 pANCA 针对的抗原主要为中性粒细胞的髓过氧化物酶（Myeloperoxidase，MPO）。利用 PR-3 或 MPO 作为抗原，通过酶联免疫吸附法（ELISA）可以准确地测定血中是否有 cANCA 或 pANCA。间接免疫荧光法测定 ANCA 法有较高的敏感性，但其特异性较差，有时易将抗核抗体（ANA）误测定为 ANCA，而出现假阳性，而 ELISA 法测定的 cANCA（也称 PR3-ANCA）或 pANCA（也称 MPO-ANCA）则具有较高的特异性，但敏感性较差。因此，间接荧光法有助于筛选，而 ELISA 法则有利于确证。通常临床上将两者同时测定，可大大增加测定的敏感性和特异性。韦格纳肉芽肿 80% ~ 90% 为 cANCA 阳性，余 pANCA 阳性，敏感性与活动度 / 病变范围有关。MPA 约 70% pANCA 阳性，少数 cANCA 阳性。虽然 cANCA 倾向于韦格纳肉芽肿的诊断而 pANCA 倾向于 MPA 的诊断，但单凭 ANCA 鉴别 WG 和 MPA 有一定难度。变应性肉芽肿血管炎阳性率约 50%，以 pANCA 为主。值得注意的是部分病例（约 10%）可为 ANCA 阴性，应结合

临床和病理做出诊断。另外 ANCA 也可在某些药物诱发的血管炎、抗 GBM 肾炎、风湿性疾病如系统性红斑狼疮及自身免疫性胃肠道疾病如溃疡性结肠炎中也可出现阳性，多为 pANCA，但滴度常不高。

2. 抗肾小球基底膜抗体　可用于急进性肾炎表现时排除抗 GBM 抗体引起的急进性肾炎（Ⅰ型急进性肾炎）。

3. 其他血液指标　可有血沉加快、CRP、RF 升高等非特异性改变，且常于疾病的活动程度相关，血清 C3 多正常。怀疑血管炎诊断的患者，常需检测乙型和丙型肝炎的血清学标记、血冷球蛋白测定以排除继发性血管炎。对年轻女性还需测定抗 dsDNA 抗体和 ANA 抗体以排除系统性红斑狼疮。

4. 胸部 X 线或 CT 检查　肺部受累可见肺有片状浸润影，也可有单发或多发结节，部分可伴空洞形成，有时不易与肺结核或肺癌鉴别。反复肺部受累者，可表现为弥漫性肺间质纤维化。如合并肺出血，X 线胸片可见大片肺实变阴影，发展迅速。

5. 肾脏 B 超　了解肾脏大小及结构变化。双肾大小有助于判断疾病的进程，在以急性病变为主时，双肾体积增大；到疾病后期，由于肾脏有较明显的纤维化，双肾体积正常或缩小，肾实质回声增高。

6. 组织学检查　宜尽快肾活检。典型的血管炎肾损害主要表现为局灶节段坏死性肾小球肾炎，肾小球毛细血管袢纤维素样坏死较常见，伴广泛新月体形成、肾小球囊基底膜断裂和严重肾小管间质炎症。肾小球和肾小管间质浸润的炎症细胞包括了各种细胞成分，有中性粒细胞、嗜酸性粒细胞、淋巴细胞、单核细胞和巨噬细胞，甚至可见到多核巨细胞，呈肉芽肿样改变，有时可见小动脉也受到累及，未受累及的肾小球可以比较正常。由于血管炎病程可呈发作 - 缓解交替的慢性过程，故肾活检时可见新鲜的活动性病变和慢性病变共存，常见的活动性病变有纤维素样坏死、细胞增生和细胞性新月体，而纤维性新月体、肾小球硬化和肾间质纤维化则为慢性病变。免疫荧光染色一般呈阴性或微弱阳性（寡免疫，Pauci-immune）。偶尔可见散在 IgM 和 C3 沉积。在新月体或血栓中可有纤维蛋白原染色阳性。电镜下没有电子致密物（抗原抗体复合物）沉积。

7. 有其他器官受累及的表现者（如眼、耳、鼻、口腔、肺或神经系统）　请相应专科会诊，考虑做相应部位的组织活检，比如鼻或喉部的活检。

（五）诊断要点

血管炎起病可以比较缓慢，表现为非特异症状，如乏力、纳差、消瘦等，易被忽略。加上本病可累及各器官，临床表现变化多端，也易被误诊，需要临床医生提高警惕性。对于年龄比较大，临床表现为肾炎综合征（血尿、蛋白尿）的患者，特别是有肾外病变和肾功能急剧恶化的患者，应注意本病的可能。临床上表现有系统性血管炎、呼吸道肉芽肿性炎症及肾小球肾炎三联征，实验室检查 ANCA 阳性，考虑诊断为韦格纳肉芽肿。根据美国风湿学会 1990 年韦格纳肉芽肿分类诊断标准：①鼻或口腔炎症：痛或无痛性口腔溃疡、脓性或血性鼻分泌物；②胸部 X 线异常：胸片示结节、固定浸润或空洞；③尿沉渣异常：镜下血尿（> 5 个红细胞 /HP），或红细胞管型；④病理：动脉壁、动脉周围或血管周围区域有肉芽肿炎症。上述四项有两项阳性可诊断韦格纳肉芽肿。本诊断标准是在对 ANCA 不了解的背景下制定出来的，有学者认为 ANCA 的检测和组织活检对韦格纳肉芽肿的诊断具有十分重要的意义。病变组织活检示小血管的坏死性血管炎或肾小球肾炎，不伴肉芽肿的形成，累及多个系统，实验室检查 pANCA 阳性，考虑诊断为 MPA。患者出现系统性血管炎表现的同时出现哮喘者应高度怀疑变应性肉芽肿血管炎，外周血嗜酸性粒细胞增多，病变组织活检示肉芽肿性血管炎伴嗜酸性粒细胞浸润则可以确诊。美国 1990 年变应性肉芽肿血管炎分类诊断标准为：①哮喘；②外周血嗜酸性粒细胞增多，> 10%（白细胞分类）；③单发性或多发性单神经病变或多神经病变；④游走性或一过性肺浸润；⑤鼻窦病变；⑥血管外嗜酸性粒细胞浸润。具备上述四条或四条以上即可考虑本病诊断，同样本标准也是在对 ANCA 没有足够认识之前制定，因而没有考虑到 ANCA 在诊断中的作用，在应用时需注意。

（六）临床类型

ANCA 相关性血管炎根据临床及病理表现，可以分为：①显微镜下多血管炎（MPA）；②韦格纳肉芽肿（WG）；③变应性肉芽肿血管炎（即 Churg-Strauss Syndrome）。

（七）鉴别诊断要点

注意与一些临床表现或肾脏病理表现相似的疾病鉴别。

1. 急性肾小球肾炎　和血管炎肾损害表现相似，但急性肾小球肾炎表现为血尿、蛋白尿、水肿、高血压等急性肾炎综合征，多有前驱链球菌感染史，好发于儿童，血清抗链球菌溶血素 O（ASO）滴度升高，伴有 C3 浓度下降，8 周后 C3 恢复至正常。而血管炎肾损害多见于老年人，肾外表现比较明显，血补体 C3 不低，ANCA 阳性等可资鉴别。若诊断有困难，可行肾活检确诊，肾脏病理急性肾小球肾炎为毛细血管内增生性肾小球肾炎，光镜下通常为弥漫性肾小球病变，以内皮细胞及系膜细胞增生为主要表现，急性期可伴有中性粒细胞和单核细胞浸润。病变严重时，增生和浸润的细胞可压迫毛细血管壁使管腔狭窄或闭塞。肾小管病变多不明显，但肾间质可有水肿及灶状炎症细胞浸润。免疫病理检查可见有 IgG 和 C3 呈粗颗粒状沿毛细血管壁和（或）系膜区沉积，而 ANCA 相关性血管炎少有免疫荧光阳性者。

2. 抗 CBM 抗体引起的急进性肾炎　多表现为前驱感染后出现血尿、蛋白尿、水肿、高血压，少尿和肾功能短期内迅速下降。血抗 GBM 抗体阳性，ANCA 通常阴性，肾活检光镜表现与血管炎引起的相似，但病变步调较血管炎肾损害一致，即病变的新旧程度比较一致，且通常无小血管炎的表现。而 ANCA 相关性血管炎肾损害也可表现为急进性肾炎（新月体肾炎）。由于血管炎的病理可呈发作－缓解的慢性过程，所以肾活检可见到新鲜的活动病变，如纤维素样坏死和细胞性新月体，也可见到慢性病变，如纤维性新月体、肾小球硬化和肾间质纤维化。免疫荧光可见 IgG 和 C3 沿肾小球毛细血管壁呈线状沉积，可资鉴别。

3. 狼疮性肾炎　常见类似的全身症状，如发热、皮疹、关节痛及多器官系统受累表现，肾脏常累及，但其多见于 20 ~ 40 岁育龄女性，血清抗核抗体阳性如抗 ANA、抗 dsDNA 阳性，补体 C3 多降低，肾活检可见从轻微病变至肾小球硬化的各种病理类型，根据 2003 年 ISN/RPS 标准将狼疮性肾炎分为Ⅰ ~ Ⅳ型，以Ⅳ型（弥漫增殖型）最多见，肾小球系膜和内皮细胞弥漫增生，同时可有膜增生性病变、新月体形成、“铁线圈”病损和苏木素小体，免疫荧光呈现“满堂亮”，可见肾小球（毛细血管壁和系膜区）、间质及血管广泛免疫球蛋白（主要为 IgG，伴少数 IgM、IgA）及补体沉积。而 ANCA 相关性肾损害主要表现为局灶节段性坏死性肾小球肾炎，很少有内皮细胞增生，免疫荧光呈无或很弱阳性。必须指出，ANA 抗体能和中性粒细胞的细胞核结合，导致用免疫荧光检测 ANCA 时表现出类似 pANCA 的荧光模式，易误以为 pANCA 阳性。进一步进行 MPO-ANCA 检测有助于鉴别诊断，注意一些系统性红斑狼疮患者也可有 MPO-ANCA 阳性。

4. 过敏性紫癜肾炎　任何年龄都可发病，以青少年多见，男性发病略多于女性，春秋发病多见，通常与机体对某些致敏因素反应有关，如感染、食物或某些药物等，30% ~ 50% 患者发病前有上呼吸道感染症状，可出现过敏性紫癜四联症即皮肤紫癜、消化道症状、关节痛和肾小球肾炎，且皮肤紫癜比较有特征性，易于鉴别。肾脏病理表现类似与 IgA 肾病，免疫荧光显示肾小球系膜区 IgA 和 C3 沉积，而 ANCA 相关性血管炎肾脏无或很少有免疫荧光沉积，此外过敏性紫癜一般 ANCA 阴性。

5. 药物诱发的血管炎　PTU、甲巯咪唑、肼苯达嗪、米诺环素，少见如青霉胺、别嘌醇、普鲁卡因胺、氯氮平、苯妥英、利福平、异烟肼等均可诱发血管炎的发生，可有 ANCA 阳性，多为 pANCA，根据相关服药史可资鉴别，且药物所致的血管炎一般病情较轻，ANCA 的滴度较低。

6. 另外类风湿性关节炎、Goodpasture 综合征，冷球蛋白血症等　均可出现类似的临床表现，可以根据类风湿因子、抗 GBM 抗体、血冷球蛋白等指标进行鉴别。

7. 肺部受累有时需要与结核、肺部肿瘤相鉴别　根据相关病史、实验室检查如痰找抗酸菌、PPD 皮试、痰找癌细胞和血癌胚抗原（CEA）及必要时的组织活检一般可明确诊断。

三、治疗

（一）治疗原则

1. 积极诱导缓解　ANCA 相关性血管炎累及多个器官，肾脏常表现为局灶节段性坏死性肾小球肾炎，进展较快，不及时治疗易导致肾功能不可逆损伤。因此，一旦确诊后，应尽快给予积极治疗，以期短期内使病情迅速缓解，控制炎症反应，使病情稳定。

2. 防治并发症 ANCA 相关性血管炎累及多个器官常可致严重的伴发症。例如肺部毛细血管炎导致的肺出血，病情凶险，患者肺弥散功能受损，表现为严重的低氧血症（Ⅰ型呼吸衰竭），是决定患者生存的重要因素，应注意防治。

3. 维持治疗、防止复发 ANCA 相关性血管炎的一个重要特点是非常容易复发。因此，在积极治疗达到缓解后不能松懈，需积极进行维持治疗和必要的监测以巩固疗效，防止复发。

4. 注意药物治疗的副反应 ANCA 相关性血管炎患者年龄往往较大，而治疗血管炎的治疗方案却是比较强烈的免疫抑制治疗，加上这些患者常有肾损害，对药物的排泄能力下降，患者易出现比较严重的毒副反应。因而强调个体化治疗，即根据患者的体质、疾病的活动程度、病变的范围、起病的急缓、肝功能、是否有其他慢性疾病如糖尿病、胃溃疡等以及患者的经济情况制定个体化的治疗方案，并进行积极的监测，以期达到将可能的副反应减少到最低。

（二）治疗计划

1. 一般治疗 急性期应适当卧床休息，待肉眼血尿消失、水肿消退及血压恢复正常后逐步增加活动量。有水肿、高血压者，予以无盐或低盐饮食。不建议患者进食袋盐，后者常为钾盐，可加重肾衰竭的高钾血症。氮质血症时应限制蛋白质摄入，并以优质动物蛋白为主，尽量减少植物蛋白。对于严格控制蛋白摄入者，可补充 α 酮酸以防止蛋白营养不良，另注意补充维生素。明显少尿的急性肾衰竭患者需限制液体入量，但若有透析支持，则对液体摄入的限制可以适当放宽。尿少时还应注意避免摄入过多含钾的食物，如橙、香蕉、冬菇、木耳等。避免进食杨桃，后者可使肾衰竭患者出现神经系统损害，甚至昏迷。

2. 对症治疗

（1）利尿消肿：钠水潴留可以引起水肿、高血压，甚至急性心力衰竭等。经限制钠、水入量后，仍有水肿、高血压，应加用利尿剂。常用的利尿剂有噻嗪类，但当肾小球滤过率 < 25mL/（min・1.73m^2）时，需要使用强有力的袢利尿剂如呋塞米等。呋塞米可以口服或静脉注射，30min 起效，作用仅 4 ~ 6h，必要时可用 20 ~ 40mg，每日 2 ~ 3 次，有时可能需要较大剂量，应注意大剂量呋塞米对听力的副作用。还可以加用血管解痉药，如小剂量多巴胺，加强利尿效果。一般不使用渗透性利尿剂、汞利尿剂和保钾利尿剂。

（2）降压：若经休息、限盐、利尿，血压仍不能恢复者，应进行降压治疗。患者往往体内肾素系统活性较高，可以使用 ACEI 和 ARB 类药物，并且有减少尿蛋白的作用。但此类药物可能减少肾小球滤过率，加重肾功能不全和高钾血症，对于没有透析支持患者需密切观察及监测血肌酐和血钾水平。必要时可用钙通道阻滞剂、α 受体阻断剂控制血压。由于患者常有尿少，不推荐使用硫酸镁降压，以免引起高镁血症。有高血压脑病时，应紧急采用降压药静脉用药：如硝普钠成人剂量 50mg 加入 5% 葡萄糖液中滴注，按血压调整滴速。硝普钠降压迅速，用药后数十秒即起作用，维持时间短，停药 3 至 5min 作用即消失。副作用有低血压、恶心、呕吐、面红、肌肉颤动等。其代谢产生氰化物通过肾脏排泄，肾功能下降时易发生硫氰酸中毒，不宜长期、大剂量应用。在没有透析支持的情况下，一般使用不超过 1 ~ 2d；如有透析支持则可以比较安全使用。目前多用硝酸甘油代替，以避免硫氰酸盐蓄积。高血压脑病有抽搐者，降压的同时药物止痉、供氧等对症处理。

（3）充血性心力衰竭的治疗：本病水钠潴留是由于循环血容量增多造成，并非真正的心肌收缩力下降，因此治疗上应限钠、利尿、降压以恢复血容量，纠正水钠潴留或减轻心脏负荷，一般不采用加强心肌收缩力的洋地黄类药物。必要时可采用血管活性药物如酚妥拉明、硝酸甘油或硝普钠以减轻心脏负荷，经保守治疗仍不能控制病情，可用血液滤过脱水治疗。

（4）透析治疗：伴有急性肾衰竭的患者何时开始透析替代治疗并无绝对的标准，一般推荐早期进行透析治疗，防止并发症的出现。较常用的透析指征为：①急性肺水肿；②高钾血症，K^+ > 6.5mmol/L；③ BUN ≥ 21.4mmol/L 或血肌酐≥ 442μmol/L；④高分解状态，每天血尿素氮上升≥ 8.9mmol/L 或血肌酐上升≥ 176.8μmol/L，血钾每日上升 1mmol/L 以上；⑤无尿 2 天或少尿 4 天以上；⑥严重酸中毒，二氧化碳结合力（CO_2CP）< 13mmol/L，pH < 7.25；⑦少尿 2 天以上伴下列情况之一者：体液潴留，如眼结膜水肿、心音呈奔马律、中心静脉压升高；尿毒症症状，如持续呕吐、烦躁、嗜睡；高血钾，血钾 > 6.0mmol/L、心电图有高钾表现。

3. 诱导缓解　ANCA 相关性血管炎肾损害若不经治疗，常较快进展为不可逆肾衰。因此早期及时治疗尤为重要，多数患者可以得到缓解，避免或脱离透析。常用于诱导缓解药物包括以下几种。

（1）糖皮质激素：首选用药，常用泼尼松 1mg/（kg·d），满 8 周后每周减 5mg 至 0.5mg/（kg·d），然后减慢减量速度（如 2 ~ 3 周减 5mg），直至减为维持量，维持量取决于病情缓解情况而定，如果可能以 7.5mg/d 为宜。对于肾脏有显著活动病变（毛细血管袢坏死、细胞性新月体形成和大量炎症细胞浸润）并伴有短期肾功能恶化者，给予甲泼尼龙（Methylprednisolone，MP）0.5 ~ 1.0g，加入 200mL 生理盐水中缓慢滴注，连续 3d。长期应用糖皮质激素的患者可出现感染、药物性糖尿病、骨质疏松等副作用，需加强监测，及时处理。

（2）环磷酰胺（Cyclophosphamide，CTX）：现在多认为联用环磷酰胺可获得更高的缓解率及较低的复发率，用法为 0.5 ~ 1.0g/m^2，静脉注射，每月注射一次至基本缓解（一般 3 ~ 6 个月）；或 CTX 1.5 ~ 2 mg/（kg·d），口服至基本缓解（一般 3 个月）。年龄 60 岁以上者，CTX 考虑减少剂量 20%。因为 CTX 部分在肾脏排泄，肾功能不全者应减少剂量约 20%。肾脏有较多慢性病变而血肌酐升高者，往往对 CTX 比较敏感，CTX 剂量应酌减。其主要不良反应为骨髓抑制和中毒性肝损害，并可出现性腺抑制，脱发、胃肠道反应及出血性膀胱炎。应每 2 周检查一次血象，如血白细胞计数 < 3.0×10^9/L 或中性粒细胞绝对计数 < 1.5×10^9/L，则应暂时停药观察。如出现白细胞减少者可使用粒细胞集落刺激因子（G-CSF），一般不加重血管炎病情。

（3）其他细胞毒药物：①甲氨蝶呤（Methotrexate，MTX）对肾损害的疗效多不如 CTX，且血肌酐 > 180μmol/L 者肝损害、骨髓抑制等副作用显著增强，不宜使用。但研究表明，对于肾损害较轻的血管炎患者，MTX 也有较好的疗效，且副作用较 CTX 小。②硫唑嘌呤（Azathioprine，AZA）、吗替麦考酚酯（Mycophenolate Mofetil，MMF）诱导缓解疗效多较 CTX 差，多用于激素加 CTX 诱导缓解后的维持治疗。AZA 用于血管炎缓解后的维持治疗，疗效和 CTX 相似，副作用比 CTX 小，但仍可致血白细胞减少、肝损害等副作用。MMF 则不易引起血白细胞减少等副作用，适宜长期维持治疗，唯价格比较昂贵。

4. 肺出血处理　肺部受累表现为肺毛细血管炎时，患者可无明显临床症状或仅表现为痰中带血，但可快速进展为弥漫肺泡出血（Diffuse Alveolar Hemorrhage，DAH）引起危及生命的大咯血及呼吸衰竭，死亡率高达 60%，是临床工作中患者最常见的死亡原因之一。据相关文献报道，韦格纳肉芽肿 DAH 的发生率为 7% ~ 45%，MPA 为 10% ~ 30%，变应性肉芽肿血管炎则相对较少见。因此，临床上患者出现不明原因（注意排除肺部感染及肺水肿）的气促、呼吸困难、咯血（约 1/3 患者可无此表现）、胸痛及与疾病不相平行的贫血（血红细胞计数及血细胞比容下降），警惕肺出血的可能，肺部体检早期可无明显异常，此时应立即行胸部 X 线检查、血细胞计数、出凝血常规、心电图、血氧饱和度监测及动脉血气分析。X 线胸片通常表现为类似于肺水肿的急性双侧肺部浸润影但无心脏增大，较少有胸腔积液。值得注意的是，肺出血早期可能 X 线片可以没有明显变化，而肺出血者病情进展极为迅速，因此本病强调早期发现，积极治疗。给予甲泼尼龙（Methylprednisolone，MP）0.5 ~ 1.0g，加入 200mL 生理盐水中缓慢滴注，连续 3 天冲击治疗，同时加用静脉注射 CTX 促进诱导缓解。对于血肌酐 > 500μmol/L 尤其是伴有抗 GBM 抗体阳性的患者，在激素和细胞毒药物诱导治疗同时，早期进行血浆置换常可获得到满意的疗效。肺出血严重时，大量红细胞、血红蛋白充满肺泡腔，肺泡弥散功能减弱，引起低氧血症，甚至呼吸衰竭，应给予氧疗，低氧血症仍不能纠正时考虑机械通气。另外注意消除患者紧张情绪、镇静、患侧卧位、头低位防止窒息的发生。

5. 维持治疗

（1）硫唑嘌呤 [1 ~ 1.5mg/（kg·d）] 合用小剂量糖皮质激素（泼尼松：7.5 ~ 10mg/d）。

（2）吗替麦考酚酯（MMF）1.0 ~ 2.0g/d，分两次服用作为维持治疗，并合用小剂量糖皮质激素（泼尼松：7.5 ~ 10mg/d）。

（3）每月查血常规和肝功能一次，白细胞 < 3×10^9/L，中性粒细胞 < 1.5×10^9/L 或出现肝损害时需停药观察。

（4）维持性免疫抑制治疗的时间长短尚无共识，建议总疗程 1 年以上。

（5）停用免疫抑制剂后需定期随访（每 3 ~ 6 个月一次），检测 ANCA 并结合其他临床或病理指标判断是否有复发，并及时防止复发。

6. 复发的治疗 ANCA 相关性血管炎的一个重要特点是非常容易复发，约有 50% 韦格纳肉芽肿患者在 5 年内至少会有一次复发。MPA 复发率稍低。复发时上述免疫抑制治疗仍然有效。此时免疫抑制剂的剂量取决于复发的程度。

7. 防治药物治疗的副反应 常见的副反应有感染、肝功能损害、骨髓抑制、药物性糖尿病、骨质疏松、出血性膀胱炎等，一旦出现给予相应的处理。

8. 其他治疗 ①对于已有肾衰竭的患者应及时给予透析支持。急性肾衰竭达到透析指征者应尽早透析治疗，经血浆置换和 / 或免疫抑制剂治疗后患者可能可以脱离透析。慢性肾衰竭患者只能维持性透析治疗。经过治疗缓解或好转的患者，常遗留有不同程度的肾损害或肾功能不全。这时应注意保护残存的肾功能，如使用血管紧张素转化酶抑制剂（ACEI）或血管紧张素Ⅱ受体拮抗剂（ARB），防止肾小球过度滤过和减少尿蛋白，以保护肾功能，同时应注意控制血压和避免使用肾毒性的药物。慢性肾衰竭患者只能维持性透析治疗，终末期肾衰竭者可考虑肾移植，但移植一般应在病情控制半年到 1 年左右后进行，复发率为 15% ~ 20%。②复发往往和上呼吸道感染及慢性携带金黄色葡萄球菌相关，TMP/SMZ 可用于维持缓解。③丙种球蛋白对血管炎疗效不肯定，主要用于预防感染。④人源化抗 T 细胞单克隆抗体有一定疗效，但尚未大量应用经验。

（三）治疗方案的选择

韦格纳肉芽肿和 MPA 的治疗相似，主要治疗药物为免疫抑制剂，药物毒性总体较大，且患者多为中老年，药物易致严重副作用，故必须准确判断病情，才能使疗效 / 副作用比达到最大化。活动病变可通过治疗逆转，而过度治疗慢性病变只增加副作用。肾小球纤维素样坏死、细胞性新月体、肾小球囊基底膜断裂、间质炎症浸润甚至肉芽肿形成、肾小管炎、小动脉炎均为显著活动指标需要积极治疗。纤维性新月体、肾小球硬化、肾小管萎缩及‘肾间质纤维化则是慢性化指标。肾间质纤维化常伴有淋巴细胞浸润，故在纤维化背景下的淋巴细胞浸润并非活动证据，慢性病变不适宜使用过度积极的免疫抑制治疗。中性粒细胞、嗜酸性粒细胞浸润甚至出现多核巨细胞则提示急性病变。无肾活检条件的单位，可参考肾功能变化、尿常规和 ANCA 滴度加以判断，血尿（特别是肉眼血尿）伴 ANCA 阳性常提示活动病变；血肌酐高低并不能代表活动病变的程度，但短期血肌酐升高则提示活动病变，特别是伴有血尿（畸形红细胞）时更支持。

通常肾脏急慢性病变共存，治疗方案（即免疫抑制疗法的强度）取决于两者比例。只要有较多的活动病变，仍可采用上述方案或酌情减量（如激素剂量减半）。对肾脏以慢性病变为主者，过分积极治疗无必要，但仍需控制肾外活动病变，特别是防止肺出血的发生，此时免疫抑制方案主要依肾外病变而定。

关于 CTX 静脉脉冲或连续口服的选择问题，根据国外一项对 11 个共 200 名 ANCA 相关性血管炎患者非随机研究的荟萃分析结果，静脉使用 CTX 似乎更易诱导缓解，并且减少感染的发生，复发率虽无统计学差异，但其绝对值高于口服 CTX 组。

以往的观点认为，在药物治疗的基础上应用血浆置换并不能改善患者的预后，并进行了一系列关于血浆置换的研究，Pusey CD 等人（1991 年）发现血浆置换在已经进入透析的肾脏病变较严重的患者可以改善预后，而对于肾脏较轻的患者与单纯药物治疗比较无明显差异。根据 Klemmer PJ 等人（2003 年）的研究，ANCA 相关性血管炎伴发弥漫肺出血（DAH）时，血浆置换可以获得良好的治疗效果。一项来自欧洲 9 个国家的前瞻随机对照研究（2007 年），将 137 名初次起病血肌酐 > 500 μ mol/L 的 ANCA 相关性血管炎患者随机分为血浆置换组（70 人）给予隔日一次血浆置换共 7 次及甲泼尼松冲击组（67 人），血浆置换组给予隔日一次血浆置换共7次，甲泼尼龙冲击组给予大剂量甲泼尼龙冲击治疗，两组同时给予口服糖皮质激素和CTX治疗，6个月后改为激素加AZA维持。3个月后，血浆置换组和甲泼尼松冲击组分别有69%和49%患者肾功能得到恢复，脱离透析。12个月后，两组分别有19%和41%的患者进展为ESRD，而两组的死亡率则无明显统计学差异。因此，对于血肌酐 > 500μmol/L、肾活检显示为寡免疫复合物的新月体（局灶节段性坏死性）性肾炎，在使用激素和细胞毒药物的基础上加用血浆置换有助于肾功能的恢复并脱离透析，尤其是伴有抗GBM抗体阳性、有肺出血倾向的患者。

四、病程观察和处理

（一）病情观察要点

（1）治疗期间定期监测尿量、尿常规、肾功能，观察其变化情况并判断药物治疗疗效。尿量增多、尿蛋白减少、血尿减轻、血肌酐下降是肾脏炎症得到控制，病情趋于缓解的指标。

（2）定期检测ANCA：目前普遍认为ANCA在ANCA相关血管炎的发病中起着重要的作用，但对于ANCA在病情监测及复发预测方面的价值尚存在争议。少数经临床和病理获得诊断的患者可为ANCA阴性，同时ANCA也可出现在其他疾病过程中，而且血ANCA水平并不完全与患者的临床和病理改变相平行，这种情况可以通过改进测定方法如同时用间接荧光和ELISA方法测定ANCA并结合临床表现和其他辅助检查结果综合分析得到解决。Han等通过对48个诱导缓解的患者长期随访（平均42.6个月）发现，共有16个患者在随访期间发生23次复发，其中有12次复发前都有PR3-ANCA或是MPO-ANCA滴度4倍以上的升高，2次复发前PR3-ANCA和MPO-ANCA均升高4倍以上，有3次复发虽有ANCA的升高，但不到4倍，余下6次复发前及复发时ANCA不升高或是降低。另外，将伴有ANCA4倍以上升高的情况分为2组，Ⅰ组维持原治疗不变，Ⅱ组加强免疫抑制剂的治疗，结果发现在随访期间Ⅰ组的复发率为100%（10110），发生在ANCA升高后的2～12个月内，平均为5.8个月。Ⅱ组11次升高有2次复发，分别发生在ANCA升高后的3、6个月。因此认为，血ANCA较基础水平明显升高对于预测复发，指导治疗具有重要的价值。

（3）观察患者肾外病变情况：肺毛细血管炎导致的肺出血往往可以危及患者生命，注意预防及早期识别，注意患者有无咳血丝痰、咯血、气促、发绀等表现。一旦出现上述表现，应尽快做胸片检查以了解是否有肺出血及其范围。对有肺出血者，还需积极监测血气分析以了解是否有低氧血症。

（4）密切监测药物副反应：继发感染时，给予及时有效的抗生素治疗，避免造成肾功能进一步恶化。由于肾小球滤过率下降，应尽量避免使用肾毒性的抗生素如氨基糖苷类抗生素，而且经肾脏排泄的抗生素如头孢类和喹诺酮类抗生素需根据GFR调整剂量。定期复查血常规和肝功能，当白细胞 < 3.0×10^9/L，中性粒细胞 < 1.5×10^9/L或出现肝损害时需停药观察。如果患者出现免疫低下的表现，如常合并带状疱疹感染或巨细胞病毒感染，需适当减少免疫抑制剂的剂量，以免引起免疫抑制过度。

（二）疗效判断与处理

一般来说，如果经诱导治疗后症状和体征改善（如食欲改善、浮肿消失）、ANCA阴转、尿量增多、血尿减轻、尿蛋白减少、肾功能与其病理改变相适应[例如肾活检显示50%肾小球硬化，该患者GFR不可能完全恢复至正常水平，最多只能恢复至50mL/（min·$1.73m^2$），这时也可认为已经缓解]。重复肾活检显示肾脏活动性病变明显减少，则表示已达到临床缓解。

五、随访

（1）避免受凉感冒，注意休息，避免使用可致肾损害的药物。

（2）用药期间每月查血常规和肝功能，生育期女性患者随访过程中还需注意月经史。

（3）停用免疫抑制剂后需定期随访（每3～6个月一次），检测ANCA并结合其他临床或病理指标判断是否有复发，并及时防治复发。

六、预后

如果不经治疗，多数患者进展至不可逆肾衰竭，一年内死亡率可达 80%，常死于严重肾脏病变或是大量肺出血。激素加环磷酰胺治疗可使 90% 以上患者获得缓解。国外有研究表明 8 年生存率可达 80% 以上，预后和血肌酐水平呈负相关，主要死亡原因为肾衰竭、肺出血及严重感染。约有 50% WG 患者在 5 年内会有至少一次复发，MPA 复发率稍低，复发时重新使用免疫抑制治疗仍然有效。

第二节 乙肝病毒相关性肾炎

一、概述

乙型肝炎病毒（HBV）感染可引起多种多样的肝外病变，肾小球肾炎是发生在 HBV 感染患者的一种疾病。

二、诊断

（一）病史采集要点

本病临床表现多种多样，可类似于各种临床类型的原发性肾小球肾炎样表现，轻者可表现为隐匿性肾炎、慢性肾炎综合征、急性肾小球肾炎甚至急进性肾炎样改变。

1. 起病情况 起病年龄多为儿童及青少年，据报道膜性肾病 80% ~ 100% 为男孩，膜增生性肾炎男女比为 3.8 ：1。儿童时母亲垂直传播或家庭中相互传播，年长及成人常无明显接触史，有的有接受血制品治疗史。

2. 主要临床表现 各种类型临床表现的乙肝病毒相关性肾炎可分述如下。

（1）肾病综合征：绝大多数病者属此类型。临床表现为大量蛋白尿（ > 3.5g/d）；低蛋白血症（血浆白蛋白 < 30g/L）；高脂血症；水肿。伴有肉眼或镜下血尿，可有高血压及肾功能不全，血清补体常降低，病理类型为膜性肾病和膜增生性肾炎。

（2）肾小球肾炎：本病可有表现为急性肾小球肾炎的临床症状如水肿、少尿、血尿、高血压等。也可表现为慢性肾炎综合征，起病缓慢，反复水肿长达数月至数年。尿蛋白持续（++）以上或伴有血胆固醇升高，总蛋白下降，白蛋白下降，病理类型多为弥漫增生型，其中多见于膜性肾炎及膜增生性肾炎。个别患者病程迁延，蛋白尿、血尿持续存在，并逐渐出现贫血、肾功能不全而发展至慢性肾炎，慢性肾衰竭阶段。最终可发展到终末期硬化性肾小球肾炎。少部分患者还可呈急进性肾炎综合征样表现。

（3）无症状性蛋白尿：临床主要表现为少量的蛋白尿，定量通常在 1.0g/24h 以下，以白蛋白为主，尿沉渣检查正常，无水肿、高血压及肾功能损害。病理有些可呈轻度系膜增生性肾炎，病程可迁延长达 1 年以上。

（4）单纯性血尿：主要表现为无症状性血尿，包括持续性镜下血尿或反复发作性肉眼血尿。病程也经常较长，血生化无肾炎或肾病改变。肾功能正常，同样无水肿、高血压表现，病理改变可为系膜增生性肾炎。

3. 既往病史 对本病的诊断和鉴别诊断有重要意义，通常有乙型肝炎病毒感染史，家中成员常有肝炎病史。

（二）体格检查要点

1. 一般情况 一般情况好，可有精神萎靡、疲劳、乏力、食欲差等慢性肝炎样表现。部分病者有高血压。

2. 皮肤黏膜 注意患者无有皮肤、黏膜黄染、苍白，水肿较常见。常累及眼睑及颜面，肢体水肿也常见呈凹陷性。

3. 浅表淋巴结　一般无明显异常，部分患者可有头颈部浅表淋巴结肿大。

4. 头颈部　一般无明显异常，应注意有无咽、扁桃体感染表现。注意眼部病变、听力改变。注意有无颅内高压及脑水肿的眼底改变。

5. 胸腔、心脏及肺部　部分患者可有双侧胸腔积液，合并心衰者可出现相应心脏及肺部表现。

6. 腹部　注意有无腹部静脉曲张、部分患者有腹水，肝、脾肿大。

（三）门诊资料分析

1. 尿液检查　尿常规检查可见有红细胞，相差显微镜红细胞形态检查为肾小球源性血尿。可有管型尿（透明管型、颗粒管型），尿蛋白定性可由微量至大量不等，可呈+～+++，多属非选择性。部分患者蛋白尿可达肾病综合征水平。病情迁延者可有肾小管间质损害表现，如糖尿、氨基酸尿及尿酸化功能障碍。

2. 血常规　红细胞计数及血红蛋白可正常到稍低或严重下降。白细胞计数多正常或稍高。有肝炎活动时血沉可增快。

3. 血液生化及肾功能检查　可有肝功能异常。可有低蛋白血症，高脂血症，一般血清电解质及酸碱平衡无明显异常。早期血清尿素氮及肌酐可在正常范围，随着病情发展，肾功能下降者血尿素氮及肌酐可有不同程度的增高，部分表现为急进性肾炎者还可出现。肾功能进行性下降，血清尿素氮及肌酐进行性上升。

（四）继续检查项目

1. 尿蛋白定量　24h 尿蛋白定量可从无到大量蛋白尿改变。部分患者尿蛋白定量初次检查就达到肾病综合征水平。

2. 其他血液学检查　乙肝病毒抗原及其标志物常常阳性，乙肝病毒 DNA 水平可明显升高，转氨酶异常。血沉增快，部分大量蛋白尿患者可有低白蛋白血症及高脂血症。部分患者可有免疫球蛋白水平异常，甚至白 / 球蛋白比例倒置，可有低补体血症。风湿及自身免疫性血清学检查、血清蛋白电泳或免疫固定电泳、肿瘤标志物血清学检查等有助于排除如系统性红斑狼疮性肾炎、血管炎肾损害、多发性骨髓瘤肾病及肿瘤相关性肾炎等疾病。

3. 肾功能检查　包括肾小球滤过功能和肾小管功能检查。部分患者可以肾功能正常。也可以有肾小球滤过率、内生肌酐清除率降低，酚红排泄试验、尿浓缩稀释功能及酸化功能减退。肾功能不全分期多属代偿期或失代偿期。

4. 影像学检查　超声影像学检查可见部分患者肾脏大小正常，部分患者可见双肾缩小，肾皮质变薄或肾皮质、髓质分界不清等结构紊乱改变。另外也可见肝、脾肿大的征象。

5. 肾活检病理　对于考虑乙肝病毒相关性肾炎患者应强调行肾活检以进一步明确诊断 j 如无肾穿刺活检禁忌证，此为诊断的必备检查。肾活检病理多表现为不典型膜性肾病及膜增殖样肾小球肾炎。光镜下可见基底膜不规则增厚，伴系膜增生。免疫荧光可见“满堂红”现象。HBV 抗原及其标志物一个或多个沉积于毛细血管壁及系膜区。除 IgG 外，还有 IgM、IgA、C3、clq。等沉积。电镜可见上皮下及基底膜内、内皮下、系膜区有电子致密物，有时并可见病毒样颗粒。此外可见极少数的系膜增生性肾小球肾炎、轻微病变、局灶节段性肾小球硬化等，后三者目前尚有争议。

（五）诊断要点

目前国际上尚无 HBV 相关性肾炎的统一诊断标准。我国在 1989 年北京全国乙型肝炎病毒相关肾炎座谈会上讨论，参照国内外多数学者意见，建议国内试用下述三条为 HBV 相关性肾炎的诊断标准：①血清 HBV 抗原阳性；②患肾小球肾炎并可除外狼疮性肾炎等继发性肾小球疾病；③肾组织切片上找到 HBV 抗原标志物。此为最基本条件，缺此不能诊断。由于检验技术或抗体质量的差异，故应做多种抗原检测或肾组织洗脱液检查以及原位杂交等手段来提高检出率。另外由于小儿很少患有原发性膜性肾病，若小儿患者符合①②条，病理确诊为膜性肾病，尤其是电镜观察有此特点时，尽管肾组织未发现到

HBVAg，仍可考虑为 HBV 性相关肾炎的可能。

（六）鉴别诊断要点

由于本病临床表现与相同病理类型的原发肾小球肾炎相似。且诊断时必须在肾组织内找到乙肝病毒标志物。故鉴别诊断我们需要考虑以下情况：①血清 HBV 及其标志物阳性，而肾组织 HBV 及其标志物阴性，这最大可能肾损害与 HBV 感染无关，不能下 HBV 相关性肾炎诊断。但是当血清抗体过多，肾切片上 HBV 抗原位点被饱和时可能出现假阴性，这时需要酸洗脱肾切片上抗体再重新染色检查。②相反若肾组织中 HBV 及其标志物阳性而血清阴性，这是可能由于 HBV 抗原直接种植于肾小球内，或血清中 HBV 抗原消长并不与肾组织中消长同步，此时只要肾组织切片上确有 HBV 抗原，且上述诊断标准中的②仍然存在，HBV 相关肾炎诊断仍能成立。③儿科患者极少有原发性膜性。肾病，只要诊断标准中的①②成立，且病理类型表现为膜性肾病，即使肾组织未发现 HBV 及其标志物，仍能诊断 HBV 相关性肾炎。

三、治疗

（一）治疗原则

乙肝病毒相关性肾炎目前尚缺乏特效药物治疗，治疗原则主要是防治乙肝病毒感染，抗病毒治疗和适当的糖皮质激素治疗。血管紧张素酶抑制剂（ACEI）、血管紧张素Ⅱ受体阻滞剂（ARB）控制血压，减少尿蛋白。抗凝及抗血小板凝集等综合治疗来保护肾脏，延缓肾功能损害的进程。

（二）治疗计划

1. 一般治疗　休息、饮食治疗同各种相似类型的原发性肾小球肾炎。此外加强护肝、对症支持治疗。

2. 药物治疗

（1）免疫抑制剂：国内曾有人对初发表现为肾综，且无病毒复制，肝功能正常的患者给予糖皮质激素治疗，在减少蛋白尿方面可获得一定疗效。但多数患者认为激素可延迟乙肝中和抗体产生，并可能促进 HBV 复制而加重病情。故必需慎用激素。目前认为只有病情需要，如青少年初发表现为肾综的乙肝相关膜性肾病。且血清 HBV 复制指标（HBV-DNA、HBeAg）正常时才可以应用，同时需监测 HBV 复制指标及肝功能变化，而且不适宜大剂量、长疗程使用激素治疗。细胞毒药物多数学者认为慎用或不主张使用。

（2）抗病毒治疗：干扰素可以通过与细胞表面特异性受体结合，激活某些酶以后破坏多核糖体阻止病毒蛋白质合成，从而阻断乙肝病毒的繁殖和复制，但不能进入宿主细胞直接杀灭病毒。此外还能增强吞噬细胞及淋巴细胞活性，有免疫调节作用。故也有不少学者用于治疗 HBV 相关性肾炎，用药后常可以见到 HBV 复制阴转，蛋白尿缓解或转阴，但剂量和疗程和不良反应尚待进一步观察。拉米呋定（Lamivudine）通过竞争性抑制 HBV-DNA 多聚酶活性，从而抑制 HBV-DNA 合成。由于不影响人体线粒体中 DNA 合成，细胞毒性低，可口服，使用方便，在 HBV 相关性肾炎的应用已得到肯定，特别在病毒复制，乙肝活动时疗效显著。和治疗慢性乙型肝炎一样，对 HBV 相关肾炎拉米呋定 100mg/d 是较佳的临床治疗剂量。疗程至少 1 年。HBeAg 阴转或 HBV-DNA 10^5copy/mol，根据病情再巩固使用半年，对 HBeAg 阴性、HBeAb 阳性及 HBV-DNA 阳性的前 C 区变异株应用 2 年以上。其他目前新型的抗病毒治疗药物如阿德福韦（Adefovir）原用于 HIV 高效抗逆转病毒的治疗，小剂量（10mg）和拉米呋定一样，也有很好的抗 HBV 作用。目前主要用于治疗拉米呋定无效或 HBV-DNA 阳性的前 C 区变异株。

四、病情观察及处理

（一）病情观察要点

（1）临床症状的观察和记录需特别注意水肿、血压、尿量及乙肝病毒感染变化的情况。

（2）治疗期间的观察同相似类型的原发性肾小球肾炎治疗。还需特别注意监测肝功能及 HBV 复制指标如 HBV-DNA、HBeAg。

（3）注意药物及剂量应根据肝、肾功能进行相应调整，特别是病毒复制、肝功能异常的抗病毒治疗。注意药物的不良反应。

（二）疗效评定标准

（1）治愈：症状全部消失、乙型肝炎病毒抗原转阴、尿常规正常。

（2）好转：症状减轻、乙型肝炎病毒抗原转阴或仍阳性，蛋白尿减少。

（3）未愈：症状未减轻、乙型肝炎病毒抗原阳性，尿蛋白不减少或增多。肾功能继续损害。

（4）未治：患者未接受治疗。

五、预后

和原发性肾小球肾炎一样，HBV 相关性肾炎的预后也和其病理类型相关，HBV 相关性肾炎膜性肾病预后较好，尤其是小儿初发表现为肾综者，部分还能自发缓解。而 HBV 相关性肾炎膜增殖肾炎预后较差，儿童也常逐渐进展至慢性肾衰竭。

六、随访

1. 出院带药及医嘱　患者需要注意休息。避免过度劳累。继续带药治疗及注意观察病毒复制、肝功能情况及药物不良反应。

2. 检查项目与周期　对于好转与未愈患者，应定期 1 ~ 2 周复查尿常规、尿蛋白定量、肾功能和电解质、酸碱平衡检查。至少 1 个月复查肝功能变化、乙肝病毒抗原及 HBV-DNA 等检查。

第十章

糖尿病及相关疾病

第一节　糖尿病总论

随着人民生活水平的提高、人口老化和生活方式的改变，糖尿病已成为常见病、多发病，目前已是继心血管和肿瘤之后的第三大非传染性疾病，给社会和经济带来沉重的负担，是严重威胁人类健康的世界性公共卫生问题。糖尿病的病因迄今尚未阐明，目前认为糖尿病不是单一病因所致的单一疾病，而是复合病因的综合征，与遗传、自身免疫及环境因素有关。作为糖代谢的调节激素——胰岛素，由胰岛 B 细胞合成与分泌，经血循环到达体内相应组织器官的靶细胞，与特异受体结合，引发细胞内一系列物质代谢效应以稳定机体葡萄糖水平，当整个过程中任何一个环节异常均可导致糖尿病的发生。为了更好地防治糖尿病，世界卫生组织、国际糖尿病联盟及许多国家都制订了糖尿病防治指南，我国在 2003 年也启动了《中国糖尿病防治指南》的推广工作，并于 2007 年制订了《中国 2 型糖尿病防治指南》。随着糖尿病基础和临床研究的进一步深入，特别是一些大型流行病学调查结果和随机对照临床研究所提供的循证医学证据，对现行的糖尿病病因、诊断及防治提出了新的证据和问题，因此，糖尿病防治指南将来也需要做出相应的修订。

一、概念

（一）糖尿病

是以慢性高血糖为特征的一组异质性代谢性疾病，与遗传、自身免疫和环境因素有关。因胰岛素分泌和（或）胰岛素作用的缺陷，引起糖类、蛋白质和脂肪等代谢异常。长期病程可引起多系统损害，导致血管、 心脏、神经、肾脏、眼等组织器官的慢性并发症，病情严重或应激时可发生糖尿病酮症酸中毒和糖尿病高血糖高渗状态等急性并发症。1997 年美国糖尿病学会（ADA）将糖尿病定义为一组由胰岛素分泌和（或）作用缺陷所导致的以高血糖为特征的代谢性疾病，并与各种器官的长期损害、功能障碍和衰竭有关。2009 年国际糖尿病专家委员会认为糖尿病是一种以高血糖为突出表现的异常代谢疾病，与特异性、慢性并发症高风险相关，两者在糖尿病定义方面没有很大区别，都特别强调了长期高血糖与慢性并发症的关系。

（二）糖尿病前期和糖尿病风险增加

人群 1997 年美国糖尿病学会（ADA）首次提出了“葡萄糖调节受损（IGR）”一词，它包括糖耐量受损（IGT）和空腹血糖受损（IFG），两者可单独或合并出现。1999 年世界卫生组织（WHO）采纳 IGT 及 IFG 这 2 个糖调节受损概念，同年世界卫生组织与国际糖尿病联盟公布：IFG 诊断标准为空腹血浆血糖（FPG）> 6.1mmol/L 并 < 7.0mmol/L，且口服 75 g 葡萄糖（OGTT）后 2h 血浆血糖（2hPG）< 7.8mmol/L；IGT 诊断标准为空腹血糖正常，2hPG > 7.8mmol/L 并 < 11.0mmol/L 诊断为糖尿病。2003 年 ADA 将两种葡萄糖调节受损统称为糖尿病前期。而国际糖尿病专家委员会建议将 IFG 的空腹血糖切点下调为 5.6mmol/L，理由是当 FPG5.6 ~ 6.1mmol/L 时已存在胰岛素 1 相分泌不足和胰岛素敏感性降低，两者与

FPG 升高呈高度相关。2010 年 ADA 将 IFG、IGT 和 GHbA1c 5.7% ~ 6.4% 的人群定义为“糖尿病风险增加人群”以取代“糖尿病前期”的概念。

二、临床分期

由于认识到所有类型糖尿病的进展都会经历数个代谢紊乱程度不同的阶段，因而引入了临床分期的概念。现已明确，阻止或延迟由正常糖耐量发展为明显的糖尿病以及逆转糖代谢异常的严重程度都是可能的。另外，很多糖尿病患者即使出现了高血糖，仍然缺乏明确的信息进行精确的病因学分类。对这样的患者可根据临床分期来进行分类。

在糖尿病的发病过程中，那些最终进展为糖尿病的个体曾经历过数个临床分期。最初，糖调节为正常，即使进行 OGTT 也不能发现任何血糖异常。接下来是糖调节受损，个体可能有空腹血糖异常或在接受 OGTT 检查时表现为糖耐量受损，此时期持续时间长短不一。最终患者发生糖尿病。一旦发生糖尿病，一些患者可以通过饮食、增加体力活动等生活方式的改变来控制血糖，而另一些患者则需要胰岛素或者口服降糖药来控制血糖或防止酮症和酮症酸中毒。如果患者需要胰岛素治疗来防止酮症，即被称为“需要胰岛素生存”。任何类型的糖尿病，都可能出现高血糖程度上的缓解，有些可逆转为糖调节受损甚至血糖正常。缓解常见于新近发生的 2 型糖尿病患者，他们经过生活方式干预和（或）早期的积极降糖治疗，可使糖尿病缓解为糖耐量异常甚至血糖正常。在 1 型糖尿病中也能看到这样的缓解，在经过短期的胰岛素治疗后，可以出现一段不需要胰岛素生存的时期，糖耐量得到改善，这就是所谓的“蜜月期”。但是最终，这些患者仍需要胰岛素治疗来维持生存。另外，妊娠期糖尿病患者分娩后其糖耐量常可得到改善，并在一段时间内血糖可能维持正常；再次妊娠，则可能再发生妊娠期糖尿病；还有许多妊娠期糖尿病患者数年后在非妊娠状态下发生了糖尿病。可见，无论糖尿病病因如何，所有糖尿病患者都可以根据临床分期加以分类。

三、病因学分型

对糖尿病进行分型是基于开展流行病和临床研究以及对其进行预防与治疗的需求，有关糖尿病分型的论述和规定，将会随着糖尿病研究的逐渐深入而进行不断地修改。最早糖尿病分类是采用 1980 年世界卫生组织（WHO）糖尿病专家委员会的标准。1997 年鉴于 10 多年来的研究进展，以美国糖尿病协会为代表提出了关于修改糖尿病诊断和分型的建议。1999 年 WHO 正式公布了糖尿病病因学分型报告，其要点是：①取消胰岛素依赖型糖尿病（IDDM）和胰岛素非依赖型糖尿病（NIDDM）的医学术语；②保留 1 型、2 型糖尿病的名称，用阿拉伯数字，不用罗马数字；③保留妊娠期糖尿病（GDM）；④糖耐量减低（IGT）不作为一个亚型，而是糖尿病发展过程中的一个阶段；⑤取消营养不良相关糖尿病（表 10-1）。

表 10-1　糖尿病的病因学分型（WHO，1999）

1 型糖尿病（B 细胞破坏，通常造成胰岛素的绝对缺乏）
A．免疫介导性 1 型糖尿病
B 特发性 1 型糖尿病
2 型糖尿病（从胰岛素抵抗为主伴相对胰岛素缺乏，到胰岛素缺乏为主伴胰岛素抵抗）
其他特殊类型糖尿病（见表 10-2 所示）
B 细胞功能遗传性缺陷
胰岛素作用遗传性缺陷
胰腺外分泌疾病
内分泌疾病
药物或化学品所致

（续 表）

感染
不常见的免疫介导糖尿病
其他异常综合征有时伴发的糖尿病
妊娠期糖尿病

（一）1型糖尿病

以胰岛B细胞破坏和（或）严重胰岛素分泌障碍为特点，胰岛素和C肽水平明显降低甚至测不出，患者通常需要使用胰岛素来维持生命。

1. 免疫介导1型糖尿病

免疫介导1型糖尿病又称1A型糖尿病，其发病与人白细胞抗原（HLA）复合物基因DQA和DQB位点上的特殊单倍体或等位基因高度相关，最主要的环境诱发因素可能为感染（特别是病毒）、疫苗接种和饮食因素。通过检测自身抗体可以发现B细胞破坏的证据，包括谷氨酸脱羧酶自身抗体（GAD65）、酪氨酸磷酸酶样蛋白抗体（IA-2，IA-2β）、胰岛素自身抗体（IAA）和胰岛细胞胞质抗体（ICA）。近年在针对1型糖尿病免疫机制的研究中，又发现一系列胰岛相关自身免疫抗体，如糖蛋白抗体（CD38-Ab）、羧基肽酶H抗体（CPH-Ab）、SOX13抗体（SOX13-Ab）等，涉及1型糖尿病发病前及发病后的不同自身免疫反应活动期，它们做为免疫学标志，对1型糖尿病也具有一定价值。IA型糖尿病常合并有其他自身免疫疾病，如Graves病、桥本甲状腺炎、Addison病、白癜风和恶性贫血等。该型患者B细胞破坏的程度和速度在不同个体之间差异很大，故起病缓急不一。婴幼儿和青少年起病者通常发病急，症状和酮症酸中毒倾向明显。成人起病者发病相对较缓，空腹血糖增高并不严重，甚至有些成年起病者可以在很长时间保留残存的B细胞功能，此时被称为“成人隐匿型自身免疫糖尿病（LADA）”。

2. 特发性糖尿病

特发性糖尿病又称1B型糖尿病，多见于非洲裔和亚洲裔（如美国黑种人和南亚印度人）。该亚型胰岛素缺乏的病理基础尚未明了。虽没有自身免疫抗体，但这些患者起病早，常有糖尿病家族史，初发病时也是以低胰岛素和C肽水平及酮症倾向为特征，需要胰岛素治疗以防止酮症。但病程中胰岛B细胞功能不一定呈进行性减退，有些甚至数月至数年不需要胰岛素治疗而血糖维持在正常范围。

（二）2型糖尿病

2型糖尿病是糖尿病中最常见的类型，约占95%，其主要病理生理特征为胰岛素作用异常和分泌障碍，可从胰岛素抵抗为主伴相对胰岛素缺乏到胰岛素分泌缺陷为主伴胰岛素抵抗，通常在糖尿病有明显临床表现时两者均存在。其确切病因还不清楚，但不出现B细胞的自身免疫性破坏。该类型糖尿病可以发生在任何年龄，包括儿童和青少年，但多见于成年人，尤其是40岁以后，有很强的家族聚集倾向。患者起病缓慢，50%以上无任何症状，自发酮症甚少出现，，但在感染等其他疾病造成应激时可以出现酮症。尽管许多患者最终需要胰岛素来控制血糖，但在诊断为糖尿病时不需胰岛素治疗来维持生存，有些患者甚至终身都可不需依赖胰岛素来维持生存。另外，许多患者早期因无典型症状，未能引起足够注意，导致诊断延误，至诊断糖尿病时已存在大血管和微血管病变。

（三）其他特殊类型糖尿病

共有8大类型数十种疾病，是一些病因比较明确或有显著特征的糖尿病（表10-2）。

青年人中的成人发病型糖尿病（maturity-on-set diabetes of the young，MODY）多表现为胰岛素分泌障碍而非胰岛素作用缺陷。临床主要特点：①有三代或以上家族发病史，呈常染色体显性遗传；②无自发酮症倾向，早期不需使用胰岛素；③在早年时就出现高血糖，通常发病年龄 < 25岁。目前已经证实的基因有：肝细胞核因子4α/MODY1，葡萄糖激酶/MODY2，肝细胞核因子1α/MODY3，胰岛素启动因子1/MODY4和肝细胞核因子3β/MODY5，神经源性分化因子1/βA2/MODY6。除上述典型MODY外，磺脲类受体的KATP通道亚基（SUR1）突变，也属于常染色体显性遗传，可引起先天性高胰岛素血症，

导致患者在中青年时期出现胰岛素分泌能力下降及糖代谢异常。

线粒体基因突变糖尿病研究较多的突变类型是线粒体 tRNA 的 3243 位点 A→G，致亮氨酸→丙氨酸，影响胰岛 B 细胞氧化磷酸化，从而抑制胰岛素的分泌。主要临床特点：①母系遗传；②起病早，B 细胞功能逐渐衰退，且自身免疫抗体阴性；③常合并耳聋。值得一提的是同样的线粒体基因突变也可出现于 MELAS 综合征（线粒体性肌病、脑病、乳酸酸中毒和卒中样表现的综合征），但该综合征却没有糖尿病。

10-2 其他特殊类型糖尿病

B 细胞功能遗传性缺陷	胰腺外分泌疾病
染色体 20，（HNF4a）（MODYl）	纤维结石性胰腺病
染色体 7，（GCK）（MODY2）	胰腺炎
染色体 12，（HNFla）（MODY3）	创伤 / 胰腺切除
染色体 13，（IPFI）（MODY4）	肿瘤
染色体 17，（HNF3p）（MODY5）	囊性纤维化
染色体 20，（NEURODL/βA2）（MODY6）	血色沉积病
线粒体 DNA. A3243G 突变	Wolcott-Rallison 综合征
其他	其他
胰岛素作用遗传性缺陷	内分泌疾病
A 型胰岛素抵抗	库欣综合征
妖精貌综合征	肢端肥大症
Rabson-Mendenhall 综合征	嗜铬细胞瘤
脂肪萎缩型糖尿病	胰高血糖素瘤
其他	甲状腺功能亢进症
其他有时伴有糖尿病的遗传综合征	生长抑素瘤
Down 综合征	醛固酮瘤
Friedreich 共济失调	其他
Huntingter 舞蹈病	药物或化学品所致
Klinefelter 综合征	烟酸
Laurence-Moon-BiedL 综合征	糖皮质激素
强直性肌营养不良症	甲状腺激素
卟啉病	α 肾上腺素能激动药
Prader-Willi 综合征	β 肾上腺索能激动药
Turner 综合征	二氮嗪
Wolfram 综合征	苯妥英
其他	喷他脒（pentamidine）
不常见的免疫介导糖尿病	吡甲硝苯脲（pyriminil，vacor）
胰岛素自身免疫综合征（抗胰岛素抗体）	α－干扰素
抗胰岛素受体抗体	其他
僵人综合征	感染
其他	先天性风疹病毒
	巨细胞病毒
	其他

MODY：青年人中的成人发病型糖尿病；HNF4α：肝细胞核因子 4α；GCK：葡萄糖激酶；HNF1α：肝细胞核因子 1α；IPF1：胰岛素启动因子 1；HNF3β：肝细胞核因子 3β；NEUROD1/βA2：神经源性分化因子 1

（四）妊娠期糖尿病（GDM）

为妊娠期起病或首次发现的不同程度高血糖，包括妊娠前未被识别的糖耐量异常和糖尿病，虽然大部分患者在分娩后血糖恢复正常，但是不管妊娠后高血糖是否恢复正常，均可认为是 GDM。而已知糖尿病患者（可以是 1 型、2 型或特殊类型）的妊娠不在此列，后者应称为"糖尿病合并妊娠"。

GDM 的高危人群包括：重度肥胖、高龄孕妇、有 GDM 或糖耐量异常史、有胎儿大于孕龄的妊娠史、尿糖阳性、患有多囊卵巢综合征（PCOS）、明显的 2 型糖尿病家族史。凡有上述特征的女性在妊娠前 3 个月进行筛查，可发现漏诊的糖尿病或糖耐量异常。具有任何下列特征之一的孕妇均应于妊娠 24 ~ 28 周接受正规 GDM 检测，这包括年龄≥ 25 岁、超重、糖尿病高危种族成员、糖尿病一级亲属、糖耐量异常史或产科异常史。GDM 筛查 ADA 推荐下述两种方法。①两步法：先做 50g 葡萄糖负荷后 1h 血糖筛查试验，若静脉血浆葡萄糖值≥ 7.8mmol/L（140mg/dL），第 2 天做 100g OGTT 再行确诊；②一步法：所有妊娠 24 ~ 28 周的妇女都进行 100g OGTT，试验前夜间至少要空腹 8h。确诊 GDM 必须满足以下条件中两项：空腹≥ 5.2mmol/L，1h ≥ 10mmol/L，2h ≥ 8.6mmol/L，3h ≥ 7.8mmol/L。WHO 推荐单一标准的 75g 葡萄糖耐量试验为：在过夜空腹后，把 75g 无水葡萄糖溶于 250 ~ 300mL 水中口服，测定空腹和服糖后 2h 血浆葡萄糖值。根据 WHO 建议，妊娠妇女 2h 静脉血浆葡萄糖值≥ 7.8mmol/L 或空腹静脉血浆葡萄糖值≥ 7.0mmol/L，即被认为患有 GDM，此标准已被大多数国家接受。

妊娠期糖尿病可危及胎儿和母亲健康。对后代的影响主要表现在：胎儿宫内死亡及先天性异常等并发症的风险增加；巨大儿的发病风险增加；新生儿低血糖、黄疸、红细胞增多症和低钙血症发病发现增加；青春期或者青年期患肥胖、糖耐量异常和糖尿病的风险增加等。部分 GDM 女性分娩后患有糖尿病或存在糖调节异常，而大部分 GDM 女性的糖调节功能在产后即恢复正常，但是她们在其后数年进展为糖尿病的风险高。因此，GDM 女性在产后 6 ~ 12 周应采用非妊娠 OGTT 标准进行糖尿病筛查以便重新分型。鉴于 GDM 和糖尿病合并妊娠的特殊性，采用胰岛素治疗。

第二节　1 型糖尿病

一、流行病学

1 型糖尿病发病率在各国的报道差异很大，相对多见于白种人或有白种人与其他人种混血的人群。在日本、中国、菲律宾、美国印第安人、非洲黑种人中相对少见。日本儿童的 1 型糖尿病发病率不到 11 100 000，中国约为 0.9/100 000，而欧洲斯堪的纳维亚半岛则高达 25/100 000，以芬兰为最高约 28.6/100 000。除存在种族差异外，同一国家不同地区的 1 型糖尿病发病率亦存在明显差异。另外，在整个儿童期内，儿童 1 型糖尿病的发病率随着年龄的增长而稳步地升高，在学龄前期以及青春期附近达到高峰，而到 20 岁以后，1 型糖尿病的发生率则处于一个相对较低的水平。1 型糖尿病的发生还有非常明显的季节性，大多数发生在秋季和冬季，而春季和夏季则相对较少见，引起这种现象的可能推测为：1 型糖尿病的发生与这些季节高发的病毒感染有关（表 10-3）。

表 10-3　不同国家儿童 1 型糖尿病发病率（/10 万）

国家	发病率	国家	发病率	国家	发病率
芬兰	28.6	丹麦	13.7	科威特	5.6
瑞典	22.6	荷兰	10.9	以色列	4.3
挪威	17.6	新西兰	10.4	法国	3.7
美国	14.2	加拿大	9.0	日本	0.8
苏格兰	13.8	英国	7.0		

二、病因

1 型糖尿病确切的病因及发病机制尚不十分清楚，其病因由遗传和环境因素共同参与，与免疫介导的胰岛 B 细胞的选择性破坏所致有关。

（一）遗传因素

1. 家族史

1 型糖尿病有一定的家族聚集性。有研究报告双亲有糖尿病史，其子女 1 型糖尿病发病率为 4% ~ 11%；兄弟姐妹间 1 型糖尿病的家族聚集的发病率为 6% ~ 11%；同卵双生子 1 型糖尿病发生的一致性不到 50%。

2. HLA 与 1 型糖尿病

人类白细胞抗原（HLA）基因位于第 6 对染色体短臂上，为一组密切连锁的基因群，HLA 有Ⅰ、Ⅱ、Ⅲ三类基因编码。Ⅰ类基因期区域包括 HLA-A、HLA-B、HLA-C 和其他一些功能未明的基因及假基因，其编码的抗原分子存在于全部有核细胞的表面，负责递呈外来抗原给 CD8 +的 T 淋巴细胞；Ⅱ类基因主要包括 HLA-DR、HLA-DQ 和 HLA-DP 三个亚区，分别编码 DR、DQ 和 DP 抗原，存在于成熟 B 淋巴细胞及抗原递呈细胞表面，负责递呈抗原给 CD4 +细胞；Ⅲ类基因编码包括某些补体成分在内的一些可溶性蛋白如 C2、C4A、C4B、肿瘤坏死因子（TNF）和热休克蛋白（HSP）等。HLA 通过主要组织相溶性复合体（MHC）限制，参与 T 淋巴细胞识别抗原和其他免疫细胞的相互作用以及自身耐受的形成和维持，在识别自身和异己、诱导和调节免疫反应等多个方面均具有重要作用。可见，HLA 在许多包括 1 型糖尿病在内的自身免疫性疾病的发生和发展中占有非常重要的地位。

现已证实某些人类白细胞抗原（HLA）与 1 型糖尿病的发生有强烈的相关性。在一个有 1 型糖尿病的家族中，相同 HLA 抗原的兄弟姐妹发生糖尿病的机会为 5% ~ 10%，而非 HLA 相同的兄弟姐妹发生糖尿病的机会不到 1%。在高加索人口中，95% 的 1 型糖尿病患者拥有 HLA-DR3 或 HLA-DR4，而非糖尿病者为 45% ~ 50%；HLA-DR2 对避免 1 型糖尿病的发生有保护作用。HLA-DQ 基因是 1 型糖尿病易感性的更特异性的标志，决定 B 细胞对自身免疫破坏的易感性和抵抗性。有报道在伴有 1 型糖尿病 HLA-DR3 的患者中，几乎 70% 发现有 HLA-DQw3.2，而保护基因 HLA-DQw3.1 则出现在 DR4 对照者。研究发现如果 2 个等位 DQ8 链的第 57 位是天门冬氨酸，一般将不易发生自身免疫性糖尿病，若 2 个等位点均为非天门冬氨酸则对 1 型糖尿病强烈易感，HLA-DQA- 链 -52 位精氨酸也是 1 型糖尿病的易感基因。HLA-DQβ1 链 57 为非天门冬氨酸纯合子和 HLA-DQA1 链 52 位精氨酸纯合子的个体患 1 型糖尿病的相对危险性最高。DQβ 链的 45 位氨基酸对抗原决定簇的免疫识别为 DQw3.2 而不是 DQw3.1。上述发现可能解释 HLA-DQ 和 HLA-DR 位点的联合出现较单独出现表现对 1 型糖尿病更高的危险性。

HLA 与 1 型糖尿病亚型：按照 HLA 表现型对 1 型糖尿病进行亚型分型，对临床和病因的区分是有意义的。一般认为若 HLA 表现为 HLA-DR3/DR3 将导致原发性自身免疫疾病，而 HLA-DR4/DR4 代表原发性环境因素为主要诱因，结果为继发性自身免疫反应。伴有 HLA-DR3 的 1 型糖尿病常合并存在其他自身免疫性疾病（如肾上腺功能低下，桥本甲状腺炎等），并以女性多见，起病年龄较大。而伴有 HLA-DR4 的 1 型糖尿病患者与其他免疫内分泌疾病几乎无关，以男性多见，起病年龄较轻。有报告伴 HLA-DR3 的 1 型糖尿病患者较 HLA-DR4 起病时病情较轻，酮症轻，随后部分缓解的倾向大。

（二）环境因素

1 型糖尿病发生常与某些感染有关或在感染后随之发生。常见的感染源有腮腺炎病毒、风疹病毒、巨细胞病毒、麻疹病毒、流感病毒、脑炎病毒、脊髓灰质炎、柯萨奇病毒及 EpsteinBarr 病毒等，但病毒感染后，糖尿病发生的易感性或抵抗性可能由先天决定。若两个人（如同胞兄弟或姐妹）暴露于同样的病毒感染，可能表现为病毒抗体的相同升高，然后糖尿病可能仅在一个人身上发生，这可能是由于内在遗传易感因素的差异。易感性可能意味着 B 细胞对某一病毒特定含量的敏感性；或对某一表达在 B 细胞病毒抗原或轻微 B 细胞损害过程中释放的自身抗原发生自身免疫反应的倾向性。

最近有一些研究报告出生后 3 个月内用牛奶或牛奶制品配方喂养的儿童发生 1 型糖尿病的危险性增

高。研究认为牛奶中某些蛋白质成分可能是导致糖尿病的因素之一，如牛血清清蛋白，已在大多数 1 型糖尿病患者体内检测到针对牛血清蛋白的抗体，该抗体能与胰岛 B 细胞溶解物中的 69kD 蛋白质发生沉淀。抗体的产生被认为是由于婴幼儿肠道通透性允许蛋白质进入循环，循环中的牛血清清蛋白引起淋巴细胞致敏，发生与胰岛 B 细胞 69kD 蛋白质交叉的体液和细胞免疫反应，最终导致 B 细胞破坏。另两种蛋白为 β－乳球蛋白和酪蛋白亦被认为是 1 型糖尿病的独立危险因素。也有推测认为应用较高热量配方的牛奶喂养婴儿可在幼年期引起胰岛素分泌升高和胰岛 B 细胞抗原递呈作用增强。但也有认为牛奶与 1 型糖尿病的关系不明确，有关牛奶蛋白作为 1 型糖尿病的始发因素仍有较大的争论，有待更进一步研究。

（三）遗传－环境因素相互作用

遗传和环境因素对某一个体发生 1 型糖尿病的影响程度不一。有关环境因素如何启动胰岛 B 细胞的自身免疫反应过程仍不完全清楚，一般情况下，人类 1 型糖尿病需要易感性的遗传背景，即一些环境物质诱发具有遗传易感性个体 B 细胞发生自身免疫。假说：一旦环境因素对 B 细胞的损害超过个体遗传决定的 B 细胞损害的耐受程度，此时便发生 1 型糖尿病（见 10–1）。

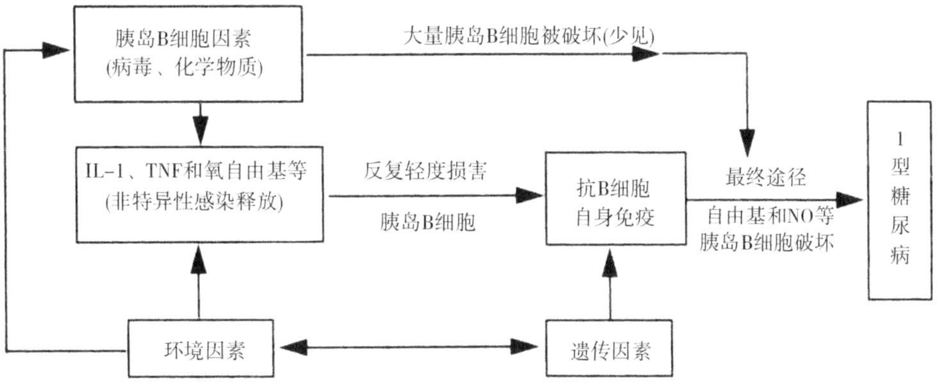

图 10–1　环境因素或环境－遗传因素联合（或纯遗传因素）损害 B 细胞的机制

环境因素通过释放细胞因子，如白介素 -1（IL–1）或肿瘤坏死因子－α（TNF–α）等特异或非特异性损害 B 细胞。遗传因素起到允许作用和决定 B 细胞最初遭受自身免疫启动的易感性。罕见的情况：特异性 B 细胞毒性物质跳过自身免疫导致 B 细胞大量受损。比较常见的情况是反复的 B 细胞损伤在遗传易感的个体中诱发继发性抗 -B 细胞自身免疫；自身免疫亦可能发生在无环境因素的参与而自发发生。胰岛 B 细胞凋亡的最终共同途径可能来自过多产生的氧自由基或 NO 对 B 细胞的破坏。

三、发病机制

（一）自身免疫和 1 型糖尿病

现一般认为 1 型糖尿病的发病主要是由细胞免疫介导。有学者提出其发病模式：任何来自外部或内部环境因素（营养、病毒、化学物质、IL–1 等）将导致 B 细胞抗原的释放或病毒抗原表达于 B 细胞或与 B 细胞抗原具有相似性，上述抗原可能被居住在胰岛内的抗原提呈细胞（巨噬细胞）摄取，加工为致敏抗原肽，进一步活化抗原递呈细胞，结果产生和分泌大量细胞因子，如白介素 -1（IL–1）和肿瘤坏死因子（TNF）等。此外，拥有受体的特异性识别致敏抗原肽的 T 辅助细胞（CD_8^+ 淋巴细胞）出现在胰岛，并诱导一系列淋巴因子基因的表达，其中之一如 TNF，将反馈刺激抗原提呈细胞增加主要组织相容性复合物（MHC）亚类分子、IL–1 和 TNF 的表达。另外，胰岛内巨噬细胞谱系外的其他细胞亦导致细胞因子释放。由 TNF 和干扰素（IFN）强化的 IL–1 通过诱导胰岛内自由基的产生而对 B 细胞呈现细胞毒作用，随着 B 细胞的损害（变性）加重，更多的致敏性抗原被提呈到免疫系统，出现恶性循环，呈现自我诱导和自限性的形式。胰岛产生的 IL–1 可诱导自由基的产生明显增加（超氧阴离子，过氧化氢，羟自由基等），另外，IL–1、γ－干扰素（INF–γ）及 TNF–α 等还诱导 B 细胞诱生型一氧化氮（NO）合成酶合成，致 NO 大量产生（NO 衍生的过氧亚硝酸对 B 细胞亦具明显毒性作用），加之人体内胰岛 B 细胞清除氧自由基的能力最为薄弱，因而B细胞选择性地对氧自由基的破坏作用特别敏感。氧自由基损伤B细胞DNA，活化多聚核糖体合成酶，以修复损伤的DNA，此过程加速NAD的耗尽，最后B细胞凋亡。另外自由基对细胞膜脂质、细胞内糖类及蛋白质亦具有很大的损伤作用。此外，在上述过程中，淋巴因子和自由基亦招致CD_4^+T淋巴细胞趋向损害部位并活化，同时巨噬细胞亦提呈病毒抗原或受损B细胞的自身抗原给CD_4^+淋巴细胞，活化的CD_4^+细胞进一步活化B淋巴细胞产生抗病毒抗体和抗B细胞的自身抗体，亦促进B细胞的破坏。

（二）自身抗体和1型糖尿病

现已基本明确1型糖尿病是由免疫介导的胰岛B细胞选择性破坏所致。已证实在1型糖尿病发病前及其病程中，体内可检测多种针对B细胞的自身抗体，如胰岛细胞抗体（ICA）、胰岛素抗体（IAA）、谷氨酸脱羧酶抗体（GAD抗体）和胰岛素瘤相关蛋白抗体（IA-2）等。

1. 胰岛细胞抗体

Bottazzo等于1974年首先描写了1型糖尿病患者中存在抗胰岛细胞抗原的抗体，并可用免疫荧光进行检测，此法除微小的修改外，一直沿用至今，近来已有通过放射免疫和酶联免疫对此类抗体进行测定的方法。临床研究报告，一般普通非糖尿病患者群ICA阳性率＜3%，而新诊断的1型糖尿病患者ICA阳性率为60%～90%。ICA分为胰岛细胞质抗体和胰岛细胞表面抗体。但胰岛细胞表面抗体的检查很少应用在临床，因临床很难获得新鲜的胰岛或胰岛素瘤细胞标本，而胰岛细胞质抗体检查比较简单并已标准化，因而在临床广泛使用。胰岛细胞抗体的阳性率随糖尿病病程的延长而降低，80%～90%的1型糖尿病患者体内胰岛细胞质抗体在起病2年后消失；10%～15%的患者持续存在＞2～3年。在相似病程情况下，抗体阳性者常伴：①甲状腺和胃的自身抗体；②常合并存在其他自身免疫内分泌病；③有强烈的其他自身免疫病的家族史；④女性多见；⑤与HLA-DR3/B8强烈相关。但也有报道60%1型糖尿病患者起病后3年体内ICA阳性，未发现上述差异。

ICA在临床1型糖尿病一级亲属中的检出率明显高于人群，且ICA的检出与随后临床1型糖尿病的发生危险性增加相关，高滴度（如＞80 JDF单位）的预报价值明显高于低滴度（如＜20 JDF单位），ICA持续阳性者发生1型糖尿病的危险性明显高于一过性阳性者。前瞻性研究报告，ICAs滴度在4～9 JDF和＞20 JDF的1型糖尿病一级亲属中5年内分别约5%和35%需使用胰岛素治疗，而10年内依赖胰岛素者达60%～79%，ICA持续高滴度阳性在1型糖尿病一级亲属中有较好的预报价值。但临床研究亦发现少数高滴度ICAs者，胰岛β细胞功能可持续数年保持稳定，确切的机制尚不清。另外，临床亦可见在相当比例（10%～20%）的非胰岛素依赖型糖尿病患者检出ICA，此类患者最终80%～85%的患者在若干年后需要胰岛素治疗。若ICA持续阳性，应考虑成年人隐匿起病的1型糖尿病（LADA），应早期启动胰岛素治疗。

2. 抗-GAD抗体

谷氨酸脱羧酶（Glutamic acid decarboxylase，GAD）是抑制性神经递质γ氨基丁酸的生物合成酶，存在于人类和动物的脑、胰岛组织内。近年来发现其有两种异构体形式，相对分子量分别为65 000道尔顿（GAD65）和67 000道尔顿（GAD67），并显示GAD与1型糖尿病患者胰岛64K蛋白抗原有许多共同的理化特征。GAD被认为是1型糖尿病自身免疫反应的主要自身抗原之一。GAD抗体（GADs）测定的临床价值与ICA相似，但其阳性率和特异性均较ICA高。在1型糖尿病一级亲属1型糖尿病临床前期的个体中，GADs阳性，而ICA和IAA有时阴性；在新诊断的1型糖尿病患者中GADs阳性率为75%～90%，在病程长（3～10年）1型糖尿病患者阳性率仍可达60%～80%；GAD的检测对1型糖尿病的诊断，尤其是对“LADA”早期识别有重要价值并可在1型糖尿病的亲属中预测发生糖尿病的危险性。目前临床用于GAD检测的方法有免疫沉淀法、放射免疫法、酶联免疫吸附法和免疫荧光法等多种方法。

3. 胰岛素自身抗体（IAAs）

IAA即可与胰岛素相结合的自身抗体，可出现于未用外源性胰岛素的1型糖尿病患者以及临床前期患者中，新诊断的1型糖尿病患者IAA阳性率为40% ~ 50%。现有的方法尚不能将IAA从胰岛素治疗所致的胰岛素抗体中区别出来。同时，1型糖尿病诊断后，IAAs的阳性持续时间尚未知。IAA的产生可能是原发性，来自于B淋巴细胞的异常克隆，或者为B细胞破坏后所致。B细胞的损伤可能导致异常结构的胰岛素释放，并被体内免疫系统当作异物；或者胰岛素原或更早生物合成的前体在B细胞破坏时被释放出来而作为抗原；有报道称免疫活性的胰岛素（可能为胰岛素原前体）存在于B细胞质膜上，另外，与胰岛素无关的外来抗原分子的相似性亦可导致体内产生IAAs。和ICAs和GAAs一样，IAAs在预报1型糖尿病中也是重要的。有认为IAAs出现在比较年轻非糖尿病个体中比出现在成年人中更能反映比较快的胰岛B细胞破坏和较快地进展至1型糖尿病。与1型糖尿病有关的IAA主要是IgG，偶见为IgM。IAAs一般可应用放射免疫和酶联免疫吸附法测定。一些研究报告由放射免疫测定的IAAs可提高ICAs在1型糖尿病一级亲属及普通人群中预报今后发生1型糖尿病的价值，而用酶联免疫测定的IAAs似乎对1型糖尿病无预报价值。故国际糖尿病研讨会认为只有液相放射免疫法适用于评价与糖尿病相关的自身抗体。

4. IA-2和IA-2β及其抗体

胰岛素瘤相关蛋白抗体IA-2（insulinoma associated protein 2）及其类似物IA-2β是继GAD之后被确认的另两个胰岛细胞的自身抗原，两者均具有蛋白酪氨酸磷酸酶催化功能域高度同源的保守区域，是受体型蛋白酪氨酸磷酸酶超家族中的新成员，但其去磷酸的催化活性至今未被证实，生理功能也不明确。IA-2和IA-2均为Ⅰ型跨膜糖蛋白，各含979和986个氨基酸残基，分子量分别为106ku和108ku，编码基因分别位于人第2号（2q35）和第7号（7q35）染色体上。两者都由一胞外结构域、单一跨膜结构域和一胞内结构域组成，全长有42%的一致性，在胞内结构域有74%的同源性。IA-2和IA-2β主要存在于胰岛α、β、δ细胞，胰腺α、β细胞瘤、垂体、脑组织和肾上腺髓质等神经内分泌组织中。目前认为IA-2、IA-2β、GAD和胰岛素均是1型糖尿病的自身抗原，IA-2和IA-2β抗原表位均位于胞内结构域的羧基端，其抗体主要识别构象性抗原表位，IA-2和IA-2β有共同的抗原表位和各自特异的抗原决定簇。文献报告，IA-2Ab存在于60% ~ 80%的新诊断的1型糖尿病患者中，在糖尿病前期的阳性率为40% ~ 60%，而在健康人群中的阳性率为1%。IA-2βAb在新诊断的1型糖尿病患者的阳性率为45% ~ 60%，稍低于IA-2Ab的阳性率，两者的阳性率均随着病程的延长和1型糖尿病起病年龄的增长而逐渐下降。IA-2Ab和IA-2βAb的特异性较GAD-Ab高，在不伴1型糖尿病的自身免疫疾病的患者中较少发现，对一级亲属阳性预测价值达75%。新近研究发现，98%新诊断的1型糖尿病患者至少存在一种胰岛自身抗体阳性，80%存在两种以上，而健康人无一人同时存在两种以上抗体。三种抗体（IA-2Ab、GAD-Ab和IAA）均阴性的一级亲属5年内发生糖尿病的危险度 $< 0.5\%$，仅一种抗体阳性的发病危险度为15%，两种抗体阳性为44%，三种抗体均阳性的危险度为100%。现认为联合检测IA-2Ab、GAD-Ab和IAA是预测1型糖尿病的最可靠的免疫学标志，由于IA-2Ab与IA-2βAb显著相关，所以，联合IA-2βAb并不进一步增加检测的敏感性和阳性预测值。IA-2Ab和IA-2βAb的检测主要采用酶联免疫吸附分析法（ELISA）和放射配体分析法（RLA），其中RLA所需标本少，可进行半自动化操作，省时省力，适于在高危人群和少年儿童中进行普查。

1型糖尿病的自然发病过程如图10-2所示。

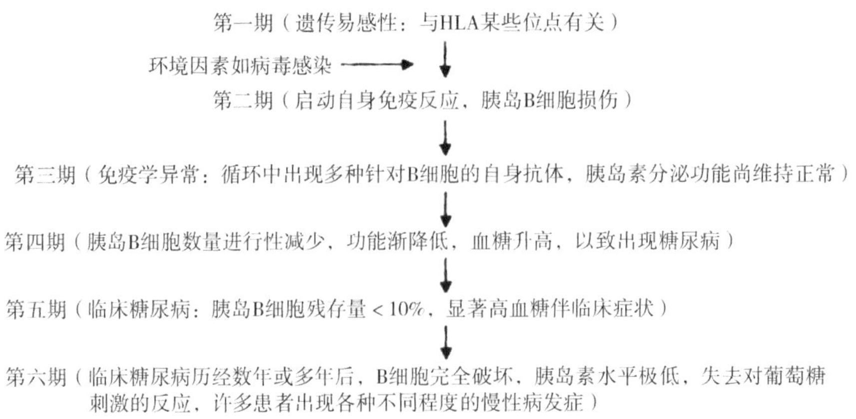

图 10-2　1 型糖尿病发病分期

四、病理学

（一）早期病理改变

早在 1910 年便描述 1 型糖尿病患者有淋巴细胞和巨噬细胞浸润的急性胰岛炎，随后报告 1 型糖尿病患者发病 6 个月后死亡的个体尸检，显示 2/3 表现有上述损害，存活的 B 细胞不到总量的 10%。但病程长的患者无淋巴细胞浸润。1 型糖尿病病程不久可见 B 细胞的局部再生，但随着疾病的进展，B 细胞的局部再生越加少见，且再生的 B 细胞随之亦被破坏。上述在缺乏胰岛素制剂的年代所描述的病理改变，如今已非常罕见了。

（二）晚期病理

1 型糖尿病患者诊断 1.5 ~ 34 年后的尸检显示，由于占正常胰腺 98% 的外分泌组织的萎缩，胰腺重量下降。外分泌腺的萎缩可能由于缺乏高浓度的胰岛素通过血管床对本身胰腺的灌注，胰腺内高胰岛素浓度对其自身有营养作用，而该作用是皮下给予外源性胰岛素治疗所达不到的。1 型糖尿病患者的胰岛少且小，重量不到正常人或 2 型糖尿病患者的 1/3，B 细胞几乎完全缺乏。胰岛几乎仅包含 α – 细胞和 σ 细胞及位于胰腺头部远端的 PP 细胞。每个胰岛内 α – 细胞和 σ 细胞的数量正常或增加，胰腺内总的 α 和 σ 细胞的量在正常范围。

五、临床表现

1 型糖尿病的症状可分为两大类：一大类为代谢紊乱，主要是高血糖有关的“三多一少（即多饮、多尿、多食和体重下降）”，多起病较急，症状较重，甚至以糖尿病酮症酸中毒就诊，但一些患者起病可相对缓慢，如成人起病的自身免疫型糖尿病（简称 LADA）；另一大类是各种急性和慢性并发症的表现。

（一）多尿

是由血糖过高，超过肾糖阈（8.89 ~ 10.0mmol/L），经肾小球滤出的葡萄糖不能完全被肾小管重吸收，形成渗透性利尿，血糖越高，尿糖排泄越多，尿量越多，日尿量可达 5 000 ~ 10 000mL。有肾脏疾病者，肾糖阈增高，尿糖排泄障碍，在血糖轻、中度增高时，多尿可不明显。

（二）多饮

主要由于高血糖使血浆渗透压明显增高，加之多尿，水分丢失过多，发生细胞内脱水加重高血糖，使血浆渗透压进一步明显升高，刺激口渴中枢，导致口渴而多饮，多饮进一步加重多尿。

（三）多食

多食的机制不十分清楚。多数学者倾向是葡萄糖利用率（进出组织细胞前后动静脉血中葡萄糖浓度差）降低所致。正常人空腹时动静脉血中葡萄糖浓度差缩小，刺激摄食中枢，产生饥饿感；摄食后血糖升高，动静脉血中浓度差加大（ > 0.829mmol/L），摄食中枢受抑制，饱腹时中枢兴奋，摄食要求消失。然而糖尿病患者由于胰岛素的绝对或相对缺乏或组织对胰岛素不敏感，组织摄取利用葡萄糖能力下降，虽然血糖处于高水平，但动静脉血中葡萄糖的浓度差很小，组织细胞实际上处于“饥饿状态”，从而刺激摄食中枢引起饥饿、多食；另外，机体不能充分利用葡萄糖，大量葡萄糖从尿中排泄，因此，机体实际上处于半饥饿状态，能量缺乏亦引起食欲亢进。

（四）体重下降

糖尿病患者尽管食欲和食量正常，甚至增加，但体重却下降，主要是由于胰岛素绝对或相对缺乏或胰岛素抵抗，机体不能充分利用葡萄糖产生能量，致脂肪和蛋白质分解加强，消耗过多，呈负氮平衡，体重逐渐下降，乃至出现消瘦。另外，血糖明显升高，大量葡萄糖经尿丢失，也是体重下降的重要原因。一旦糖尿病经合理的治疗，获得良好控制后，体重下降可控制，甚至有所回升。如糖尿病患者在治疗过程，体重持续下降或明显消瘦，提示可能代谢控制不佳或合并其他慢性消耗性疾病。

（五）乏力

在糖尿病患者中亦是常见的，由于葡萄糖不能被完全氧化，即人体不能充分利用葡萄糖和有效地释放出能量，同时组织失水，电解质失衡及负氮平衡等，因而感到全身乏力，精神萎靡。

（六）视力下降

不少糖尿病患者在早期就诊时，主诉视力下降或视物模糊，这主要可能与高血糖导致晶状体渗透压改变，引起晶状体屈光度变化所致。早期一般多属功能性改变，一旦血糖获得良好控制，视力可较快恢复正常。

（七）并发症

糖尿病并发症众多，可分为急性并发症和慢性并发症。急性并发症以糖尿病酮症酸中毒为主；慢性并发症累积全身各个组织器官，主要包括大血管（如心血管、脑血管、肾血管和四肢大血管）、微血管（如糖尿病肾病和糖尿病视网膜病变）和神经病变（如自主神经和躯体神经等），1 型糖尿病多以微血管并发症和神经病变为主。

六、辅助检查

（一）血糖测定

血浆或血清葡萄糖测定目前是诊断糖尿病的唯一标准。依据 WHO 糖尿病诊断标准，符合下述情况，糖尿病的诊断成立。

（1）有典型糖尿病症状：①1 次空腹 FBG ≥ 7.0mmol/L；②或者 1 次 P2h 血糖≥ 11.1mmol/L；③或者 1 次随机血糖≥ 11.1mmol/L。

（2）无明显糖尿病症状：①两次 FBG ≥ 7.0mmol/L；②或者 2 次 OGTT 后 2h 血糖≥ 11.1mmol/L；③或者 1 次 FBG ≥ 7.0mmol/L 和 OGTT 后 2h 血糖≥ 11.1mmol/L。

（3）HbA1c ≥ 6.5%，并被再次证实可作为糖尿病诊断标准，但因 1 型糖尿病患者血糖进展速度快，HbA1c 的增高可能赶不上血糖升高的速度。

（二）口服葡萄糖耐量试验（OGTT）

1. 方法

隔夜空腹 10 ~ 12h，抽取空腹静脉血，将 75g 无水葡萄糖或含 1 分子水（H20）的葡萄糖粉 82.5 g（儿童 1.75g 葡萄糖 /kg 理想体重，不超过 75g），溶于 250 ~ 300mL 水中，3 ~ 5min 饮毕，服糖后 2h 再抽取静脉血。血糖测定标本建议应用静脉血浆或血清，血糖测定方法采用葡萄糖氧化酶法。

2. 注意事项

（1）试验前 3d，应摄入足量糖类，每日为 200 ~ 300g；对严重营养不良者应延长糖类的准备时间，为 1 ~ 2 周。

（2）试验前 10 ~ 12h 禁食，允许饮水。

（3）试验前 1d 及试验时应禁用咖啡、饮酒和吸烟，避免精神刺激。

（4）体力运动：长期卧床患者因不活动可使糖耐量受损，试验时剧烈运动可加重葡萄糖的利用，但由于交感神经兴奋，儿茶酚胺释放等，致血糖升高，故试验前应静坐休息至少 30min，试验期间避免剧烈活动。

（5）疾病和创伤：各种应激，如心脑血管意外、创伤、烧伤及发热等可使血糖暂时升高，糖耐量减低，称应激性高血糖，故需待患者病愈恢复正常活动时再做此试验。

（6）药物：许多药物可使糖耐量减退，如糖皮质激素、烟酸、噻嗪类利尿药、水杨酸钠、口服避孕药及单胺氧化酶抑制药等，试验前应事先停药。

（三）尿糖测定

正常人从肾小管滤出的葡萄糖几乎被肾小管完全吸收，每天仅从尿中排出微量葡萄糖 32 ~ 90mg，一般葡萄糖定性试验不能检出。糖尿通常指每天尿中排出葡萄糖 >150mg。正常人血糖超过 8.9 ~ 10mmol/L（160 ~ 180mg/dL）时即可查出尿糖，这一血糖水平称为肾糖阈值。老年人及患肾脏疾病者，肾糖阈升高，血糖超过 10mmol/L，甚至 13.9 ~ 16.7mmol/L 时可以无糖尿；相反，妊娠期妇女及一些肾小管或肾间质病变时，肾糖阈降低，血糖正常时亦可出现糖尿。糖尿的检查常用的有班氏法（借助硫酸铜的还原反应）和葡萄糖氧化酶等。班氏法，常受尿中乳糖、果糖、戊糖、维生素 C、先锋霉素、异烟肼及水杨酸盐等药物的影响呈现假阳性，且操作比较不方便，现已渐被淘汰；葡萄糖氧化酶法由于酶仅对葡萄糖起阳性反应，特异性较强，但当服用大剂量维生素 C、水杨酸、甲基多巴及左旋多巴亦可出现假阳性。尿糖不作为糖尿病的诊断指标，一般仅用作糖尿病控制情况的监测和提示可能糖尿病而需进一步检查的指标。尿糖的影响因素除考虑肾糖阈及某些还原物质的干扰外，还常受尿量多少及膀胱的排空情况等影响。

（四）尿酮

尿酮体测定阳性提示胰岛素缺乏，警告糖尿病患者即将或可能已存在酮症酸中毒，提示需进一步行血酮体测定和血气分析。尿酮体的测定采用硝酸钠与乙酰乙酸反应，形成了一种紫色物质，提示尿酮体阳性。但以硝普钠为基础的反应不能测得在酮体（丙酮、乙酰乙酸和 β－羟丁酸）中数量上占主要部分的 β－羟丁酸。有报道使用含巯基的药物，如巯甲丙脯酸时，可产生假阳性，而如尿标本长时间暴露在空气中，则可产生假阴性。

糖尿病患者，尤其是 1 型糖尿病患者，在合并其他急性疾病或严重应激状态时以及妊娠期间，或有不明原因的消化道症状，如腹痛、恶心、呕吐等症状时，应进行尿酮体检查。

（五）尿清蛋白测定

可敏感地反映糖尿病肾脏的受损及其程度，1 型糖尿病在确诊每年进行尿清蛋白或清蛋白 / 肌酐比值的检查，增高者应排除代谢紊乱（酮症、高血糖）、血流动力学因素（运动、蛋白摄入、利尿药使用）和尿路感染等，并在接下来3 ~ 6个月收集3次晨尿标本重复检测，3次尿标本检测结果2次达标则可诊断，推荐晨尿为最佳检测标本（表 10–4）。

表 10–4　尿清蛋白排泄异常的标准

分类	24h 尿液（mg）	定时尿（μg/min）	晨尿或随机尿（mg/g 肌酐）清蛋白 / 肌酐
正常	<30	<20	<30
微量清蛋白尿	30 ~ 300	20 ~ 200	30 ~ 300
大量清蛋白尿	≥ 300	≥ 200	≥ 300

（六）HbA1c 测定

糖基化血红蛋白（Glycosylated Hemoglobin GHb）是葡萄糖分子和血红蛋白 A 组分的某些特殊部位分子经缓慢而不可逆非酶促反应而形成的产物。通过所测的 HbA1a、HbA1b 和 HbA1c 的总和可反映血糖水平，前两部分主要代表其他己糖和 Hb 相互作用的产物，HbA1c 是结合葡萄糖的 HbA1，由于 HbA1a 和 HbA1b 在 HbA 中所占比例较少，基本上不受血糖影响，故临床上常以 HbA1c 来反映总 HbA1。由于糖化血红蛋白与红细胞一道在血中循环，而红细胞的半衰期约 120d，因此，糖化血红蛋白可反映先前 8 ~ 12 周总体血糖情况。50% 的 HbA1c 值与过去 30d 内的平均血糖水平相关，40% 的 HbA1c 值与过去 31 ~ 90d 平均血糖水平相关，10%HbA1c 与过去 91 ~ 120d 平均血糖水平相关。HbA1c 的测定方法目前有多种：阳离子交换树脂微柱层析法、高压液相色谱法、电泳法、亲和色谱微柱法、放免法、免疫比浊法和疫竞争抑制法等。微柱内的阳离子交换树脂是目前国内应用较为广泛的方法。

影响因素：血红蛋白分子病、地中海贫血、溶血性贫血、静脉切除术和怀孕等红细胞寿命缩短，从而糖化血红蛋白的量降低；肾功能不全、慢性酒精中毒等减慢血红蛋白的代谢，使其寿命延长以及红细胞增多症，可使糖化血红蛋白的量增加。

七、诊断

典型 1 型糖尿病诊断，尤其是青少年无明显诱因并以酮症或酮症酸中毒起病者，比较容易。1 型糖尿病根据其发病机制和临床特征的差异，可分为自身免疫性（包括急性发病及缓慢发病）和特发性。临床可分为急性起病典型 1 型糖尿病（多见于青少年）、成人隐匿自身免疫型糖尿病（LADA）和特发性 1 型糖尿病。①青少年急性起病典型 1 型糖尿病占 1 型糖尿病的绝大多数，其特点为青少年起病，起病时症状较重，一些患者甚至以酮症酸中毒起病；起病时体内多存在针对胰岛 B 细胞的自身抗体；起病时胰岛素或C- 肽释放试验呈低平曲线；起病时即需胰岛素替代，一些患者在胰岛素替代治疗 2 年内出现“蜜月期”（短者数周，长者可达 1 年以上，主要与胰岛内残余 B 细胞团的功能暂时得到部分恢复有关，而使胰岛素用量明显减少，甚至停用，但最终胰岛 B 细胞将被破坏而需长期胰岛素替代治疗。②成人隐匿性自身免疫性糖尿病（LADA），其特点为起病年龄 > 15 岁的任何年龄段，早期应用饮食控制或口服降血糖药物有效，发病 6 个月内不依赖胰岛素无酮症酸中毒发生；发病时多为非肥胖；体内胰岛 B 细胞抗体常持续阳性；具有 1 型糖尿病的易感基因；常伴阳性的甲状腺和胃壁细胞等其他器官特异性抗体。常被误诊为 2 型糖尿病。欧美人有资料报道 LADA 占 2 型糖尿病 10% ~ 15%，在非肥胖的 2 型糖尿病患者中高达 50%；国内有文献报道 2 型糖尿病患者 GAD-Ab 的阳性率达 14.2%。③特发性 1 型糖尿病占少数，病因不明。临床表现为持续胰岛素缺乏，频发酮症酸中毒，但体内始终缺乏针对胰岛 B 细胞自身免疫的证据，具有强烈遗传倾向，与 HLA 无关。多见于非洲人或亚洲人。④暴发型 1 型糖尿病，起病迅速，可在数日内发病，可能与大量病毒感染直接导致胰岛 B 细胞损害有关；胰岛 B 细胞破坏导致胰岛素绝对缺乏，属于特发性糖尿病的亚型之一。目前对该病的诊断多采用 Imagawa 等提出的诊断标准：出现高血糖症状 1 周左右伴发酮症或酮症酸中毒；起病时血糖水平较高（≥ 16.0mmol/L）。而 HbA1c < 8.5%；空腹血清 C 肽水平 < 0.10nmol/L，餐后或给予胰高血糖素后 C 肽水平 < 0.17nmol/L；胰岛细胞自身抗体阴性；血淀粉酶、胰脂肪酶、弹性蛋白酶 -1 不同程度升高，而胰腺超声检查无异常；病初出现流感样症状，如发热、上呼吸道感染等以及上腹部疼痛、恶心、呕吐等消化道症状。

八、鉴别诊断

典型病例，临床可根据起病年龄、起病缓急、酮症易感以及是否胰岛素治疗等对 1 型或 2 型糖尿病做出初步鉴别，但临床上常遇到不少病例仅根据临床表现难以鉴别，综合临床表现和实验室检查仍难以明确分型时，可先“淡化分型”，根据临床表现进行治疗，并在病程中随访观察。下表主要列举 1 型和 2 型糖尿病的鉴别要点，但所列临床和实验室的表现对糖尿病的鉴别都不是绝对的（表 10-5）。

表 10-5 1 型糖尿病和 2 型糖尿病鉴别诊断

识别指标	1 型糖尿病	2 型糖尿病
临床表现		
1. 起病年龄	多 <30 岁，LADA 常可 >30 岁	多 >40 岁
2. 发病峰龄	12 ~ 14 岁	60 ~ 65 岁，渐年轻化
3. 起病方式	多急骤，甚至酮症或酮症酸中毒起病	一般缓慢而隐匿，甚至因慢性并发症而被发现
4. “三多一少”	常典型，也可轻如 LADA 多为非肥胖起病	多较轻或无或以其中之一为表现，80% 超重或肥胖
5. 病情稳定性	不稳定	相对稳定
6. 急性并发症	酮症倾向，易发生酮症酸中毒	酮症抵抗，老年人在诱因下易患非酮症高渗综合征
7. 慢性并发症	以微血管并发症，如糖尿病肾病和视网膜病等为主	以大血管并发症，如心脑血管动脉硬化等为主为主
8. 主要治疗	饮食 + 运动 + 胰岛素或辅以二甲双胍、阿卡波糖或胰岛素增敏剂等（胰岛素一步到位）	饮食 + 运动 + 口服药物或联合胰岛素或单用胰岛素个体化实施
9. 早期防治	早期干预治疗保护残余 B 细胞减轻或延缓自身免疫性破坏	改变环境因素如加强运动，避免肥胖。
实验室检查		
1. 胰岛 B 细胞功能		
（1）胰岛素 C 肽释放试验	曲线低平或缺乏	基础正常，释放障碍或不足或增高
（2）胰高糖素刺激试验	曲线低平或缺乏	升高幅度降低，高峰延迟早期可正常，晚期降低
（3）磺酰脲类药物试验	曲线低平或缺乏	早期常正常，晚期降低
2. 胰岛素敏感性	对胰岛素比较敏感	常伴胰岛素抵抗
3. 自身免疫标志		
（1）ICA	初诊 70% ~ 90% 阳性	阴性（若阳性，提示可能为误诊为 T2DM 的 LA-DA）
（2）IAA	初诊 40% ~ 50% 阳性	阴性
（3）GAA	初诊 70% ~ 100% 阳性	阴性
（4）IA2	初诊 60% ~ 80% 阳性	阴性
4. 遗传标志		
（1）与 HLA 有关	有关联；DQB1 第 57 位非天门冬氨酸与 DQa1 第 12 位	
精氨酸关联；DR3/DR4 杂合子	无关联，多基因遗传	
（2）同卵双生子同病率	约 50%	90% ~ 100%
5. 病理	胰岛 B 细胞明显减少或缺乏，如常伴淋巴细胞和单核细胞浸润	病理改变不明显，B 细胞数量正常或减少
6. 病因及机制	遗传加选择性 B 细胞自身免疫破坏，胰岛素绝对缺乏	遗传加环境因素（如肥胖和运动不足），胰岛素抵抗伴胰岛素分泌障碍，胰岛素相对缺乏

九、治疗

1 型糖尿病的治疗目的为改善症状，保证生活质量，防治急、慢性并发症，同时保证儿童和青少年 1 型糖尿病患者的正常生长发育。1 型糖尿病的治疗与 2 型糖尿病的治疗原则基本相似，它包括教育、饮食、运动、胰岛素（可配合二甲双胍和 α－糖苷酶抑制药等）和血糖监测。

（一）糖尿病教育与心理治疗

成年人 1 型糖尿病患者常会因为对疾病的不了解而产生悲观、失望甚至恐惧的心理。而儿童发病后，父母和孩子都会产生许多不适应，家庭生活也会受到影响，在生活和心理上均会产生很多问题。无论是成年人还是儿童的 1 型糖尿病患者都需要教育和心理治疗。医务工作中的教育，家人、亲友，还有患者之间的鼓励和安慰，较 2 型糖尿病更加重要。

（二）饮食治疗

成年人 1 型糖尿病患者的饮食治疗与 2 型糖尿病基本相同，但 1 型糖尿病患者多体重低，甚至消瘦（与 2 型糖尿病偏胖者不同），且儿童 1 型糖尿病处于生长发育期，对其热量控制应适当放宽。1 型糖尿病儿童饮食计划原则是应该满足其生长发育和日常活动的需要。根据患儿家庭饮食习惯进行适当限制和灵活掌握。每日所需热量 = 4 184 + 年龄 ×（290 ~ 420）kJ[1 000 + 年龄 ×（70 ~ 100）kcal]，年龄偏小、较瘦的儿童应选择较高的热量，< 3 岁儿童用每天 418.4kJ（100kcal），随年龄而递减；而年龄偏大、较胖，宜用较低的热量，年龄 ×（209.2 ~ 251.0）kJ，总热量 ≤ 8 368kJ/d（≤ 2 000kcal/d）。运动量大者可用较高热量，热量的分配为糖类占 50% ~ 55%；蛋白质 15% ~ 20%；脂肪占 25% ~ 30%。食物成分中蛋白质应以动物蛋白为主；脂肪应选用含不饱和脂肪酸的植物油。每日最好摄入足够的蔬菜或含纤维素较多的食物。每日每餐的热量分配应基本固定，可以分为早餐占 1/5，午餐和晚餐各占 2/5，每餐中留少量作为餐间点心，并按时定量进餐。不能按时进餐时必须测餐前血糖调整胰岛素或进餐量。每天每餐应基本固定，并按时进餐。

（三）运动治疗

成年人 1 型糖尿病的运动治疗与 2 型糖尿病差不多，但是须注意 1 型糖尿病患者病情波动可能较大，所以需注意避免胰岛素作用高峰期（降血糖效应）运动而导致低血糖。儿童 1 型患者也需要进行运动治疗，而且运动也是处于生长发育期儿童的一个必需的生活内容。糖尿病儿童应每天安排适量的运动项目，在进行较为剧烈的体育锻炼时，可适当减少胰岛素的用量，同时注意运动前后适量加餐，以防止发生低血糖。此外，尿酮体呈阳性者需在血糖控制满意，尿酮体转阴性后进行。运动过程中应注意以下事项：①必要时将胰岛素改为腹壁皮下注射，以免运动时吸收过快，导致低血糖发生；②运动后易出现低血糖者可于运动前有计划加用少量食品；③运动时应注意选择合适的服装，运动后注意清洁卫生；④对年龄较小的儿童，家长最好能够结伴，既可给予照顾又能增加乐趣，更利于坚持。

（四）胰岛素治疗

胰岛素治疗是 1 型糖尿病的基本治疗手段，需终身替代，即使一些患者在胰岛素治疗一段时间后出现短暂的“蜜月期”，也建议小剂量胰岛素维持，以便延长其“蜜月期”时间。需注意当患者在“生病期间”，即使不能进食也不可中断胰岛素治疗，而应及时静脉补充葡萄糖、液体、电解质和胰岛素。

1. 胰岛素的种类和治疗方案

胰岛素的种类和剂型较多，胰岛素及其治疗方案的选择应个体化。目前胰岛素根据其来源可分为：①动物胰岛素（猪胰岛素，其胰岛素与人胰岛素相差 1 个氨基酸，降血糖效果与人胰岛素基本相似，且已被时间和大量临床研究证实是安全的），它包括短效胰岛素、鱼精蛋白锌胰岛素（PZI）和预混胰岛素等；②人胰岛素，它包括短效胰岛素、中效胰岛素（NPH）和预混胰岛素 [如诺和灵 30R、诺和灵 50R、优泌林（70/30）和甘舒霖 30R 等]，人胰岛素有逐渐替代猪胰岛素的趋势；③人胰岛素类似物，它包括速效胰岛素（如诺和锐和优泌乐）、预混人胰岛素类似物（如诺和锐 30R、优泌乐 25R 和优泌乐 50R）和超长效胰岛素类似物（如甘精胰岛素和地特胰岛素等），人胰岛素类似物因在胰岛素化学结构上进行了修饰，使其在某些方面，如皮下吸收和作用时间等方面优于人胰岛素（表 10-6）。

表 10-6　不同胰岛素治疗的优缺点

胰岛素	优点	缺点
正规胰岛素	吸收较快，能较好地控制餐后血糖	不易控制空腹血糖水，需要多次注射，注射剂量较大时易引起餐前低血糖，速效胰岛素空腹血糖水平高·需要联合基础胰岛素
预混人或猪胰岛素	满足基础及进餐时胰岛素需要，大多数时间血糖控制较好	餐后血常不理想，易发生餐前和夜间低血糖
预混人胰岛素类	符合基础及进餐需要，血糖控制较好，餐时胰岛素吸收快，低血糖发生率低	午餐后血糖没有基础－餐时治疗方案控制得好，有时需每日 3 次
基础胰岛素＋餐时胰岛素或泵治疗	可以控制餐前、餐后及夜间血糖．效果好，24 h 稳定控制血糖	需要多次注射或长时间佩戴和相关知识配餐

1 型糖尿病的胰岛素起始在没有急性并发症的情况下，也可以在门诊调整剂量。起始治疗方案多选择多次皮下注射（短期或速效胰岛素十基础胰岛素，如 NPH、长效胰岛素和长效胰岛素类似物，如甘精胰岛素和地特胰岛素），短效或速效胰岛素三餐前皮下注射，睡前（21 ～ 22 时）皮下注射基础胰岛素，如睡前注射不方便，必要时早餐前长效胰岛素类似物，尤其对易出现夜间低血糖者。每天的胰岛素起始剂量计算可根据患者的体重确定，一般可从 0.5 ～ 1.0U/（kg·d）开始，每日 4 次皮下注射时，剂量分配一般为早、中、晚、睡前分别为 30%、22.5%、22.5%、25%。然后根据血糖监测结果调整胰岛素剂量，睡前胰岛素剂量参照前 1d 空腹血糖，而餐前胰岛素剂量则根据前 1d 餐后血糖调整（每次调整 2 ～ 4U 胰岛素），同时注意监测睡前血糖，必要时测定凌晨 0 ～ 3 时，以发现夜间低血糖和鉴别空腹高血糖。如每天 2 次注射预混胰岛素（必要时 3 次，中餐前追加 1 次），一般早餐前约为日总剂量的 2/3，晚餐前 1/3。对所有胰岛素治疗的 1 型糖尿病患者，尤其是采用预混胰岛素治疗的患者，均应建议其少吃多餐，上午、下午和睡前适量加餐，有利于血糖平稳控制和预防餐前和夜间低血糖（表 10-7 至表 10-9）。

表 10-7　基础－餐前强化治疗方案高血糖时胰岛素剂量调整

高血糖发生时段	早餐前	午餐前	晚餐前	睡前
增加 2 ～ 4 U 胰岛素	睡前	早餐前	午餐前	晚餐前
	基础胰岛素	短效或速效	短效或速效	短效或速效

表 10-8　基础－餐前加强治疗方案低血糖时胰岛素剂量调整

低血糖发生时段	早餐前	午餐前	晚餐前	睡前
减少 2 ～ 4 U 胰岛素	睡前	早餐前	午餐前	晚餐前
基础胰岛素	短效或速效	短效或速效	短效或速效	短效或速效

表 10-9　预混胰岛素分次治疗方案高血糖时剂量调整

高血糖发生时段	早餐前	午餐前	晚餐前	睡前
增加 2 ～ 4 U 胰岛素	晚餐前	早餐前	早餐前	晚餐前
低血糖持续发生时段	早餐前	午餐前	晚餐前	睡前
减少 2 U 胰岛素	晚餐前	早餐前	早餐前	晚餐前

2. 胰岛素治疗时的清晨或空腹高血糖的处理

此种情况主要指糖尿病患者，尤其是 1 型糖尿病患者，在应用胰岛素（主要见于每日 2 次皮下注射 NPH、预混胰岛素或自行混合的短效＋长效胰岛素）治疗过程中，虽然其白天的血糖控制比较理想，但却在清晨或早上空腹时表现为明显的高血糖，对此应仔细分析和鉴别其原因，分别不同处理。主要有以下几种情况。①夜间胰岛素不足：其特点睡前或夜间血糖控制不佳，夜间（尤其在凌晨 0 ～ 3 时）无低血糖发生，空腹高血糖。处理应增加晚餐前预混胰岛素或睡前基础胰岛素剂量；可联合应用口服抗高血糖药物，如双胍类。②黎明现象，其特点为睡前或夜间血糖控制良好，夜间无低血糖发生，仅在黎明一段时间出现高血糖。机制可能为此时糖皮质激素、生长激素等胰岛素拮抗激素分泌增多，使胰岛素相对不足；处理应改为晚餐前皮下注射短效或速效胰岛素，调整睡前基础胰岛素剂量，以使作用时间覆盖至黎明时间段；增加晚餐前预混胰岛素剂量，改胰岛素泵治疗，通过调整各阶段的基础胰岛素输注速率来解决。③ Somogyi 现象，其特点为夜间（多见于凌晨 0 ～ 3 时）曾有低血糖发生，但常因患者处于睡眠中未被察觉（水平卧位和熟睡可以减轻低血糖症状），继而发生低血糖后的发生高血糖（体内交感神经兴奋，胰岛素拮抗激素分泌增加），导致清晨或空腹低血糖。主要由于凌晨时，晚餐前注射预混胰岛素中的中效胰岛素部分出现其高峰，且此时由于处于胰岛素敏感性相对较高，两者叠加，加之此时胃肠道已无糖类吸收，从而使低血糖发生的危险性增加。处理应减少晚餐前 NPH 或预混胰岛素剂量；睡前检测血糖或尿糖，如血糖水平不高或尿糖阴性，应睡前适当加餐；将晚餐前改为短效或速效胰岛素，睡前皮下注射基础胰岛素；联合 α 糖苷酶抑制药，延缓糖类的吸收速度，降低餐后高血糖同时有助于减少夜间低血糖的发生。

3. 持续皮下胰岛素输注（continuous subcutaneous insulin infusion，CSII）

持续皮下胰岛素输注又称胰岛素泵治疗，是 1 型糖尿病患者较好地治疗选择，它可较好模拟生理状态胰岛素分泌的输注模式，使血糖获得良好稳定的控制，从而延缓和减少并发症的发生。

胰岛素泵的发展历史：自 1922 年胰岛素应用于临床治疗糖尿病以来，为糖尿病的治疗带来革命性的改变，但其给药方式主要是通过多次皮下注射，给胰岛素的应用带来一些障碍，寻求一种方便、痛苦少的胰岛素注射给药方式，一直是糖尿病学专家、学者、医生和广大糖尿病患者急需解决的问题。持续皮下胰岛素输注（continuous-subcutaneous insulin infusion，CSII）系统（简称胰岛素泵）的出现切实解决了这一问题。

胰岛素泵的使用原理：正常人血糖 0.22 ～ 0.34mmol/L（3.9 ～ 6.1mg/dL）时，体内胰岛素分泌约 1U/1h，并呈脉冲式分泌；三餐后胰岛素分泌量可达 5U/1h，相当于基础胰岛素分泌量（约各占 50%），正常情况下胰岛素需要量 40 ～ 50U/d，一般不超过 1.0U/（kg·d）。CSII 尽量模仿胰岛素生理释放，以符合血糖的波动。胰岛素泵有可携带的开环式和闭环式两种，现临床应用的主要为可携带的开环式，它包括电动机、电池、注射器、警报器、连续管及注射针头等装置，通过将注射针头置于腹部皮下，由连接管与泵连接，可将已知胰岛素需要量连续输入人体，提供持续的基础胰岛素分泌量，并可在餐前通过调节器给予追加剂量以模仿餐后胰岛素分泌增加，用于控制餐后高血糖，并有警报器发出信号以告之出现的各种紧急情况，如胰岛素液注完、电池耗尽、空针或针头脱落受阻等。

胰岛素泵的适应证和优势：胰岛素泵尤其适合于以下患者；① 1 型糖尿病患者的强化治疗，尤其是血糖波动较大的糖尿病；②糖尿病合并妊娠或糖尿病患者婚后希望怀孕者，对孕妇和胎儿均有益；③糖尿病急性并发症，如糖尿病酮症酸中毒的抢救期间采用 CSII，有利于血糖的控制；④糖尿病肾移植后，应用 CSII 理想地控制血糖，有助于防止移植肾再度发生糖尿病肾病；⑤在理解力和自觉性高的 2 型糖尿病患者；⑥不愿意接受多次胰岛素注射的患者，由于生活和饮食习惯，无法使用多次胰岛素注射满意控制血糖的患者，追求更好的生活质量的患者；⑦糖尿病患者围手术期的血糖控制；⑧初诊严重高血糖的 2 型糖尿病患者（如 HbA1c > 9.0%），应短期胰岛素强化，对远期血糖控制有益；⑨频发低血糖或具有无感知性低血糖的患者；⑩具有黎明现象或苏木杰现象的糖尿病患者。

优点：更好地改善血糖控制，降低并发症发生的危险；日常生活更加灵活方便；孕前及怀孕期精确控制血糖；可以合理处理黎明现象；减少严重低血糖发生；剂量输注精确。但酒精中毒和有药物成瘾者，精神病或精神异常者禁用，多数 2 型糖尿病患者不需要。

胰岛素泵的使用方法：胰岛素泵用泵前的准备包括了解病史，糖尿病史、胰岛素用量史、既往病史、年龄、性别、身高、体重、肥胖程度等；设立程序，估算每日胰岛素需要量、设置泵的基础量与大剂量、时钟等相关数据；预填充胰岛素；局部皮肤乙醇消毒，避开脐部及腰带部位。

每日胰岛素用量的确定，对已采用胰岛素治疗者可根据泵治疗前胰岛素剂量及患者血糖情况计算，未曾胰岛素治疗的患者可根据患者情况与实际体重估算胰岛素剂量（表 10–10 和表 10–11）。

表 11–10 根据泵治疗前胰岛素剂量及患者血糖情况计算

使用泵以前的血糖控制情况	开始胰岛素泵治疗时的推荐剂量（U/d）
血糖控制良好无低血糖	用泵前的胰岛素总量 ×（0.85 ~ 0.9）
经常发生低血糖	用泵前的胰岛素总量 ×（0.7 ~ 0.8）
高血糖、极少低血糖	用泵前的胰岛素总量 ×100%

表 11–11 根据患者情况与实际体重估算胰岛素剂量（未曾胰岛素治疗的患者）

患者情况	初始计量
1 型糖尿病（无酮症酸中毒）	0.5 ~ 1.0 U/（kg．d）
特别瘦小的 1 型糖尿病（儿童）	0.1 U/（kg．d）
青春期糖尿病	1.0 ~ 1.5 U/（kg．d）
2 型糖尿病	从 0.3 ~ 0.8 U/（kg．d），结合年龄、血糖和病程等开始，但总量一般不超过 1.2U/（kg．d）

基础率的设置和调整，模拟人非进食状态下胰岛素的分泌，占每日总量的 40% ~ 50%，每小时胰岛素的基础维持输注率一般为 0.5 ~ 2U/h。基础率的调整应在血糖波动之前 2 ~ 3h（短效胰岛素）或 1h（速效胰岛素），如患者（使用短效胰岛素）血糖在凌晨 1 时偏低，此时应该在 22 时和 23 时开始时降低基础率逐步达到目标；若有该现象时，特别是早晨 5 ~ 7 时，应增加基础率，临床上基础率常从 3 ~ 6 时开始（表 10–12）。

表 10–12 24h 基础率分段调整参考表

时间段	基础量总量（U）																	
	6	8	10	12	14	16	18	20	22	24	26	28	30	32	34	36	38	40
0:00 ~ 3:00	0.1	0.2	0.3	0.4	0.4	0.5	0.5	0.6	0.6	0.8	0.8	0.9	0.9	1.0	1.1	1.1	1.2	1.2
3:00 ~ 9:00	0.4	0.5	0.6	0.7	0.8	0.8	1.0	1.1	1.2	1.3	1.4	1.5	1.6	1.6	1.7	1.8	1.9	2.0
9:00 ~ 12:00	0.3	0.3	0.4	0.5	0.6	0.7	0.7	0.8	0.9	1.0	1.1	1.2	1.2	1.4	1.5	1.5	1.6	1.7
12:00 ~ 16: 00	0.2	0.3	0.3	0.4	0.5	0.6	0.7	0.7	0.8	0.9	1.0	1.1	1.2	1.3	1.3	1.5	1.5	1.6
16:00 ~ 20:00	0.3	0.4	0.5	0.5	0.6	0.7	0.8	0.9	1.0	1.1	1.1	1.2	1.3	1.4	1.5	1.6	1.7	1.8
20:00 ~ 24:00	0.1	0.2	0.3	0.4	0.5	0.6	0.6	0.7	0.8	0.8	0.9	0.9	1.0	1.1	1.2	1.2	1.3	1.4

餐前大剂量和剂量调整，在基础量不断输入的情况下，通过胰岛素泵追加一定剂量的餐前胰岛素，以控制餐后血糖。餐前大剂量的总和约等于全天胰岛素总剂量的 50%。三餐前剂量的分配可早餐前 40%，中餐前和晚餐前各 30%。采用短效胰岛素治疗者以餐后 4 ~ 5h 血糖恢复至餐前目标血糖范围或较目标血糖略高为宜，采用速效胰岛素治疗的患者以餐后 3 ~ 3.5h 血糖恢复至餐前目标血糖范围或较目标血糖略高为宜。

餐前大剂量方式的选择，正常大剂量是指在短时间内输注定量的胰岛素，使之控制餐后高血糖，此种输注一次性输注的胰岛素主要处理食物中的糖类。这种大剂量类型是每天进餐、吃零食及进行血糖纠正的最常用选择。方波大剂量可使胰岛素的输注扩展到指定的时间段内，如进食高脂肪或高蛋白饮食；或者聚餐或上菜缓慢时。双波大剂量结合了一个正常大剂量和一个方波大剂量的特性，当进食的食物中含快速吸收的食物和需要更长时间才能吸收的食物时，就可以使用该功能。当设置双波大剂量时，胰岛素泵先输注一定量的胰岛素量，然后将剩余量在几小时内完成输注。对于混合食物来说，双波已被证明是最为有效的输注方法。

胰岛素泵安装（按各仪器说明操作）：步骤为第一步装入电池；第二步开机；第三步设置时钟；第四步抽取胰岛素并充满泵专用储药器；第五步将储药器装入泵内——安装储药器；第六步将储药器连接

上输导管；第七步设置基础量和餐前大剂量；第八步充注输注导管；第九步“埋置针头”消毒皮肤（选择注射部位，腹部胰岛素吸收最快，更具有可预测性，受活动的影响小，较少部位的更换），将导管前端的针刺人皮下并用黏胶膜固定。一般情况下，初始安装胰岛素泵，建议住院，每日需检测 7 ~ 8 次血糖：即三餐前，三餐后 2h，晚间临睡时及凌晨 2 ~ 3 时，有条件者联合动态血糖监测，有助于较快控制血糖。耗材的使用时限为 7 ~ 10d，需及时更换。

胰岛素泵使用的注意事项：胰岛素泵内所使用的胰岛素应为短效或速效胰岛素。胰岛素泵为长期、小剂量的连续皮下注射胰岛素，使用过程有可能出现堵管、漏液等意外情况，应及时处理以避免高血糖，甚至酮症酸中毒出现。应注意定期更换针头和连接管，以防局部感染和堵塞。应激状态如感染，应适当增加调整基础胰岛素输注率，应激状态逐渐好转，及时降低基础胰岛素注入量，以避免低血糖。月经前增加基础率，月经后可减少基础率。洗澡时应将泵与连接管分离取下，一些患者洗澡后血糖可升高 2.8 ~ 3.3mmol/L，若发生此种情况，可在洗澡前追加 2 ~ 3U 胰岛素。定期请内分泌科医生或售后服务点的专业人员检查胰岛素泵的使用情况和调节胰岛素剂量。

4. 胰岛素治疗的不良反应

低血糖（血糖水平 < 2.8mmol/L，对糖尿病患者而言 < 3.9mmol/L）是胰岛素治疗最常见的不良反应。常由于剂量过大、进食太少，或不按时进食，或由于运动及体力活动过多或洗澡后，或由于糖尿病胃肠自主神经病变（可致胃轻瘫或瘫痪，食物在胃内滞留等）和肾脏病变（主要胰岛素灭活、清除减少，胃肠道症状进食少等），偶可因并发肾上腺皮质功能减退、腺垂体前叶功能减退等，极个别可由于伴发胰岛 B 细胞瘤所致。胰岛素强化治疗时低血糖的发生率高于常规治疗。胰岛素治疗的开始及过程中应教会患者熟知低血糖反应并随时提高警惕，一旦出现典型低血糖症状或怀疑低血糖时，有条件者及时查血糖加以证实，根据病情轻重和病因不同及时采取措施。对怀疑低血糖者，在抽取血标本之后便开始治疗。

轻症或患者神志尚清楚并能进食时，立即服用下列任何一种可快速升高血糖的食品：①饮一杯含葡萄糖 15 ~ 20g 的糖水或吞服相应量的葡萄糖片；②饮一杯含糖饮料，如果汁或可乐；③吃 1 ~ 2 汤匙蜂蜜或葡萄干；④吃六颗硬糖。多数患者服用上述食物后可迅速改善症状，10 ~ 15min 后重复测血糖 1 次，如血糖仍未上升，再服上述糖类 1 次，如血糖有上升，隔 15 ~ 20min 进食一些含淀粉和肉类的食物。

重症或意识障碍者应急诊送医院抢救，即刻注射 50% 葡萄糖 40 ~ 60mL，多数患者在 5 ~ 10min 后可以醒转，注射大量胰岛素（尤其是长效制剂）以及严重升糖激素缺乏的患者（垂体前叶功能减退或肾上腺皮质功能减退者）等，上述情况仅静脉注射葡萄糖可能不足以纠正低血糖，注射葡萄糖后应持续静脉滴注 10% 的葡萄糖溶液，中间以 50% 的葡萄糖静脉推注。如果仍不能使血糖维持在 5.56mmol/L 以上，应考虑加用可的松静脉滴注（100 ~ 200mg 加入 500mL。液体中）。患者清醒后为防止再度出现低血糖，需要观察 12 ~ 48h，甚至更长时间。对低血糖昏迷者，如不能及时注射葡萄糖，可肌内注射胰高糖素或肾上腺素 1mg，可有助于升高血糖。鼻腔喷吸胰高糖素可缓解儿童 1 型糖尿病患者的低血糖症状和升高血糖。另外，长时间严重低血糖可导致脑水肿，使昏迷不易纠正，应加用脱水药，如甘露醇。

变态反应：临床可表现为皮疹、血管神经性水肿、紫癜，罕见有过敏性休克，多由于胰岛素制剂不纯所含杂质所致。现用于临床的单组分动物胰岛素和人胰岛素已几乎无变态反应。若发生过敏者可采用脱敏疗法，即正规胰岛素 4U 溶于 40mL 生理盐水中，再稀释至 400mL，0.1mL 中 0.001U 胰岛素，开始皮下注射 0.001U，若无反应每 15 ~ 30min 加倍注射，以至需要量。若发生过敏性休克，立即皮下注射肾上腺素 0.25 ~ 1.0mg，继续给予氢化可的松 100 ~ 300mg 溶于 5% 葡萄糖水 200 ~ 500mL 中静脉滴注。变态反应常在胰岛素治疗的开始，这些患者亦常有对其他药物过敏的病史。

注射部位的萎缩或增生：注射部位皮下脂肪萎缩成凹陷性皮脂缺失，主要见于不纯的动物胰岛素，常发生于女性青年及小儿，常出现在胰岛素治疗的第 1 年，此后可渐缓解，提高纯度或应用人胰岛素，可改善之；注射部位组织增生形成硬结，多见男性臂部等注射部位，有时呈麻木刺痛，可影响吸收，须经常更换胰岛素注射部位。

胰岛素性水肿：糖尿病未控制前常有水钠丢失，细胞外液减少，细胞内葡萄糖减少，控制后 4 ~ 6d 可发生水钠滞留而水肿，可能与胰岛素促进肾小管重吸收水钠有关。一般在 1 个月内可自行缓解，严重时可短期适当应用利尿药。

屈光失常：胰岛素治疗中有时患者出现视物模糊，尤多见于初用胰岛素治疗的患者，主要由于胰岛素治疗使血糖迅速下降，影响晶状体和玻璃体内渗透压，使晶状体内水分溢出而屈光下降，发生远视所致。一般属暂时性，随血糖恢复正常后可迅速消失，不致发生永久性变化，无须配镜矫正。

免疫性胰岛素抵抗：胰岛素治疗的患者发生针对胰岛素明显的免疫性胰岛素抵抗，胰岛素需要量 ≥ 200U/d 的发生率仅约 0.01%，乃由于高滴度的胰岛素抗体中和大量胰岛素所致，主要见于牛或猪等动物胰岛素（牛胰岛素与人胰岛素相差 3 个氨基酸，猪胰岛素与人胰岛素相差 1 个氨基酸），应用人胰岛素治疗产生抗体的机会很小。处理：更换人胰岛素治疗；口服泼尼松 10 ~ 20mg，每日 3 次。约 75% 的患者在 1 ~ 2 周胰岛素用量明显减少，获得快速减量，泼尼松减至 5 ~ 10mg 维持，待胰岛素减至最小量时停用泼尼松；加用口服抗糖尿病药物，如二甲双胍或胰岛素增敏药，如罗格列酮等，可减少胰岛素用量。

体重增加：体重增加是胰岛素治疗常见现象，这主要与以下因素有关。代谢获得较好控制；机体合成代谢增加；尿糖丢失减少；患者因害怕低血糖而防御性进食增加；胰岛素促进机体蛋白质和脂肪合成增加。因此，在胰岛素治疗的同时仍应强调科学合理地饮食和适当运动，避免体重明显增加。

低血钾：胰岛素治疗的早期，随着高血糖的降低，细胞利用葡萄糖增加，细胞外钾随之进入细胞内增加，使血钾水平降低，甚至致低血钾，尤其在不能正常进食的患者中。

（五）胰岛移植

20 世纪 70 年代初发现胰岛移植可治愈糖尿病小鼠和大鼠，随之许多学者预言人们将在不久的将来治愈糖尿病，然而近 40 年过去了，与期望值相差较大。目前临床仅对很小部分患者提供了成功的胰岛移植，且远期疗效有限。胰岛移植尚存在许多理论和实践问题没有解决，有待于继续努力。胰岛移植包括胰腺移植、人胰岛同种异体移植、人胰岛自体移植、胎儿人胰岛移植和异种胰岛移植等。

1. 胰腺移植

是胰岛移植的一种形式，主要用于同时接受肾移植的糖尿病患者，术后移植功能良好，1 年内 80% 可不依赖胰岛素，5 年后约 50% 的患者仍可保持良好的血糖控制。若移植成功，患者的生活质量常可明显改善，但由于移植者多常伴有晚期并发症，移植成功对并发症仅能起到稳定作用。由于对移植者本身的危险性（如移植物的自我消化、感染、瘘道和血栓形成等）和需长期应用免疫抑制药，加之有一定的失败率，一般不建议对无慢性并发症的糖尿病患者进行胰腺移植。最近一些学者认为对反复低血糖且对低血糖无感知的患者，虽无肾衰竭，亦可考虑胰腺移植，以改善生活质量。

2. 胰岛细胞移植

人胰岛同种异体移植：20 世纪 80 年代后期开始了胰岛同种异体移植，从供体分离获得的胰岛通过门静脉输注至应用免疫抑制药接受肾移植的糖尿病患者的肝脏获得成功，但截至目前移植物仍未获得显著的成功。进入 21 世纪之后，加拿大艾伯塔大学外科 Shapiro 医生等采用特殊消化酶（Liberase）经导管灌注胰腺，在无异种蛋白环境中分离纯化胰岛，新鲜胰岛经门脉肝内移植，并使用不含糖皮质激素的免疫抑制方案，形成了著名的 Edmonton 方案，胰岛移植技术再次取得比较大的改进和成功。

人胰岛自体移植：随着自体移植经验的积累，胰岛自体移植多数在胰腺炎的患者中进行，与同种异体移植一样，通过门静脉将胰岛细胞移植于肝脏。有报道 77% 的患者在胰岛自体移植后不依赖胰岛素，且自体移植少到 65 000 个胰岛能产生非胰岛素依赖状态，而同种异体移植多于 600 000 个胰岛常常失败，主要可能由于自体移植无免疫排异和药物的毒性作用之故。

人胚胎胰岛移植：该方法国内外研究较多，尤其在国内，但临床尚缺乏肯定成功的证据。其方法一般是将几个胎儿胰腺的胰岛分离出来，经过培养和深低温保存，再将所需数量的胰岛细胞混合注射于皮下及肌内，亦有移植腹腔内、肝静脉内、脾内和肾包膜内，且通常不用免疫抑制药。腹腔移植在我国使用较多，其优点是大网膜血管丰富，有利于移植物生长和发育，胰岛素吸收后进入门静脉，比较符合生理状态，且移植手术技术简便、安全。

异种胰岛移植：猪和乳牛被最常考虑作为异种移植的供体，尤其是猪受到特别的重视。可能因为：①猪的胰岛素与人胰岛素的结构仅相差 1 个氨基酸，且猪胰岛素已被用于治疗糖尿病达数十年之久；②猪是一种杂食动物，其血糖水平与人相似；③尤其猪的基因易受人工控制，即可通过转基因猪以在其 B 细胞上表达一些基因，以助抵抗免疫攻击和促进胰岛素分泌。目前异种胰岛移植仍限于实验研究，不建议临床开展。

3. 干细胞移植

干细胞是一种体内存在的特殊细胞，其具有自我复制能力，同时又可以分化形成各种组织的早期未分化细胞。可定向分化为胰腺内分泌细胞的干细胞主要有胚胎干细胞和成体胰腺干细胞（如胰导管上皮细胞或胰岛内前体细胞）。但目前干细胞移植治疗糖尿病尚存在不少困难，包括干细胞的识别、分离、增殖和定向分化问题。干细胞移植后能否激活沉默基因，启动 DNA 合成，会不会改变染色体的结构，尚待进一步研究，另外，胚胎干细胞有形成畸胎瘤的倾向，需对胚胎干细胞及其衍生细胞移植的安全性作一全面、客观和深入的研究。总之，干细胞移植治疗的研究前景良好，但使之成为现实，尚有很多科学和伦理上的问题待解决。

4. 胰岛移植前景

目前总的情况是胰岛移植后成功率较低，尤其是远期效果尚不肯定，其原因可能为：①免疫排异；②移植过程不好；③移植胰岛细胞的数量不够，④移植后的胰岛 B 细胞不能维持其功能或移植后细胞成活的数量不够；⑤分离的胰岛纯化不够；⑥用了免疫抑制药，对胰岛细胞产生了毒性作用；⑦存活胰岛缺乏生理的微环境以及神经内分泌调节等。

目前有关胰岛移植应用都尚有不少问题有待解决，如：①供体的来源；②免疫排斥（包括移植物排斥宿主和自然免疫）；③目前我们尚不十分明确当胰岛被移植至非天然部位，如肝脏和腹腔等，是否可正常地成活和发挥功能，成功的移植需要多少胰岛，确切的数目尚难掌握；④移植环境，正常情况下在胰腺内的胰岛有特殊血管床并受自主神经支配，动脉在胰岛细胞核心，分成毛细血管，然后经胰岛外膜套流出，胰岛内尚有分泌胰高糖素的 A 细胞。当移植的胰岛重新血管化后，不可能建立类似正常状态下 B 细胞和非 B 细胞之间正常的相互关系以及正常的血液供应和神经支配，以保持动态平衡。

未来胰岛移植的前景应是胰岛移植的细胞来源应为同种系，而非异种动物。希望将来可研究出“通用型”可供移植的胰岛细胞，而非个体化特异的细胞。我们不应一味抑制自身免疫反应，而应通过基因工程，分化出可特异性对抗免疫反应的细胞，将来的移植物可发展为受特异性保护，不需要广泛地使用免疫抑制药。随着基础研究的不断进展和临床经验的不断积累，相信胰岛移植效果将不断提高，为 1 型糖尿病患者提供一理想的治疗方法（表 10-13）。

表 10-13 儿童和青少年糖尿病血糖控制标准

年龄（岁）	餐前血糖（mmol/L）	睡前血糖（mmol/L）	HbAlc（%）	理由
0 ~ 6	5.6 ~ 10.0	6.1 ~ 11.1	7.5 ~ 8.5	避免低血糖
6 ~ 12	5.6 ~ 10.0	6.1 ~ 10.0	<8.0	低血糖风险高，并发症风险低
13 ~ 19	5.0 ~ 7.2	5.0 ~ 8.3	<7.5	有严重低血糖风险，考虑发育和精神健康，如无低血糖，建议达 7.0% 以下

（六）高压氧治疗

1. 治疗机制

（1）高压氧条件下对肾血管有收缩作用，使血流量减少，但肾滤过率提高，尿量增多。

高压氧使肾组织血氧含量增加，氧分压增大，毛细血管的血氧有效弥散半径扩大，保证了组织的有氧代谢进行，使肾组织细胞的炎性水肿减轻，从而肾组织细胞功能得到改善。3.0ATA 下，虽然肾血流量减少 57%，但肌酐清除率（Ccr）却增加了 1 倍。高压氧下肾滤过率提高，尿量增多，随之 Na^+、Cl^-、

Mg_2^+，肌酐排出也增多，故高压氧治疗有利于利尿利钠作用。

（2）高压氧使肾上腺皮质激素分泌增多，故能抑制局部的炎症反应和免疫功能，保护受损细胞，对慢性肾小球肾炎有治疗作用。

（3）高压氧能抑制免疫球蛋白的产生，使免疫复合物形成减少，亦能提高巨噬细胞吞噬及消化免疫复合物的能力，而免疫复合物减少使局部免疫反应减轻。

（4）高压氧可抑制 IL-2 产生细胞以及 T 细胞膜上 IL-2 受体的表达，治疗后血浆 TNF-α、ET-1 与 IL-6 明显降低，起到保护组织细胞的作用。

（5）高压氧能改善红细胞、血小板的生理功能，恢复红细胞变形能力，减低红细胞及血小板的聚集，从而降低血液的黏滞度，还能促进白细胞和吞噬细胞的吞噬能力和激活纤维蛋白溶解酶的活性，加速渗出物、微血栓和纤维蛋白原的溶解，促进血栓的吸收，起到改善肾微循环的作用。

2. 治疗方法

治疗压力 1.8 ~ 2.5ATA 为宜，吸氧时间 60 ~ 80min，中间吸舱内空气 10min。1 次 /d，10 次为 1 个疗程，连续 2 ~ 3 个疗程，以后每隔 1 ~ 2 个月进行 2 个疗程，持续 1 ~ 2 年。

3. 注意事项

（1）慢性肾小球肾炎血压大于 160/100mmHg 暂停高压氧治疗，待血压控制小于等于 160/100mmHg 后再行高压氧治疗，进舱前应舌下含服硝苯地平（心痛定）5 ~ 10mg，中间吸氧休息时可再舌下含服硝苯地平（心痛定）5mg。

（2）慢性肾小球肾炎主要是常规治疗，而高压氧治疗应在常规治疗的基础上进行。

（3）体质过度虚弱、严重营养不良等暂停用高压氧治疗。

十、预防

1 型糖尿病的预防包括一级预防和二级预防。一级预防有学者建议对伴胰岛细胞抗体阳性和（或）谷氨酸脱羧酶抗体阳性的 1 型糖尿病的一级亲属采取免疫抑制药（如环孢素、6-硫嘌呤和抗 CD3 单抗等）、免疫耐受（口服胰岛素和肌内注射谷氨酸脱羧酶）和自由基清除药（如烟酰胺）干预治疗以达到防止或延缓 1 型糖尿病的发病，但目前仅在动物实验中获得较好的效果，临床试验效果不肯定。鉴于 1 型糖尿病患者因在人群中发病率低，且缺乏简便快速价廉可作为筛查的免疫学指标，同时针对自身抗体阳性的发生 1 型糖尿病的高危人群，目前尚缺乏肯定有效的预防措施，因此，在健康青少年中应用胰岛自身抗体的免疫学指标（如 ICA、IAA、GADAb 和 IA2 等）常规进行 1 型糖尿病的筛查和一级预防，缺乏充足的依据。一些研究报告出生后 3 个月内用牛奶或牛奶制品配方喂养的儿童发生 1 型糖尿病的危险性增高，但也有认为牛奶与 1 型糖尿病的关系不明确，有关牛奶蛋白作为 1 型糖尿病的始发因素仍有较大的争论，有待更进一步研究。

有关 1 型糖尿病的二级预防目前主要是尽早从初诊的糖尿病患者中鉴别出临床发病酷似 2 型糖尿病（但 ICA、GAAs 和酪氨酸磷酸酶样蛋白等自身抗体阳性）的成人隐匿起病的自身免疫性糖尿糖（LADA）。对其尝试的治疗方法有：①早期使用胰岛素；胰岛素注射加口服二氮嗪（diazoxide：开放钾离子通道，抑制胰岛素分泌）；避免使用磺脲类药物，减少胰岛细胞免疫分子（自身抗原及 MHC）的表达和免疫损伤。②免疫抑制：小剂量环孢素 A、硫唑嘌呤、或中药雷公藤苷等，以干预 T 淋巴细胞增殖及对胰岛 B 细胞的损伤作用。③促进修复：有临床研究报告长期口服烟酰胺可预防或延缓胰岛细胞抗体阳性的患者发展为显性 1 型糖尿病，延长新发 1 型糖尿病的临床缓解期。④免疫调节：皮下接种卡介苗可提高新发 1 型糖尿病的临床缓解率。上述几种治疗方法的主要目的是减轻自身免疫进一步损害残存的 B 细胞，避免或延缓其向完全性 1 型糖尿病进展，这对患者的血糖控制和并发症的防治可能是有益的，但上述方法对 LADA 治疗的临床资料尚不多，其中一些效果不肯定，有一定的不良反应，价格昂贵等，需进一步规范和积累经验。

参考文献

[1] 胡仁明. 内分泌代谢疾病诊治策略 [M]. 上海：上海科学技术出版社，2009.
[2] 刘俊江，李明泉，周慧敏. 内分泌科疾病诊断标准 [M]. 北京：科学技术文献出版社，2009.
[3] 向楠. 甲状腺功能减退症 [M]. 北京：中国医药科技出版社，2010.
[4] 张锦. 内分泌系统与疾病 [M]. 上海：上海科学技术出版社，2008.
[5] 施秉银. 内分泌科手册 [M]. 北京：科学出版社，2008.
[6] 陆召麟，宁光. 内分泌内科学 [M]. 北京：人民卫生出版社，2009.
[7] 赵建平，陈安民，徐永健，等. 呼吸疾病诊疗指南 [M]. 第 3 版. 北京：科学出版社，2013.
[8] 倪子俞. 呼吸基础与临床 [M]. 北京：中国医药科技出版社，2011.
[9] 陈清兰，胡成平. 呼吸疾病症状鉴别诊断学 [M]. 北京：科学出版社，2009.
[10] 俞森洋，孙宝君. 呼吸内科临床诊治精要 [M]. 北京：中国协和医科大学出版社，2011.
[11] 程德云. 呼吸系统症状鉴别诊断学 [M]. 北京：人民卫生出版社，2010.
[12] 何权瀛. 呼吸内科诊疗常规 [M]. 北京：中国医药科技出版社，2012.
[13] 高占成，胡大一. 呼吸内科 [M]. 北京：北京科学技术出版社，2012.
[14] 张增，张成刚，姜涛. 呼吸内科疾病基础与临床 [M]. 北京：科学技术文献出版社，2012.
[15] 唐承薇，程南生. 消化系统疾病 [M]. 北京：人民卫生出版社，2011.
[16] 贾玫，王雪梅. 消化系统疾病 [M]. 北京：北京科学技术出版社，2014.
[17] 张春清，王强修. 消化系统疾病介入治疗学 [M]. 北京：人民军医出版社，2011.
[18] 田德安. 消化系统疾病诊疗指南 [M]. 第 3 版. 北京：科学出版社，2013.
[19] 孙世澜，关天俊，袁海. 肾脏病新理论新技术 [M]. 北京：人民军医出版社，2014.
[20] 黎磊石，刘志红. 中国肾脏病学 [M]. 北京：人民军医出版社，2012.
[21] 王尊松，崔美玉，王建宁. 肾脏病临床诊治 [M]. 北京：军事医学科学出版社，2010.
[22] 黎磊石，刘志红. 中国肾脏病学 [M]. 北京：人民军医出版社，2012.
[23] 陈灏珠，林果为. 实用内科学 [M]. 北京：人民卫生出版社，2010.
[24] 谢灿茂. 内科急症治疗学 [M]. 上海：上海科学技术出版社，2009.
[25] 唐爱明，曹忠义，刘禧玲. 新编内科疾病诊疗学 [M]. 上海：第二军医大学出版社，2009.
[26] 井霖源. 内科学 [M]. 西安：西安交通大学出版社，2012.
[27] 陆再英，钟南山. 内科学 [M]. 第 7 版. 北京：人民卫生出版社，2011.